"十三五"职业教育国家规划教材

学前儿童卫生与保育
（第2版）

主　编　龙明慧

副主编　李君俐

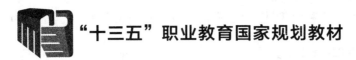

北京理工大学出版社

BEIJING INSTITUTE OF TECHNOLOGY PRESS

图书在版编目（CIP）数据

学前儿童卫生与保育 / 龙明慧主编. —2 版. —北京：北京理工大学出版社，2023.1 重印

ISBN 978-7-5682-7878-2

Ⅰ.①学…　Ⅱ.①龙…　Ⅲ.①学前儿童–卫生保健–幼儿师范学校–教材　Ⅳ.①R179

中国版本图书馆 CIP 数据核字（2019）第 253625 号

出版发行 / 北京理工大学出版社有限责任公司

社　　　址 / 北京市海淀区中关村南大街5号

邮　　　编 / 100081

电　　　话 / （010）68914775（总编室）

　　　　　　（010）82562903（教材售后服务热线）

　　　　　　（010）68944723（其他图书服务热线）

网　　　址 / http://www.bitpress.com.cn

经　　　销 / 全国各地新华书店

印　　　刷 / 定州启航印刷有限公司

开　　　本 / 787毫米 × 1092毫米　1/16

印　　　张 / 17　　　　　　　　　　　　　　　　　责任编辑 / 张荣君

字　　　数 / 400千字　　　　　　　　　　　　　　文案编辑 / 张荣君

版　　　次 / 2023年1月第2版第4次印刷　　　　　　责任校对 / 周瑞红

定　　　价 / 48.50元　　　　　　　　　　　　　　责任印制 / 边心超

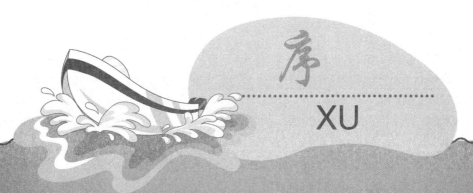

序

XU

近年，世界学前教育界已经达成了最基本的共识：幼儿生命中最初几年是为其设定正确发展轨道的最佳时期，早期教育是消除贫困的最佳保证，投资学前教育比投资任何其他阶段的教育都拥有更大回报，当然，这些成效的达成都以高质量的学前教育为前提，而幼儿园教师是保证高质量学前教育的关键。

《国务院关于当前发展学前教育的若干意见》强调要造就一支师德高尚、热爱儿童、业务精良、结构合理的幼儿园教师队伍，为此颁布了《幼儿园教师专业标准（试行）》，引导幼儿园教师和教师教育向着专业化、规范化和高质量的方向发展，这套教材正是以满足《幼儿园教师专业标准（试行）》《教师教育课程标准》和幼儿园教师资格证考试要求为理念编写的，体现了如下特点：

一、全新的教材编写理念

师德是幼儿园教师最基本的职业准则和规范。师德就是教师的职业道德，是幼儿园教师在保教工作中必须遵循的各种行为准则和道德规范的总和。对幼儿园教师而言，师德是其在开展保育教育活动、履行教书育人职责过程中需要放在首位考虑的。关爱幼儿，尊重幼儿人格，富有爱心、责任心、耐心和细心是幼儿园教师师德的重要内容。"教育爱"不仅仅是对幼儿身体的呵护，更需要幼儿园教师尊重每一个幼儿的人格，保障他们在幼儿园里快乐而有尊严地生活，为幼儿创造安全、信任、和谐、温馨的教育氛围，能温暖、支持、促进每一个幼儿富有个性地发展。由于幼儿独立生活和学习的能力还较差，幼儿园教师几乎要对他们生活、学习、游戏中的每一件事提供支持和帮助，幼儿园教师充满爱心地、负责任地、耐心地和细心地呵护，才能使学前教育能够满足幼儿个体生命成长的需要，体现学前教育对个体生命的意义与价值。

幼儿为本是幼儿园教师应秉持的核心理念。学前儿童是学前教育的主体和核心，必须尊重儿童的主体地位，学前教育的一切工作必须以促进每一个儿童全面发展为出发点和归宿，因此，珍惜儿童的生命，尊重儿童的价值，满足儿童的需要，维护儿童的权利，促进每一个儿童的全面发展，是学前教育的本质，也是学前教育最根本的价值所在。具体来说，幼儿为本要求教师要尊重幼儿作为"人"的尊严和权利，尊重学前期的独特性和独特的发展价值，以幼儿为主体，充分调动幼儿的积极性，遵循幼儿身心发展特点和保教活动的规律，提供适宜的、有效的学前教育，保障幼儿健康快乐地成长。

专业能力是幼儿园教师成长的关键。毋庸讳言，我国幼儿园教师的专业能力与学前教育改革的需要之间还存在着较大差距，在当下，幼儿园教师观察幼儿、理解幼儿、评价幼儿、研究幼儿、与幼儿互动、有针对性地支持幼儿、反思自己的教育行为等保教实践能力是其专业能力中的短板，在职教师们普遍感到将《幼儿园教育指导纲要（试行）》《3~6岁儿童学习与发展指南》中的先进教育理念转变为教育行为仍然存在困难，入职前的学前教育专业学生也需要强化正确的教育观和相应的行为，理解、教育幼儿的知识与能力，观摩、参与、研究教育实践的经历与体验。因此，幼儿园教师和教师教育应该强调在新的变革中转变自己的"能力观"，树立新的"能力观"，提高自己与学前教育变革相匹配的、适应"幼儿为本"的学前教育专业能力。

终身学习是顺应教师职业特点与教育改革的要求。德国教育家第斯多惠说过："只有当你不断致力于自我教育的时候，你才能教育别人。"幼儿园教师需要不断拓展自身的知识视野，优化知识结构，了解学科发展和幼教改革的前沿观点。因此，幼儿园教师应该是终身学习者，具有终身学习和持续发展的意识和能力。终身学习是时代进步和社会发展对人的基本要求，是人类自我发展、自我实现的不竭动力，是幼儿园教师专业发展的基本条件，也是幼儿园教师更好地完成保育教育工作的必然要求，只有不断学习与发展，才能跟上学前教育改革的步伐。

二、重实践的教材特点

这套教材的编写力图呈现以下特点：第一，内容全而新。根据《幼儿园教师专业标准（试行）》《教师教育课程标准》和《幼儿园教师资格考试大纲》的内容和要求，确保了内容的全面性和时效性。第二，重实践运用。针对学前教育专业学生的特点和实际需要，围绕成为一个合格的幼儿园教师"需要做什么"和"具体怎么做"这两个问题展开，强调实践运用。第三，案例促理解。为了帮助学习者了解幼儿园保教实践中遇到的各种问题，灵活地运用保育教育现场的各种策略，本书列举了大量的案例，并对案例进行了具体分析，增强了本书的针对性和操作性。

三、多元化的教材使用者

这套教材主要的使用对象是职业院校相关专业的学生，也可用于幼儿园新教师培训、转岗教师培训和在职幼儿园教师自学时使用。实践取向的教材涉及学前教育、儿童发展理论的相关内容，以深入浅出的解读与理论联系实践的方式阐释，提供了大量的操作案例，同时提供课件，方便教师备课和理解钻研教材时使用，也便于学生自学、预习或温习。

杨莉君

于湖南师范大学

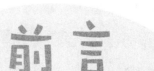

前言

QIANYAN

　　本教材贯彻教育部《幼儿园教师专业标准（试行）》和2016年新颁布的《幼儿园工作规程》，结合《3~6岁儿童学习与发展指南》和《幼儿园教师资格考试标准》的要求，落实党的二十大报告提出的"育人的根本在于立德"精神，以人才培养方案目标为导向，以学前教育理论为依据，旨在使学生掌握保育知识和技能，培养学生建立科学的保育观，提高学生的职业素养，激发学生的爱国之情。本书适用于三年制中等职业学校和五年制高专高职院校的学前教育专业。

　　根据多年的学前儿童卫生学教学和实践经验，本教材在内容和体例上力求做到实用和创新。首先，在内容框架设计上以学前儿童"健康"与"保育"为主线，遵循从身体到心理、个体到整体、幼儿到托幼机构的逻辑顺序，探讨了幼儿身心发展的特点和保育的规律及在托幼机构中健康与营养、健康与疾病、健康与安全的关系。其次，在体例上每章设置的"本章导航""学习目标"和"本章知识结构"，有利于引导学生在明确学习目标的基础上，厘清本章知识点之间的内在逻辑关系，学习起来条理更清晰；"案例导入""拓展阅读"等模块，在增加可读性的同时，有利于激发学生学习兴趣，拓展学生的知识点。再次，在编写上注重实践性，强调可操作性。考虑到中、高职学生的学习特点，理论知识的构建以阐述基本问题为主，以够用为度，通俗易懂，便于理解；实践能力的培养则注重通过案例和实习，将理论知识与幼儿身心的保育紧密结合，分析营养与健康、疾病与健康、安全与健康之间的关系，使学生初步掌握根据幼儿身心特点进行保育保健的基本技能，并能制定幼儿食谱、预防常见疾病、进行安全教育和急救。最后，力求与幼教机构的实际岗位相对接。了解和分析学前儿童的身心特点是幼儿园教师必备的技能，每章的操作练习中，都模拟幼儿园教师资格考试的题型，检测学生的学习效果，为学生尽快适应幼儿园岗位、成为合格的幼儿园教师打下良好的基础。

本教材共分为八章，包括学前儿童卫生与保育概述、学前儿童身体发育与保育、学前儿童心理发育与保育、学前儿童生长发育与健康评价、学前儿童集体活动的卫生保健、学前儿童营养与膳食、学前儿童身体疾病及其预防、学前儿童安全与急救。

在编写过程中，本教材引用了一些专家学者的文献资料，在此表示衷心的感谢。由于编者学识水平和能力有限，本教材难免存在遗漏或不妥之处，期待广大读者批评指正。

编　者

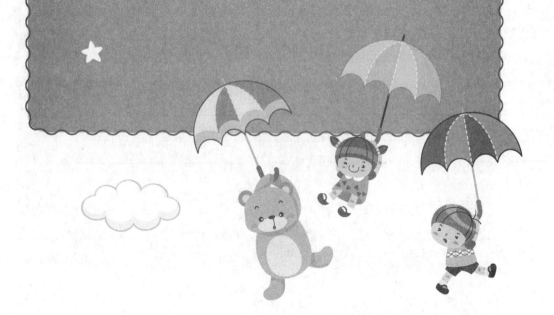

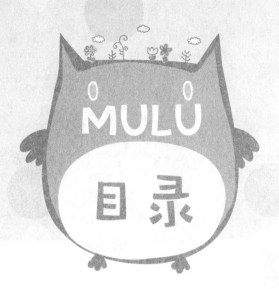

目录

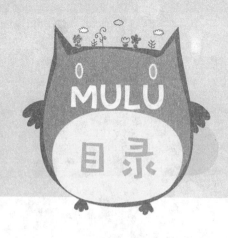

目录

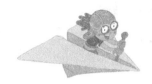

第 一 章 　 学前儿童卫生与保育概述

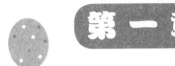
本章导航

　　本章对学前儿童卫生与保育的基本概念、目的、任务及研究方法进行了概括的阐述，介绍了现代健康观与保育观，探析了影响学前儿童健康的因素及托幼机构保育工作的原则、内容和实施方法。通过本章的学习，要树立正确的健康观、全面的保育观和保教并重的理念，为后几章的学习奠定理论基础，为今后从事托幼机构的保教工作奠定专业基础。

学习目标

通过本章学习，应该具备以下知识：
- 了解卫生、保育、健康的概念及含义；
- 树立科学的健康观、全面的保育观和保教并重的理念；
- 掌握学前儿童卫生与保育的任务；
- 掌握托幼机构开展保育工作的原则与主要内容；
- 了解托幼机构保育工作者的岗位职责。

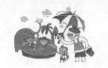

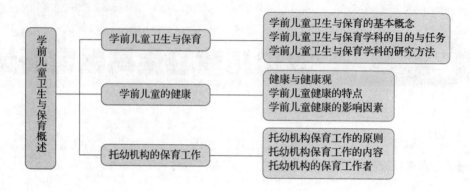

学前儿童卫生与保育概述
├── 学前儿童卫生与保育 ── 学前儿童卫生与保育的基本概念
│   学前儿童卫生与保育学科的目的与任务
│   学前儿童卫生与保育学科的研究方法
├── 学前儿童的健康 ── 健康与健康观
│   学前儿童健康的特点
│   学前儿童健康的影响因素
└── 托幼机构的保育工作 ── 托幼机构保育工作的原则
                         托幼机构保育工作的内容
                         托幼机构的保育工作者

案例导入

　　王老师和张老师都是某幼儿园刚入职的新教师。在入职前，园方为新教师组织了幼儿园保育工作的培训，要求新教师进行一个月的保育工作轮岗锻炼。王老师认为自己应聘的是教师，不应该从事保育员岗位的工作；张老师则认为从事一个月保育员工作没什么大不了的，不就是简单地"照料幼儿吃喝拉撒睡"吗。听到两位新老师的谈论，园长忧心忡忡。

　　园长在听到两位新教师的谈论后，为什么"忧心忡忡"呢？学前儿童卫生与保育工作重要吗？"学前儿童卫生与保育"究竟是一门怎样的学科，作为学前教育的学生为什么一定要学习这门课呢？保育工作仅仅是"照料幼儿吃喝拉撒睡"吗？作为一名幼儿教师，是否要具备扎实的保育知识、能力和树立全面的保育观呢？让我们带着这些问题进入"学前儿童卫生与保育"这门课的学习吧。

|||||||||||| 第一节　学前儿童卫生与保育 ||||||||||||

一、学前儿童卫生与保育的基本概念

（一）卫生与保育

1. 卫生

"卫生"这个词最早出现于我国古代理论医著《灵枢》中，在中国传统语境中，把

"卫生"解释为"防卫其生命也",是"保卫生命,维护身体健康"的意思[①];也有人认为"卫生"一词来自希腊语"hygeian",是指神话中的"健康女神",西欧学者用此词表示"卫生"或者"卫生学";而"卫生"一词在我们日常口语中,大多指的是"干净、清洁"的意思。

历经时代的发展,中西方对于"卫生"一词内涵的不断丰富,使其具有了科学性、预防性等含义。现代的"卫生"是个人和集体的生活卫生和生产卫生的总称,一般指为增进人体健康,预防疾病,改善和创造合乎生理、心理需求的生产环境、生活条件所采取的个人的和社会的卫生措施,包括以除害灭病、讲卫生为中心的爱国卫生运动[②]。这一解释突出了它以健康为出发点,维护和增进健康的目的。

2.保育

"保育"在《现代汉语词典》中的解释是"精心照管幼儿,使好好成长"[③],专指对幼儿的保健养育。传统的保育,给予幼儿精心的照顾和养育,帮助其身体和机能良好发育。随着社会的发展和健康概念的日趋完善,人们对幼儿的生理、心理进行了更加深入的研究和探讨,保育的概念也在不断地扩展和深化。保育的概念从传统的"帮助幼儿身体和机能良好发育"扩展到"促进幼儿身心、个性全面发展和社会适应能力的提高"。

因此,现代的"保育"是指为学前儿童的生存、发展创设有利的环境和提供物质条件,给予学前儿童精心的照顾和养育,帮助其身体和机能良好发育、心理个性和社会适应能力不断提高。

(二)学前儿童卫生与保育

"卫生"与"保育"的目的都是促进人的健康,都是对个人和集体采取预防与诊治相结合的措施。对于学前儿童来说,卫生与保育不仅是家庭养育和托幼机构工作的基础和前提,更是促进学前儿童身心全面和谐发展的重要保障。在托幼机构的工作中,卫生与保育工作直接关系着学前儿童身心的正常发育与健康成长。

综上所述,学前儿童卫生与保育工作就是从预防角度出发,根据学前儿童身心发育的规律和特点,采取有力的防护措施,以维护和增进其身心健康、生命安全,促进其身心、个性全面发展以及社会适应能力的提高所采取的综合防护措施。

二、学前儿童卫生与保育学科的目的与任务

(一)学前儿童卫生与保育学科的目的

对学前儿童而言,健康是第一位的,是其身心全面发展的基础。学前儿童卫生与保育学科的目的主要包括以下两个方面:

---

① 杜志章.解读中国传统文化中的"卫生"[N].光明日报.2006-08-21(11).

② 刘正埮,高明凯,等.汉语外来词词典[M].上海:上海辞书出版社,1984:375.

③ 中国社会科学院语言研究所词典编辑室.现代汉语词典(第6版)[M].北京:商务印书馆,2012:47.

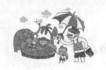

1. 促进学前儿童身心健康发展

学前儿童卫生与保育工作在于为学前儿童营造生长发育的良好环境，促进其身心全面和谐发展。学前儿童卫生与保育涉及学前儿童生长发育特点及保健、心理卫生与保育、营养与膳食、疾病与预防、安全与急救等多方面的知识，这门学科的目的就是使学前教育工作者全面了解学前儿童的生长发育特点与规律，为学前儿童的身心健康发展提供有利条件，为保护和促进学前儿童的身心健康提供理论依据和实践指导。

2. 保障托幼机构保育工作的有效开展

"学前儿童卫生与保育"涉及托幼机构保育工作中的许多内容，如卫生保健制度的制定、环境卫生、集体活动卫生保健等，这些都是托幼机构保育工作的重要组成部分。本学科通过对托幼机构卫生与保育工作的研究，从预防角度，提出托幼机构中卫生与保育工作的重点，帮助保教工作者树立科学的保教观念，掌握卫生与保育的相关知识与技能，增强对托幼机构保育工作的信心与热情，从而保障托幼机构保育工作的有效开展。

（二）学前儿童卫生与保育学科的任务

"学前儿童卫生与保育"是一门以学前儿童为主要研究对象，以预防医学和卫生学为基础，以现代健康促进策略为根本理念，综合运用儿童保健学、营养学、教育学、心理学等多学科知识和方法，研究如何保护和促进学前儿童身心健康发展的学科。

2016年，教育部颁布了新的《幼儿园工作规程》。其中，关于幼儿园的卫生保健这部分提出了身体和心理卫生保健、合理的一日生活作息、健康检查制度、卫生消毒、合理膳食等多方面的要求。为了促进托幼机构卫生保健工作的开展，必须对这些内容进行不断深入研究，因此，"学前儿童卫生与保育"主要的研究任务有以下几个方面：

1. 学前儿童生长发育特点及保育

学前儿童生长发育特点是对学前儿童实施科学保育的基础和依据。学前儿童正处于生长发育最迅速的时期，身体的各个系统、各个器官都未发育成熟，功能也不完善，表现出不同于其他年龄阶段的特点，这是学前儿童的生长发育和健康成长的生理基础。如何根据学前儿童生长发育的特点和规律开展保育工作，促进学前儿童的生长发育和健康成长是"学前儿童卫生与保育"的重要研究任务之一。

2. 学前儿童心理发育特点与保育

学前儿童是认知、情绪、人格和社会适应性等心理发展的重要时期。近年来，与儿童心理、情绪、行为问题及其发生、发展有关的个体素质、人文社会环境、社会变革背景的研究取得了重大进展。为此，应充分发挥托幼机构在儿童心理卫生问题防治网络中的初级保健作用，促进学前儿童心理和社会适应能力健康发展。同时，如果托幼机构和家庭能够尽早地识别学前儿童的情绪问题、顽固性不良习惯，注意缺陷多动综合征、学习困难等发育性心理行为问题，提高教师和家长的应对能力，将很大程度上缓解这些心理行为问题对学前儿童造成的损害。因此，了解学前儿童心理发育的一般特征和特殊情况并进行心理卫生的保育，是保证学前儿童健康成长的重要内容。

3. 学前儿童的发育规律与健康评价

学前儿童的生长发育有一定的规律性，但又有很大的个体差异性。在生长发育的过程中，学前儿童很容易受到外界不良环境因素的影响，其健康状况处于多变状态。因此，研究学前儿童生长发育的规律以及对学前儿童定期进行健康检查和评价，能帮助学前教育工作者及时发现问题并及时纠正。那么，学前儿童生长发育的规律是什么，如何对学前儿童的生长发育状况和健康状况进行有效的评价，如何选择评价方法，参考何种评价标准等，都是"学前儿童卫生与保育"研究的重要任务。

4. 学前儿童集体活动中的卫生保健

学前儿童集体活动中的卫生保健，是托幼机构卫生与保育工作的主要内容，也是"学前儿童卫生与保育"的重要特色研究内容之一。托幼机构的卫生保健制度为托幼机构的卫生保育工作提供了制度性的保障；而在"保教结合"的理念下，做好集体活动中的卫生保健是开展集体活动的重要前提。

5. 学前儿童的营养与膳食卫生

学前儿童的健康成长需要有充足的营养，只有营养均衡，既不营养不良也不营养过剩，才能保证其健康成长。"学前儿童卫生与保育"包括讲解营养学的基础知识，研究各类营养素对学前儿童的营养价值，分析学前儿童各阶段的膳食特点和各营养素的需要量，研究托幼机构的膳食卫生、膳食计划和膳食管理，为学前儿童健康成长提供保障。

6. 学前儿童身体疾病与预防

学前儿童的常见疾病、传染病及其预防是"学前儿童卫生与保育"的重要研究任务。我国儿童的常见病和多发病，如近视、弱视、龋齿、单纯性肥胖、过敏性哮喘、缺铁性贫血等发病率居高不下，很多慢性病也不断威胁着儿童的身体健康。"学前儿童卫生与保育"这门课程着重介绍学前儿童各类常见的感染性疾病、传染性疾病等，研究常见疾病的表现症状、发生原因、预防控制策略与措施、护理的基本知识与技术，为学前教育专业学生和托幼机构工作人员提供关于学前儿童身体疾病与预防的基本知识，以便做到早发现、早治疗，使幼儿早康复。

7. 学前儿童的安全与急救

学前儿童的安全是托幼机构的第一重任。由于各种不可预测事件的发生，在儿童安全问题上难免会出现意外。"学前儿童卫生与保育"从保护儿童的角度出发，研究托幼机构的安全环境与安全教育、学前儿童常见的意外伤害及急救原则与措施等。

三、学前儿童卫生与保育学科的研究方法

"学前儿童卫生与保育"是由多学科知识组成的交叉性学科，研究内容广泛，涉及学前儿童生理、心理、生长发育、疾病预防、营养膳食、安全急救等多方面内容，涵盖个体儿童和群体儿童以及健康领域的相关理论和实践，所以在研究方法上，综合运用医学、营养学、心理学、教育学等学科领域的研究方法。

（一）文献研究法

文献研究法是运用最为广泛的一种研究方法，是指根据一定的研究目的，通过收集、鉴别和整理相关文献，发现事物的本质属性，形成对事物的科学认识的一种方法，在"学

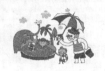

前儿童卫生与保育"研究中具有重要地位。如制定幼儿一日生活制度、设计幼儿食谱、制定安全管理制度、编制保育员工作手册等，通常都需要先进行文献研究，并以此作为制定相关措施、方法和研究的参考依据。

（二）观察法

观察法是指在自然情境或预设情境下，通过感官或借助于一定的仪器设备，有目的、有计划地对现象或行为进行考察、记录、分析的一种研究方法。观察法可分为两种：一种是自然观察，即在不加任何控制的自然状态下对学前儿童的一些言行表现进行观察研究，如对儿童一日生活作息的观察、同伴交往行为的观察等。另一种是控制观察，即对观察的环境条件或观察对象的活动范围进行一定的控制，以观察其反应和表现，如对儿童在游戏中的角色扮演、合作或利他行为等社会适应能力的观察研究。在学前儿童卫生与保育学科中，观察法常用于儿童问题行为分析、疾病发现与识别、生长发育变化等研究内容中。

（三）调查法

调查法是指采用体检、问卷、访谈、测量等方式收集研究对象的信息，并作出科学的分析、推理或预测其发展变化的一种方法。调查法在"学前儿童卫生与保育"研究中运用广泛，如追踪研究个体儿童生长发育速度和发展水平，评价班级儿童体格和体质是否达标，对儿童、教师及家长的饮食行为和营养认知调查，对婴幼儿疾病状况调查，对托幼机构环境卫生状况调查等。

调查研究又可以分为纵向追踪调查和横向比较调查。纵向追踪调查是在比较长的时间内对同一对象进行有系统的定期调查研究，或者从时间的发展过程中考察研究对象，如追踪调查个体儿童三年内的生长发育状况。横向比较调查是指对同类的不同对象在统一标准下进行比较的方法，如在某个时期内，对群体学前儿童身心状况进行一次性调查，了解群体现状。

（四）实验法

实验法是研究者依据一定的研究假设，在严格控制各种有关因素的条件下，对研究对象施加目的性实验干预，以了解干预效果的一种研究方法。此方法在医学、心理学、教育学等研究中运用广泛。例如：医学中通过 X 光片、疫苗研究以及血、尿等指标来考察学前儿童生长发育情况和机体的各项功能。心理学中采用脑电图、核磁共振成像技术在实验室中研究大脑皮质功能与机制；运用教育实验法，在教育活动中通过控制条件，对实验组和对照组进行比较分析，研究学前儿童的学习水平和学习状况。

（五）案例分析法

案例分析法又称个案研究法，最早由哈佛大学于 1880 年提出，后被哈佛商学院用于培养高级经理和管理精英的教育实践，逐渐发展成今天的"案例分析法"。案例分析法一般不需要特殊的器材，运用范围广，如医生对病人所作的诊断及治疗、心理咨询师对问题行为者的咨询与辅导都是属于案例分析。

在"学前儿童卫生与保育"的研究中，运用案例分析法可以在特定范围和特定时间内，对学前儿童中存在的各种与身心健康和障碍有关的问题加以研究与解释，并在此基础上进行归纳和总结，提炼出共性和规律性的结论。但是，案例分析法中案例的典型性和代表性不能保证，而且很难排除研究者个人的主观判断和可能出现的偏见，因此案例分析可能会影响研究结果的准确性和客观性。

<h2>第二节　学前儿童的健康</h2>

　　健康是人类追求高品质生活方式的基础。对于儿童而言，健康不仅意味着不生病，更重要的是健康为儿童的身心发展提供了物质基础和保障。"学前儿童卫生与保育"研究的根本目的，就是促进学前儿童的身心健康发展，让其拥有更多时间、更旺盛的精力、更强壮的身体，投入学习和生活中。因此，了解健康与健康观、学前儿童健康的特点及其影响因素，是学习"学前儿童卫生与保育"学科，做好学前儿童卫生与保育工作的前提。

一、健康与健康观

（一）健康

　　受传统观念的影响，长期以来人们一直认为"身体没病就是健康"。随着社会的发展和医学的进步，人们对于健康的认识不断深化，健康的概念也一直发生着演变。人们开始思考这样一个问题：如果一个人，身体没有疾病，但是长期情绪处于紧张、焦虑、恐惧的状态，学习和工作效率低下，人际关系不良，这算是健康吗？

　　1948 年世界卫生组织对健康的定义为："健康不仅仅是没有疾病或不虚弱，而是身体的、心理的健康和社会适应的良好状态。"20 世纪 90 年代世界卫生组织对健康定义又补充了新的内容："只有在身体健康、心理健康、社会适应性良好和道德等四个方面都健全，才算是完全的健康。"

　　身体健康是指各器官功能、各项生理活动指标正常，能适应自然环境的变化，能有效抵御各种疾病的侵袭，能精力充沛地完成日常活动。心理健康是指在健全人格前提下一种持续的，相对稳定的，知、情、意协调并与周围环境相适应的社会功能良好的心理状态，通常表现为情绪稳定、心情愉快、人格完整、自我感觉良好、有安全感、有较好的自我控制能力、能保持正常的人际关系、对未来有明确的目标、对生活和事业有追求等。社会适应性良好是指一个人的心理活动和行为能适应复杂的环境变化，对所处的社会环境有正确的认识，能使自我与社会环境之间保持良好的协调和均衡的关系，通常表现为生活和工作适应能力强，乐于工作、学习和人际交往，能扮演好社会赋予的各种角色并承担起相应的责任，能处理好人与人、人与环境之间的复杂关系。道德健康是每个人都应遵循的健康行为标准，它是指不以损害他人的利益来满足自己的需要，有辨别真伪、善恶、美丑、荣

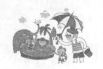

辱、是非的能力，能够按照社会公认的准则约束、支配自己的言行，愿意为人们的幸福做贡献。

因此，健康是一个整体概念，包括身体健康、心理健康、社会适应性良好和道德健康四个方面，四者之间密切相关、相互影响。

（二）现代的健康观

现代的健康观不单单把追求身体健康看作生活的最终目的，而是将其作为使生命更高尚、更丰富所必须具备的物质基础。健康不仅是个人生活、家庭幸福和物质生产的保证，而且是民族、国家的财富和荣耀。现代的健康观把人体的健康同生物的、心理的和社会的关系紧密联系起来，改变了千百年来对于健康的片面认识，使人的社会属性和自然属性得到了统一。

现代的健康观认为健康是生理状态、精神状态、思想境界、社会环境、生存环境及智力水平各要素的和谐统一。"健、康、智、乐、美、德"六个字组成了更全面的"大健康"概念，也形成了更现代的健康观，成为幸福人生的更佳境界。

二、学前儿童健康的特点

现代健康观认为，对一个人健康的全方位评价包括生理状态、精神状态、思想境界、社会环境、生存环境及智力水平，学前儿童的健康有自身的特点。

（一）注重生理和心理健康

学前儿童年龄和成长发育水平的客观情况，决定了判断其健康状况的主要标志应为生理健康和心理健康，而社会适应和道德就不宜作为衡量学前儿童健康状况的指标。生长发育水平和生理机能是衡量学前儿童生理健康水平的重要指标；智力、情绪、人际交往能力、行为和气质是衡量学前儿童心理健康水平的重要指标。

（二）学前儿童的健康处于多变状态

学前儿童处于快速生长发育的阶段，不论是其生理状况还是心理状况，都处在不断地变化之中。学前儿童自身的各组织器官、系统和功能，以及对于环境的适应都是处于未成熟的状态，外界的诸多因素也会对其身心健康造成很大的影响。学前儿童的健康处于一个动态多变的阶段，定期对其身心健康状况进行检测和评定，能及时发现问题并进行良好干预。

（三）具有明显的个体差异性

个体在成长过程中受遗传和环境的交互影响，学前儿童在身心特征及发展速度上，均会显示出差异。俗话说"世上没有完全相同的两片叶子"，作为快速成长中的学前儿童，每个人都有自身的成长规律，其高矮胖瘦、性格、心智水平等都会存在差异，只要成长发育水平保持在正常值范围内，那就是正常的、健康的。

世界卫生组织认为：影响个人健康和寿命有四大因素，即生物学因素、环境因素、卫生医疗因素、行为与生活方式因素。

（一）生物学因素

生物学因素主要包括遗传、疾病、心理因素。遗传、疾病、心理是学前儿童自身因素，是影响其健康的首要因素和最基本的因素，对健康的影响具有依存性。

1. 遗传因素

遗传是指子代与亲代间在身体形态结构、生理和心理功能上的相似性。遗传因素是先天赋予的，理论上是不可逆的。现代医学发现，遗传病不仅有 3 000 种之多，而且发病率高达 20%。因此，重视遗传对健康的影响具有特殊意义。随着现代科学技术的发展，已经可以通过产前筛查和诊断、基因修饰和基因敲除等方法，避免一些先天性出生缺陷和遗传性疾病的发生。

2. 疾病因素

疾病包括由病原微生物（自然界中的细菌、病毒、微生物和寄生虫等）引起的传染病和感染性疾病，是直接影响学前儿童健康的因素。

3. 心理因素

拥有一个积极乐观、快乐、平和的心理状态是保持和增进健康的必要条件。情绪是机体适应环境变化的一种反应，如果反应过强、过弱、过久，都会造成心理失衡或生理机能失调，造成精神失常、内分泌失调、免疫机能下降等。

（二）环境因素

环境因素包括自然环境因素和社会环境因素，它对个体身心健康的作用已经不容忽视。控制和避免外源性危险环境因素，提供良好的自然环境和社会环境，对于提升人群健康和人口素质水平都具有战略性意义。

1. 自然环境因素

正面的、健康的自然环境会促进学前儿童的生长发育，为学前儿童健康成长提供必要条件；负面的、有害的自然环境，会直接或间接地损害学前儿童的身体健康。而学前儿童对于自然环境有害因素的抵抗能力远低于成人，因此控制和避免外源性有害环境因素的影响十分重要。

常见的对学前儿童健康造成影响的有害自然环境因素有：全球气候变暖使传染病发生的概率增大；臭氧层破坏使学前儿童患皮肤癌的可能性增大；酸雾、酸雨导致学前儿童呼吸系统感染率增加；各种颜料在玩具中的使用，使学前儿童血铅超标，甚至铅中毒；社区周围污水、垃圾使蚊子、苍蝇滋生，增加了学前儿童患病的机会等。

2. 社会环境因素

在社会生态系统中，对学前儿童有直接作用的是微观系统。对于大多数婴儿来说，微观系统仅限于家庭；随着婴儿的不断成长，活动范围不断扩展，幼儿园、学校和同伴关系

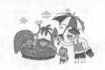

不断被纳入其微观系统中来。研究表明，在微观系统中，家庭成员的年龄、学历、职业和个人特征等都会对学前儿童的健康产生影响；家庭成员的关系和结构，如单亲家庭、扩大家庭（三代人同居）等也会对学前儿童的健康产生影响。此外，家长的教养方式、生活习惯及亲子互动等都可能对学前儿童的健康产生重要影响。

（三）卫生医疗因素

卫生医疗因素指社会卫生医疗设施和制度的完善状况，包括社会有无良好的医疗服务和卫生保障系统、必需的药物供应、健全的疫苗供应与冷链系统、充足的医疗卫生人员等。卫生保健设施的完善，医疗服务的易获得性，为保证学前儿童的健康提供了条件；卫生保健设施的完善程度和服务质量直接决定着学前儿童保健服务的可获得性，也直接影响着学前儿童的健康。

（四）行为与生活方式因素

行为与生活方式因素是指人们受文化、民族、经济、社会、风俗、家庭和同辈影响的生活习惯和行为，包括不良的行为与生活方式。不良的行为与生活方式会给个人、群体乃至社会的健康带来直接或间接的危害。

学前儿童健康的行为与生活方式主要是指保持个人清洁、生活有规律、膳食平衡、按时进餐、少吃零食、锻炼身体、多喝白开水、注意安全、配合健康检查、适度表达情绪等。

综上所述，在影响健康的四大因素中，行为和生活方式因素对学前儿童健康的影响最大，其次为卫生医疗因素，遗传因素则直接影响人的健康状况，一旦出现遗传病，则不可逆转。

IIIIIIIIIIIIIIIII 第三节　托幼机构的保育工作 IIIIIIIIIIIIIIIII

刚刚出生的婴儿，无法离开成人独自在社会中生存，其赖以生存的所有的基本需要，都必须通过成人来获得。即使是在幼儿期，幼儿也不具备独立生存的能力，其自我照料、自我保护的能力以及知识经验等都比较缺乏，也必须依靠成人。在学前儿童阶段保育不充分，有可能会危及人的一生。因此，托幼机构中的保育工作非常重要。

一、托幼机构保育工作的原则

（一）坚持"保教结合"

1. 保育和教育相结合

保育和教育相结合是学前教育机构的重要原则，也是学前教育实践必须遵循的一个指导思想，体现了幼儿园教育的特点与规律，也反映了幼儿园管理的特点与规律，是我国幼儿教育的一大特色。《幼儿园工作规程》和《幼儿园管理条例》都明确提出幼儿园应当贯彻保育和教育相结合的原则，也明确了"保教结合"是幼儿园教育工作的根本原则。

保育和教育虽然有各自的职能，但两者并不是截然分离，而是融合为一体的。教育中包含了保育成分，保育中也渗透着教育内容，两者相互联系、相互依存、相互作用。如合理的饮食和睡眠，能帮助幼儿更好地参与教育教学活动；教育活动中幼儿的知识、能力的获得以及良好的情绪情感体验，可以更好地促进幼儿智力健康和社会适应能力发展等。因此，保护学前儿童的生命、树立全面的保育观和正确的教育理念，坚持"保教结合"，是每一个幼儿教师应尽的责任和义务。

2. 坚持"保教结合"的意义

幼儿园是实施保育和教育的机构，要实施保育和教育相结合的原则，搞好幼儿园的保育工作，必须树立科学的保育观。坚持"保教结合"的原则，是幼儿生长发育的需要，是幼儿心理发展的需要，也是幼儿园集体生活的需要。坚持"保教结合"原则的意义主要有以下几点：

（1）"保教结合"是学前儿童身心发展的需要

托幼机构在工作中坚持"保教结合"的原则，是由于学前儿童的身心发展都处于不成熟、不完善的阶段，身体的各系统、组织器官、功能尚未发育成熟，认知水平、情绪控制、社会适应能力等发育不够完善，这就需要托幼机构为学前儿童提供安全和健康的物质生活条件和创设宽松和谐的人际心理环境，充足满足其生长发育需求的营养，做好常见疾病的预防工作等。除此之外，在幼儿园的一日生活中，还应该关注学前儿童的情绪和需要，帮助其养成健康的行为习惯，形成积极、合理的生活态度和生活方式，从而促进学前儿童身心和谐发展。

（2）"保教结合"是学前儿童学习和发展的需要

在日常的教育教学、生活活动中，坚持"保教结合"是学前儿童学习和发展的需要。如在日常教育教学活动中，为学前儿童创设宽松、民主的教育氛围，让他们在愉快、健康的环境中学习，保持情绪愉快、精力充沛、思维活跃；为他们提供充足的营养和睡眠；在体育活动中时刻关注他们的安全与健康。

（3）"保教结合"有利于提高保教工作的质量

"保教结合"是托幼机构管理工作的灵魂，关系到保教工作的质量好坏。"保教结合"的原则应该贯穿托幼机构教育的全过程，托幼机构的教育工作者和管理工作者必须认真遵循这一原则，从观念到行为都要克服"重教轻保"的倾向，把保育作为托幼机构的重要工作来抓，将保育和教育工作有机结合安排，建立保教规章制度，制定量化的保教工作评估标准，促进保教工作顺利开展。

（4）"保教结合"是现代幼儿教育观念的反映

第一，"保教结合"是着眼于未来的教育观念。学前儿童是祖国的未来，坚持"保教结合"，为学前儿童身心健康成长提供必要保障，是为国家培养人才的基本条件。无论是从教育发展的角度还是从人才培养的角度来看，坚持"保教结合"都是十分必要的。

第二，全面发展需要保育和教育相结合。用整体的观念来看，幼儿的发展是体、智、德、美的全面发展，不能孤立地发展某一方面。用现代系统的观念来看，体、智、德、美也是由不同质的部分组成，是相互作用、相互依存的统一体。儿童年龄越小，身体发展和

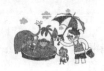

心理发展之间的联系就越直接，"保"和"教"就越需要密切结合，这样才能为幼儿的全面发展奠定基础。

（二）树立全面的保育观

在传统观念中，保育主要是指对幼儿的身体进行照顾和保护，这种对"保育"的理解是不完整的。随着健康概念的日趋完善以及人们对幼儿生理、心理和教育的深入探讨，幼儿保育的观念也不断得到扩展。保育不仅包括身体保育，还包括心理保育，包括营养、卫生、安全等促进学前儿童身体健康、心理和社会适应性良好发展的所有内容，全面的保育观就是要实施"生理—心理—社会性"的全面保育。树立全面的保育观，是做好学前儿童保育工作的基础，更是维护和增进学前儿童健康的重要前提和条件。

1. 生理保育

生理保育主要是对学前儿童的身体各系统、组织器官的发育进行有效促进，对学前儿童常见的疾病进行有效防治，促进其健康，加强其营养与锻炼，做好安全与保护工作，科学地安排与照顾他们的饮食、睡眠等生活活动。

2. 心理保育

心理保育主要是对学前儿童的情绪情感、气质个性等心理方面进行有效的促进，预防其心理问题的出现。托幼机构的日常工作，不仅要关注学前儿童的身体健康，也要关注其心理健康，满足其心理需要，如安全的需要、安抚的需要、被接纳被尊重的需要等。

3. 社会性保育

社会性保育主要是改善学前儿童的生活环境，培养学前儿童的探索精神和社会适应能力，增进其与同伴的友好交往。教师应该帮助学前儿童学习并掌握同伴交往、友好相处、社会适应的技能，帮助学前儿童认识、体验并适应社会生活。例如，教师可以帮助学前儿童搭建与社会交往的平台，开展与社会生活密切相关的教育活动，还可以带领幼儿体验超市购物、公共交通等社会生活。

要实施"生理—心理—社会性"的全面保育还应该注意身体、心理与社会性之间的联系，在对学前儿童进行保育的过程中，生理保育、心理保育及社会性保育应相互结合，不能忽视任何一方面。

（三）坚持全员参与

托幼机构的保育员是保育工作的主要实施者，但不是唯一实施者。托幼机构的保育工作，不仅仅是保育员的责任，更需要全体工作人员主动参与配合，从各自岗位职能上确保完成各自的保育任务。因此，无论是保育员、教师还是其他工作人员，都应该充分认识到"保育工作无小事，团结协作更重要"。保育员作为实施保育工作的主体，要树立终身学习的理念，不断加强自身的业务学习，提高保育知识与技能水平，增强保育工作的有效性；教师不仅要提高自身的教育教学水平，还应该重视保育技能的提高，配合保育员共同做好保育工作；其他工作人员（保健医生、厨房人员、保安等）也应该充分提高自身的业务水平，积极配合幼儿园保育工作的开展。

（四）做到家园同步

家庭是学前儿童生活的主要环境，家长理应承担起维护和增进学前儿童身心健康发展的重任。托幼机构可以通过家长学校、家长会、网络等途径，向家长传授科学的保育知识，引导家长树立科学的保育观，不断提高保育水平。例如，托幼机构的保教人员可以通过家访、家园联系卡、家长开放日等多种形式，与家长沟通，了解孩子的健康状况，向家长介绍不同年龄阶段儿童的保教内容与要求，让家长了解科学育儿知识和保健常识。

家长也可以通过其他学习途径，如网络、社区咨询，获得学前儿童身心发展的相关知识，有意识地关注孩子的生长发育、心理个性、衣食住行等方面，主动与托幼机构的保教人员沟通。

总之，为促进学前儿童的身心健康，托幼机构的保育工作需要多方面的配合。家庭、社会、托幼机构都应为学前儿童身心健康发展，创设有利的环境，提供必要的支持。

二、托幼机构保育工作的内容

保育工作是托幼机构非常重要的工作，贯穿一日生活的各个环节，涉及生理、心理、营养、疾病、安全等多个方面。《幼儿园教育指导纲要（试行）》明确指出：现代婴幼儿保育的中心内容是做好婴幼儿的生理、心理与社会性全面的保育，并将保育工作渗透到教育过程的各个环节中。具体来说，主要体现在以下几个方面：

（一）创设良好的生活、学习环境

环境是学前儿童教育过程中不可缺少的重要因素。《幼儿园教育指导纲要（试行）》指出："幼儿园应为幼儿提供健康、丰富的生活和活动环境，满足他们多方面发展的需要，使他们在快乐的童年生活中获得有益于身心发展的经验。"因此，为学前儿童提供适宜、"有准备"的生活和学习环境，是教师的重要职责之一，也是做好保育工作的前提。良好、适宜的环境，能促进学前儿童获得更加积极、良好的情绪状态，也为学前儿童探究外部世界提供了有效的条件，从而使其构建自己的知识与经验。

（二）一日生活中的保育工作

科学、合理地安排每日生活，是学前儿童身心健康成长的重要保障。幼儿在园的一日生活包括来园、离园、进餐、喝水、睡眠、如厕、盥洗等环节，每个环节教师都应给予精心的照顾与指导，做好相应的保育工作。

（三）教育过程中的保育工作

"保教结合"是托幼机构必须坚持的原则。在教育过程中要渗透生理、心理和社会性保健工作，使教育活动更加有效地开展，更好地促进学前儿童身心健康发展。如幼儿画画时，教师除了指导绘画之外，还必须在幼儿的用眼卫生、坐姿等方面给以高度重视。除了坐姿、站姿等，还有运动量的大小、活动时间的长短、活动内容的劳逸结合等，都是在教育过程中要渗透的保育工作。

（四）健康检查与体格锻炼

在托幼机构中，健康检查包括学前儿童的健康检查和工作人员的健康检查。其中学前儿童的健康检查主要有入园前的体检、定期健康检查和每日的健康检查三种形式。

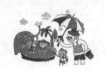

体格锻炼活动可分为室内活动和户外活动两种基本形式。《幼儿园工作规程》中明确指出，"幼儿户外活动时间在正常情况下，每天不得少于两小时，寄宿制幼儿园不得少于三小时"，充分安排幼儿户外活动，保证每日利用阳光、空气、水等自然因素加强幼儿体格锻炼。

（五）疾病预防与控制

幼儿是抗病能力薄弱的群体，抵抗力低，容易感染疾病。幼儿园应严格按照"预防为主"的方针，根据气候特点及幼儿身心发育特点，及时采取相应保健措施，积极开展疾病预防工作，确保幼儿健康成长。托幼机构中的疾病预防主要包括健康教育、日常清洁消毒、及时预防接种、健康检查等措施。

疾病控制主要是针对传染性疾病。一旦发现传染病患儿，要立即隔离，患儿的一切用品、用具彻底消毒。同时，对患儿所在班、生活场所的环境进行彻底消毒，并对接触者进行检疫，防止传染病的传播。（详见第七章）

（六）膳食营养与卫生

合理安排学前儿童每日膳食，保证其获得生长发育和活动所必需的营养，是托幼机构保育工作的一项重要任务。托幼机构要根据不同年龄儿童营养的需要和消化吸收特点、六大营养素（不包括膳食纤维）的配比、当季新鲜食材的获取等配置营养均衡的膳食，科学安排一日餐次。托幼机构的膳食卫生的任何环节出现失误都可能导致食物中毒的情况出现，因此，保证托幼机构的膳食卫生是幼儿健康成长的前提。

（七）安全防护与教育

《幼儿园管理条例》第十九条规定："幼儿园应当建立安全防护制度，严禁在幼儿园内设置威胁幼儿安全的危险建筑物和设施，严禁使用有毒、有害物质制作教具、玩具。"因此，托幼机构必须建立安全管理制度，认真落实各项安全防护工作，确保幼儿生活、学习的环境、用具、玩具的安全以及幼儿生命的安全。

幼儿园安全教育的内容主要包括安全意识的培养、安全知识与技能的训练等，如教育幼儿不跟陌生人走，不吃陌生人给的食物，不携带玩具及锐利的器具来园，知道紧急求助的电话号码等。安全教育的重点是幼儿安全行为习惯的培养，同时要注意采用正面教育的方式。

（八）特殊儿童的保育工作

全纳式教育（Including the Excluded）作为一个全新理念，得到了学前教育界的普遍认同。不少托幼机构开始尝试全纳式教育模式，让特殊儿童与正常儿童一起生活和学习。在全纳式教育中，保教人员对于特殊儿童应给予特殊的照顾与关爱、帮助与指导。

三、托幼机构的保育工作者

托幼机构的保育工作者是指在托儿所或幼儿园里负责照管儿童生活、保健、养育及协助教师对儿童进行教育的人员，通常称为保育员。保育员在学前儿童的发展中扮演着照顾者、教育者等多种角色，对学前儿童的身心健康、行为习惯以及个性、情感等各方面均能产生深刻的影响。下面介绍幼儿园保育员的岗位职责。

（一）幼儿园保育员的基本要求

《幼儿园工作规程》第三十九条规定："幼儿园教职工应当贯彻国家教育方针，具有良好品德，热爱教育事业，尊重和爱护幼儿，具有专业知识和技能以及相应的文化和专业素养，为人师表，忠于职责，身心健康。幼儿园教职工患传染病期间暂停在幼儿园的工作。有犯罪、吸毒记录和精神病史者不得在幼儿园工作。"保育员作为幼儿园教职工的一员，首先应该符合幼儿园教职工的基本要求。

《幼儿园工作规程》第四十一条针对保育员岗位做了明确的规定："幼儿园保育员应当符合本规程第三十九条规定，并应当具备高中毕业以上学历，受过幼儿保育职业培训。"

（二）幼儿园保育员的岗位职责

1. 清洁与护理

• 负责本班活动室、寝室、盥洗室、包干区的清洁卫生工作。

• 接受保健人员的指导，严格执行儿童保健卫生消毒制度，熟练掌握消毒卫生技能与方法。

• 在保健人员的指导下，严格执行各项安全制度，平时细心观察，消除各种事故隐患。

• 随时开窗换气，保持室内空气清新、光线充足。

• 负责进餐时的清洁与收拾：餐前用消毒水擦干净桌子，准备餐具、漱口水，根据幼儿饭量随时添加饭菜，进餐时不催促幼儿，尽可能满足每个孩子的需求，餐后打扫等，保证所有幼儿的进餐量和幼儿的安全，不让幼儿抬送餐具。

• 创设安静、整洁的睡眠环境，根据季节注意保暖与通风。收拾床铺，仔细检查被褥下是否有影响幼儿安全的物品。

• 根据季节保证幼儿有足够的温度适宜的饮用水，并提醒幼儿饮水。

• 为幼儿开展体育活动做好场地布置和运动器械的准备工作，锻炼前检查幼儿的服装、鞋子，备好干毛巾，供幼儿擦汗，对体弱幼儿进行个别照顾。

• 帮助幼儿整理衣着，根据天气及活动量及时为幼儿增减衣物，做好防暑降温、防寒保暖工作。

• 检查幼儿大小便后整理服装的情况，幼儿便溺后及时处理。指导、督促幼儿餐前、便后洗手等，帮助幼儿养成良好的生活卫生习惯。

• 在保健人员的指导下对体弱儿、肥胖儿进行科学护理。

2. 配合教学

• 在教学、区域活动、户外活动及生活活动中，把理解、尊重、接纳每个孩子放在第一位，并在此基础上引导孩子发展。

• 和教师共同教育本班幼儿，合理安排幼儿的一日生活，减少过渡环节的等待现象，把教育渗透在一日生活之中。如：①指导幼儿穿、脱衣服，学习按图示、儿歌的要求叠衣服，放在固定地方。②指导值日生的工作：分发餐具、擦桌子、照顾自然角、收拾体育器械等。③指导幼儿如厕时按墙饰与脚印的提示，不拥挤，大小便入池。④指导幼儿爱护

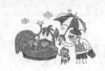

桌、椅、门、窗、墙饰，节约用水。⑤尽可能多用时间与幼儿一起活动、游戏。

·根据教学、游戏的需要与教师一道添置玩具、布置墙饰、设计制作活动区材料。经常检查班级的材料配备，及时增添、维护。

·配合教师在教学活动中指导幼儿，保护幼儿的安全。协助教师做好个别幼儿的工作。

3. 物品保管

·负责保管本班的设备、玩教具，并登记造册，经常清点。一旦遗失或损坏，应立即通知有关人员做相应处理。

·负责保管幼儿的衣物、用品，防止遗失、混淆。

·每天离园前检查水、电、门、窗，保证安全。

4. 日常工作

·开学前后，全面清洗（扫）室内墙（窗）面、用具、教玩具，晒被褥，验收财产。

·每月清洗床单、枕巾一次。

·每周掸灰、擦窗、洗玩具、用具各一次。

·每日晨间用紫外线灭菌灯消毒 30 分钟，幼儿餐后及离园前后拖地一次，水杯上下午各消毒一次，毛巾每天消毒一次，门、窗、桌、椅、地等随脏随抹（扫）。

·每天配合教师开展教学活动、游戏活动、体育活动。

·每周参加一次政治学习，每两周参加一次业务学习。

·每天认真按《幼儿服药登记表》给幼儿服药，签字。

·每天利用接送幼儿的时间与家长做简短的交流。

·协助医务室人员做好幼儿的预防接种工作。

保育员要接受时代对自己的挑战，勇于承担起这份责任，要从自身做起，加强自身的专业修养与能力。

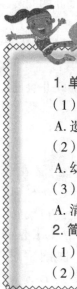

检测你的学习

1. 单项选择题

（1）下列不属于影响学前儿童健康的生物学因素是（　　　）。

A. 遗传因素　　　B. 疾病因素　　　C. 心理因素　　　D. 卫生医疗因素

（2）下列工作人员中，（　　　）是幼儿保育工作的具体实施者。

A. 幼儿教师　　　B. 保育员　　　C. 医务人员　　　D. 厨房工作人员

（3）幼儿园保育员的工作不包括（　　　）。

A. 清洁与护理　　B. 配合教学　　　C. 教学研讨　　　D. 物品保管

2. 简答题

（1）学前儿童健康包括哪些指标？

（2）保育与教育的关系是什么？为什么要坚持"保教结合"？

（3）托幼机构保育工作包括哪些内容？如何实施？

（4）幼儿园的保育工作仅仅是保育员的工作吗？为什么？

3. 材料分析题

午餐准备时间，老师正在忙碌地分着饭菜，出现了以下情景：

佳佳：老师，今天吃什么呀？

老师：胡萝卜炒肉末呀！

佳佳：老师，我不喜欢吃胡萝卜，你别给我好吗？

老师：可是胡萝卜炒肉末是医生阿姨特意配好的营养餐，吃了身体棒棒的。

佳佳：可是我爸爸妈妈都不吃胡萝卜的，我们全家都不吃的！

老师：原来佳佳爸爸妈妈也不喜欢吃啊，那你有没有尝试过呢？这可是很多动物宝宝都深爱的美味哦！

佳佳：是小兔子吗？

老师：对呀！你看小兔子吃了它跑得多块，跳得多高！这样吧，我就只给你盛一点点，你要是觉得好吃再给你添，怎么样？

佳佳：那好吧，我吃吃看！

（1）请分析上述案例中老师的做法。

（2）上述案例是如何体现"保教结合"的？

拓 展 阅 读 1

《幼儿园工作规程》第四章　幼儿园的卫生保健

第十七条　幼儿园必须切实做好幼儿生理和心理卫生保健工作。

幼儿园应当严格执行《托儿所幼儿园卫生保健管理办法》以及其他有关卫生保健的法规、规章和制度。

第十八条　幼儿园应当制定合理的幼儿一日生活作息制度。正餐间隔时间为3.5~4小时。在正常情况下，幼儿户外活动时间（包括户外体育活动时间）每天不得少于2小时，寄宿制幼儿园不得少于3小时；高寒、高温地区可酌情增减。

第十九条　幼儿园应当建立幼儿健康检查制度和幼儿健康卡或档案。每年体检一次，每半年测身高、视力一次，每季度量体重一次；注意幼儿口腔卫生，保护幼儿视力。幼儿园对幼儿健康发展状况定期进行分析、评价，及时向家长反馈结果。

幼儿园应当关注幼儿心理健康，注重满足幼儿的发展需要，保持幼儿积极的情绪状态，让幼儿感受到尊重和接纳。

第二十条　幼儿园应当建立卫生消毒、晨检、午检制度和病儿隔离制度，配合卫生部门做好计划免疫工作。

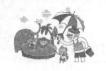

幼儿园应当建立传染病预防和管理制度，制定突发传染病应急预案，认真做好疾病防控工作。

幼儿园应当建立患病幼儿用药的委托交接制度，未经监护人委托或者同意，幼儿园不得给幼儿用药。

幼儿园应当妥善管理药品，保证幼儿用药安全。

幼儿园内禁止吸烟、饮酒。

第二十一条　供给膳食的幼儿园应当为幼儿提供安全卫生的食品，编制营养平衡的幼儿食谱，定期计算和分析幼儿的进食量和营养素摄取量，保证幼儿合理膳食。

幼儿园应当每周向家长公示幼儿食谱，并按照相关规定进行食品留样。

第二十二条　幼儿园应当配备必要的设备设施，及时为幼儿提供安全卫生的饮用水。

幼儿园应当培养幼儿良好的大小便习惯，不得限制幼儿便溺的次数、时间等。

第二十三条　幼儿园应当积极开展适合幼儿的体育活动，充分利用日光、空气、水等自然因素以及本地自然环境，有计划地锻炼幼儿肌体，增强身体的适应和抵抗能力。正常情况下，每日户外体育活动不得少于1小时。

幼儿园在开展体育活动时，应当对体弱或有残疾的幼儿予以特殊照顾。

第二十四条　幼儿园夏季要做好防暑降温工作，冬季要做好防寒保暖工作，防止中暑和冻伤。

拓 展 阅 读 2

某幼儿园保育员工作评价表

项目		评价标准	权重分数	评分
工作程序 6分	程序　3分	保育工作程序科学合理，并按程序工作	3	
	原则　3分	坚持保育与教育相结合的原则，做好随机教育	3	
生活管理 34分	进餐 12分	小班做好饭前准备工作，中大班指导值日生工作	3	
		保证幼儿进食量	3	
		教育幼儿正确使用餐具，养成文明卫生用餐习惯	3	
		对体弱儿、肥胖儿进行照顾	3	
	如厕 6分	照顾小班幼儿如厕，培养中大班幼儿自理能力	3	
		指导幼儿便后洗手	3	
	饮水 6分	备足开水，水温适宜	3	
		保证幼儿按量、按需饮水	3	
	幼儿　10分	幼儿个人生活卫生行为习惯好	10	

续表

项目		评价标准	权重分数	评分
清洁卫生 30分	活动室（寝室）10分	空气新鲜，温度适宜，窗明几净，光线充足	5	
		床面、设备、用具、玩教具整洁，布置得体，幼儿衣物摆放整齐	5	
	盥洗室、厕所 8分	清洁，通风，地面无积水，便池及时冲洗、无尿碱，无异味，无蚊蝇	6	
	室外环境 4分	整洁、安全	4	
	消毒 10分	毛巾、水碗、餐巾、梳子每天消毒，被褥、枕巾定期消毒	5	
		桌椅定期消毒，便池每日消毒	2	
		玩教具、图书每周消毒	3	
配班工作 30分	游戏活动 10分	能在教师组织下指导幼儿游戏	4	
		能解决幼儿游戏中的问题	3	
		能指导幼儿取放、整理玩具	3	
	教育活动 10分	活动前准备工作	3	
		活动过程中会配合指导	4	
		活动结束整理工作	3	
	体育活动 10分	活动前准备工作（场地、器材、玩具、材料安全卫生），活动结束及时整理	3	
		活动过程中会配合指导	4	
		对全体幼儿，特别是体弱儿照顾周到	3	
评价总分				

考核人签字 _____
考核单位（盖章）
　　　　　　年　月　日

审核人签字 _____
审核单位（盖章）
　　　　　　年　月　日

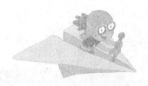

第二章　学前儿童身体发育及保育

本章导航

　　学前儿童正处在生长发育时期，各系统、器官的特点与成人有很大的不同。学前儿童身体各器官、系统发育有哪些特点？学前儿童各器官、系统的保健要点有哪些？如何按照学前儿童身体发育的特点促进其健康成长？

　　本章介绍了人体八大系统和感觉器官的结构和基本功能，以及学前儿童八大系统和感觉器官的发育特点、保育要点。通过本章的学习将系统了解学前儿童身体八大系统和感觉器官发育的特点，掌握其保育的要点。

学习目标

- 了解人体各系统、器官的结构和基本功能；
- 熟悉学前儿童身体八大系统和感觉器官发育的特点；
- 掌握学前儿童身体八大系统和感觉器官的保育要点。

本章知识结构

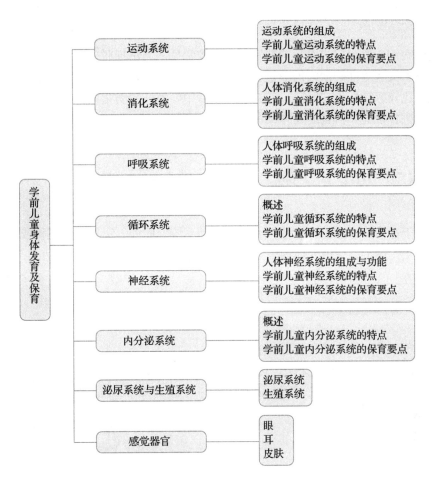

案例导入

　　家住市区的陈先生在叫 6 岁的女儿吃午饭时，去拉躺在地上不愿起身的女儿，结果女儿大喊一声："痛死了！"便弯曲着手臂不让父母碰，嘴里念叨着疼。陈先生和妻子不知女儿出了什么状况，轻轻触碰她的手臂，女儿并无反应，但说要送她去医院，女儿便声称自己不痛了。于是夫妻俩便认为女儿在装病，整整一个下午，女儿的手臂紧贴着身体不敢动弹。而后乘车，每逢颠簸她就疼得龇牙咧嘴，这下夫妻俩才觉得出了问题，赶紧送她去了医院，原来是脱臼了。经过医生的复位，当即恢复了。

　　金女士也遇到过相似的情况，她在和 3 岁的女儿玩耍时，拉着女儿的手轻轻一拽，女儿便哭出了声。金女士很着急，以为女儿扭伤了筋骨，立刻给她抹上了红花油、云

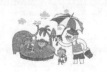

南白药，但女儿一直感觉疼，不停地说："手掉了，手掉了。"过了一夜，女儿疼痛持续，金女士这才意识到问题严重，赶忙找到骨科大夫，确诊为脱臼。经过治疗，孩子的手臂活动自如了。

像上面案例中的脱臼，在学前儿童中是比较常见。当出现脱臼时，家长很难立刻看出异常，而孩子又无法准确清晰地表达自己的感受，可能会延误时机造成骨骼的畸形。为什么学前儿童比较容易发生"脱臼"？在日常生活中要怎样预防学前儿童"脱臼"？本章将介绍学前儿童各系统和器官的发育及保育要点。

第一节　运动系统

生命在于运动。运动的完成依赖人体的运动系统，此外，运动系统还构成人体的基本轮廓，并能支持体重，保护人体内脏器官。

一、运动系统的组成

运动系统由骨、骨连接和骨骼肌组成。

骨和骨连接组成人体的支架，称为骨骼，骨骼肌附着在骨面上，在神经系统的支配下，骨骼肌收缩，牵拉所附着的骨产生各种动作和运动。

（一）骨骼

人体的骨骼有 206 块，约占体重的 20%。学前儿童的骨骼为 217 块或 218 块。骨骼具有支持体重、保护体内脏器和运动的功能。此外，骨也是体内制造血液，贮存钙、磷的器官。骨由骨膜、骨质和骨髓构成。见图 2-1。

骨膜：骨膜是覆盖在骨表面的一层结缔组织膜，内有丰富的血管和神经，对骨有营养作用。骨膜内的成骨细胞对骨的生长和再生有重要作用。

骨质：骨质是骨的主要成分，有骨松质和骨密质两种。骨松质在骨的内层和骨的两端，呈蜂窝状，弹性较大。骨密质结构

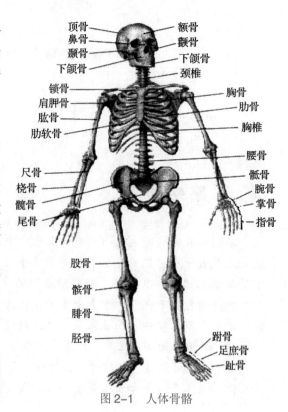

图 2-1　人体骨骼

致密坚硬，耐压性强，分布在骨的外层和长骨的骨干部分。

骨髓：骨的中央是骨髓，骨髓充填于长骨的骨髓腔和骨松质的空隙里。骨髓具有造血功能。胎儿和婴幼儿的骨髓都是红骨髓，有造血功能。7 岁后长骨中红骨髓变为黄骨髓而无造血功能。但扁骨、不规则骨和长骨两端骨松质内的红骨髓，终生具有旺盛的造血功能。见图 2–2。

（二）骨连接

骨与骨之间的连接称骨连接。有直接连接和间接连接两种。

1. 直接连接

直接连接是骨与骨之间以结缔组织膜或软骨直接连接，如颅骨之间的骨缝，椎骨之间的椎间盘等。

2. 间接连接

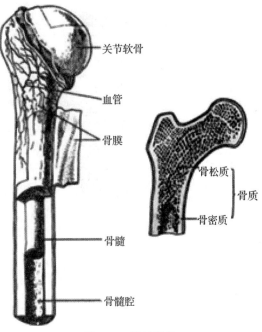

图 2–2　骨的结构

间接连接是骨主要的连接方式，也称关节。关节由关节面、关节囊和关节腔构成。

（1）关节面

关节面是组成关节的相邻两骨的接触面，其形状是相互适应的，其中一个略凸、呈球形的叫关节头，另一个略凹的叫关节窝。关节面上覆盖着一层光滑的关节软骨，使两个关节面更加光滑而富有弹性，以减缓运动时的摩擦、冲击和震动。

（2）关节囊

关节囊是附着在关节面周围及其附近骨面上的结缔组织囊，由致密结缔组织构成，非常坚韧，它把两块骨牢固地连接起来，能分泌滑液，减少摩擦。

（3）关节腔

关节腔是由关节囊围成的密闭空腔，含少量的滑液。其特点是关节腔内为负压，有助于关节的稳固。

关节的特点是在肌肉的牵引下，能够产生屈和伸、内收和外展、旋内和旋外等运动，活动范围较大。但关节的运动范围、灵活性和牢固性与关节的构造、形状有关。如肩关节灵活性大，牢固性小；髋关节灵活性小，牢固性大。见图 2–3。

（三）骨骼肌

骨骼肌是运动系统的动力部分。全身的骨骼肌有 600 多块，约占体重的 40%，其中 75% 是水，25% 是固体成分。其形态有：长肌——多分布于四肢，能引起大幅度运动；短肌——多位于躯干深部、运动幅度较小；阔肌——长在胸、腹、背部浅层，能引起躯干运动；轮匝肌——多分布于孔裂周围，关闭孔裂。

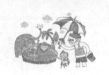

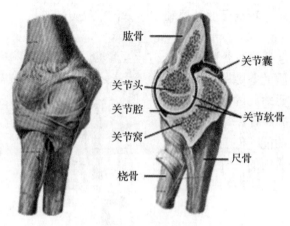

图 2-3 肘关节图

肱骨

关节囊

关节头

关节腔

关节软骨

关节窝

尺骨

桡骨

二、学前儿童运动系统的特点

（一）学前儿童骨骼的特点

1. 骨在生长

骨的生长和发育有两种方式：膜内成骨（骨骼变粗）和软骨内成骨（长高）。

长骨两头的软骨一面发育（使长度不断增加）一面钙化（使骨头坚硬）。儿童身高的增长主要是长骨两端骺板软骨的逐渐骨化，当骨骺与骨干间的软骨层消失，长骨生长即停止。20~25 岁长骨两端的软骨全部钙化，人就不再长高了。见图 2-4。

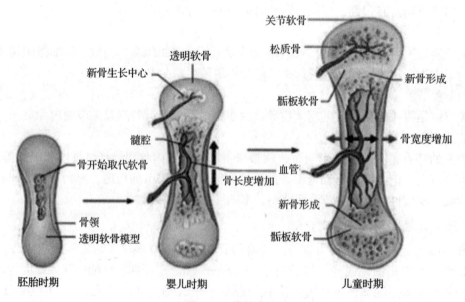

透明软骨

新骨生长中心

髓腔

骨开始取代软骨

骨领

透明软骨模型

关节软骨

松质骨

新骨形成

骺板软骨

骨宽度增加

血管

骨长度增加

新骨形成

骺板软骨

胚胎时期

婴儿时期

儿童时期

图 2-4 骨的生长

2. 腕骨在钙化

人有 8 块腕骨，出生时全是软骨，以后逐渐钙化，10~13 岁钙化完成，女性儿童一般比男性儿童早完成 2 年。掌指骨 18 岁前钙化完成。所以婴幼儿的手劲较小易疲劳，做精细动作比较困难。

3. 有些骨还未愈合

胸骨（胸骨柄、胸骨体、胸骨剑突）到 20~25 岁才愈合（见图 2-5）。幼儿的骨盆未愈合。髋骨是骨盆的一部分，幼儿的髋骨与成人不同，它还不是一块严丝合缝的骨头。幼儿的髋骨是由髂骨、坐骨和耻骨三块骨头借助于软骨连接在一起的。它一般要到 18~25 岁才完全愈合，成为一块完整的骨头。见图 2-6。

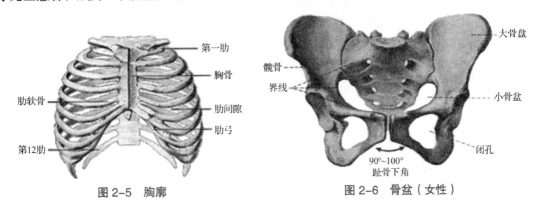

图 2-5　胸廓　　　　　　　　　图 2-6　骨盆（女性）

> **案例分析：** 某幼儿园中班有一次开展户外活动，让小朋友比赛从高处往硬地上跳，小女孩婷婷得了第一名，虽然当时屁股摔得有点疼，但由于她太高兴了没在乎，回家后，情况严重了，妈妈带她看了医生。原来是活动不当，髋骨发生错位。试分析，为什么会发生这种情况？学前儿童适合开展此类活动吗？

4. 柔软、易变形，但不易骨折

儿童骨骼含有机物比成人多、无机盐比成人少，所以幼儿的骨骼弹性大，可塑性强，容易变形，就像鲜嫩的青枝一样，一旦发生骨折，常会出现折而不断的现象，称为"青枝骨折"。

5. 脊柱易弯曲变形

脊柱有生理性弯曲。从背面看，又正又直；从侧面看，从上到下有四道弯曲：颈曲、胸曲、腰曲、骶曲。有了它，人做走、跑、跳等运动时，更具有弹性，可以缓冲从脚下传来的震动，保护内脏和头部，当震动传到头部时也就微乎其微了。否则，若是"直棍儿"，跺一下脚，也会把大脑给震坏了。学前儿童脊柱的每个椎骨之间软骨层特别发达，所以，当学前儿童体位不正或身体长时间一侧紧张，都容易引起脊柱的侧弯变形。见图 2-7。

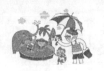

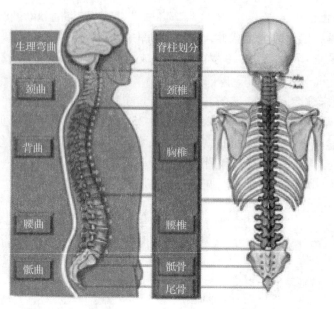

图2-7　成人正常脊柱

6. 脚弓不结实，易塌陷形成扁平足

有了脚弓，脚就有了弹性，可以缓冲在运动时产生的震动；站立时，人体重心可以分散在脚底的几个点上，站得更稳；还可以保护脚底的血管和神经免受压迫。学前儿童由于骨化未完成，足底的肌肉、肌腱和韧带发育不完善，如果儿童过于肥胖、走路或直立时间过长都可能导致足弓塌陷形成扁平足。见图2-8。

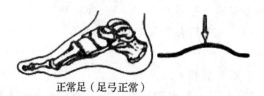

正常足（足弓正常）

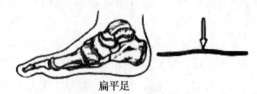

扁平足

图2-8　正常足和扁平足

（二）学前儿童骨骼肌的特点

1. 容易疲劳和损伤

学前儿童的肌细胞纤细、间质相对较多，肌腱宽而短，水分多，蛋白质、脂肪及无机盐的比例较低。但幼儿的新陈代谢旺盛，氧气供应充分，消除疲劳较成人快。

2. 大肌肉发育早，小肌肉发育晚

学前儿童各肌肉群的发育是不平衡的。有些儿童会跑会跳了，可是要他们画条直线却很难，这与各肌肉群发育得早晚不同有关。支配上、下肢的肌肉群发育较早，儿童1岁左右会走，3岁时上、下肢的活动更加协调。而小肌肉群如手指和腕部的肌肉群发育较晚，到五六岁，手部肌肉才开始发育，能做一些较精细的工作，但时间不能过久，否则容易产生疲劳。

（三）学前儿童关节的特点

学前儿童关节连接较松弛，易脱臼。学前儿童的关节囊比较松弛，关节窝较浅，韧带也不够结实，关节的伸展性和活动范围均大于成人，关节的牢固性较差。在外力作用下，如当肘部处于伸直位置时，被猛力牵拉手臂；大人带着幼儿上楼梯、过马路或帮幼儿穿脱衣服时，用力牵拉、提拎幼儿的手臂容易脱臼。见图2-9。

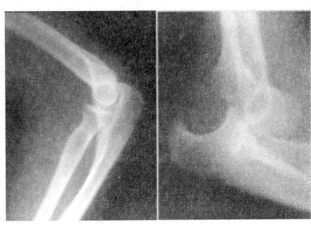

图2-9 肘关节脱位

三、学前儿童运动系统的保育要点

1. 培养正确的姿势

为防止学前儿童骨骼变形，形成良好的体态，应注意：不要让幼儿睡软床和久坐软沙发；负重不要超过自身体重的八分之一，更不能长时间单侧负重；桌椅应与幼儿身材相适合；随时纠正幼儿坐、立、行、走中的不正确姿势。

2. 合理地组织体育锻炼和户外活动

经常到户外活动，接受空气的温度、湿度和气流的刺激，可增强机体的抵抗力。幼儿园应经常开展体育锻炼和户外活动。在组织体育锻炼和户外活动时，应做好准备活动和运动后的整理运动。另外，组织活动要注意多样化，还应选择适宜的运动项目和运动量。避免经常单一使用某些肌肉、骨骼，不宜开展拔河、长跑、长时间的踢球等剧烈运动，避免从高处跳到硬地面上的活动。

3. 供给充足的营养

幼儿摄入适量蛋白质、钙、磷、维生素D，有助于骨的钙化和肌肉的发育。另外，还要让幼儿多晒太阳，并保证充足的睡眠，以保证运动系统的正常生长发育。

4. 衣服和鞋子应宽松适度

幼儿的衣服不宜过紧，鞋子大小要合脚，不宜穿高跟鞋。

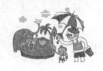

第二节 消化系统

人体在进行生命活动的过程中，必须从外界摄取营养物质，作为生命活动的能量来源，满足生长、发育、修补和更新组织等一系列代谢活动的需要。消化是食物通过消化管的运动和消化液的作用，被分解为可吸收成分的过程。人体消化系统各器官协调合作，把从外界摄取的食物进行物理化、化学化的消化，吸收其营养物质，并将食物残渣排出体外，是保证人体新陈代谢正常进行的一个重要系统。

一、人体消化系统的组成

消化系统由消化道和消化腺组成。消化道包括口腔、咽、食管、胃、小肠、大肠和肛门。消化腺可分两类：一类是大消化腺，位于消化道外，通过导管开口于消化道，如唾液腺、胰腺和肝；另一类是小消化腺，分布在消化道壁内，直接开口于消化道，如胃腺、肠腺等。见图 2-10。

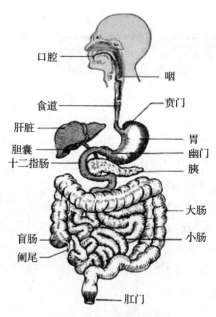

图 2-10　人体消化系统

（一）口腔

口腔是消化道起始部分。口腔里有牙齿、舌和三对唾液腺的开口。

1. 牙齿

牙齿是人体最坚硬的器官，食物通过牙齿的咀嚼由大块变成小块。

2. 舌

在进食的过程中，舌使食物与唾液混合，将食物向咽喉推进，用以帮助食物吞咽。舌是味觉的主要器官。

3. 唾液腺

人的口腔内有三对大的唾液腺：腮腺、舌下腺、颌下腺，还有无数散在的小唾液腺，唾液就是由这些唾液腺分泌的混合液。唾液可湿润与溶解食物，以引起味觉，可清洁和保护口腔，可使食物细胞粘成团，便于吞咽。唾液中的淀粉酶可对淀粉进行简单的分解。

（二）咽与食管

咽位于鼻腔、口腔和喉的后方，其下端通过喉与气管和食管相连，是食物与空气的共同通道。食管是一肌性管道，经过口腔初步消化的食物团通过吞咽进入食管，再由食管的蠕动将食物送入胃中。

（三）胃

胃位于左上腹，是消化道最膨大的部分，其上端通过贲门与食管相连，下边通过幽门与十二指肠相连。胃的蠕动可以使食物与胃液充分混合，以利胃液的消化作用，把食物以最适合小肠消化和吸收的速度向小肠排放。胃腺分泌胃液，其主要成分为胃蛋白、盐酸和黏液。胃酸由盐酸构成，由胃黏膜的壁细胞分泌。胃蛋白酶由胃黏膜的主细胞以不具活性的胃蛋白酶原的形式分泌，在胃酸的作用下转变为具有活性的胃蛋白酶。黏液的主要成分为糖蛋白。黏液为中性或偏碱性，可降低 HCI（胃酸）酸度，减弱胃蛋白酶活性，从而防止酸和胃蛋白酶对胃细胞膜的消化作用。

（四）小肠

小肠是食物消化的主要器官。在小肠里，食物受到胰液、胆汁及小肠液的化学性消化。绝大部分营养成分由小肠吸收，未被消化的食物残渣，由小肠进入大肠。小肠紧张性收缩，是其他运动形式有效进行的基础，使小肠保持一定的形状和位置，并使肠腔内保持一定压力，有利于消化和吸收。小肠分节运动，其作用是使食糜与消化液充分混合，增加食糜与肠黏膜的接触，促进肠壁血液淋巴回流，这都有助于消化和吸收。小肠蠕动的作用是将食糜向远端推送一段，以便开始新的分节运动。

小肠内的消化液有胆汁、胰液和肠液。胆汁由肝细胞合成，储存于胆囊，经浓缩后由胆囊排至十二指肠。胰液是由胰腺的腺泡细胞和小导管细胞分泌的无色等渗碱性液体，具有很强的消化能力。肠液起润滑作用，保护小肠黏膜，肠激酶激活胰蛋白酶原，稀释食物，促进吸收，上皮细胞刷状缘存在各种消化酶（肽酶、脂肪酶和寡糖酶），可对刷状缘及进入小肠上皮细胞内的营养物质继续消化，但脱落至肠腔后无活性。

（五）大肠

人类的大肠内没有重要的消化活动，主要功能是吸收水分，提供食物残渣的临时储存场所。

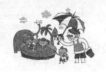

（六）肝脏

肝脏是人体内最大的消化腺，位于腹腔的右上部。肝脏具有多方面的生理功能，具有分泌胆汁、物质代谢、储藏养料及解毒等作用。

二、学前儿童消化系统的特点

（一）口腔

学前儿童口腔黏膜柔嫩，血管丰富，容易破损和感染。

1. 牙齿

乳牙的牙胚在胎儿 5 个月时钙化，一般在出生后 6~7 个月时开始长出，最晚不超过 1 岁，2 岁左右基本出齐，共 20 个。长出顺序一般为：2 个下中切牙→4 个上切牙→2 个下侧切牙→4 个第一乳磨牙→4 个尖牙→4 个第二乳磨牙。

6~13 岁乳牙逐渐脱落，为恒牙所代替。6 岁左右长出第一恒磨牙，又称六龄齿，以后乳牙先后脱落，逐渐换上恒牙。12 岁左右长出第二恒磨牙，一共 28~32 颗。

2. 舌

学前儿童的舌短而宽，灵活性较差，对食物的搅拌及协助吞咽能力不强。

3. 唾液腺

学前儿童的唾液腺在初生时已形成，但新生儿的唾液腺还没发育好，唾液少，口腔比较干燥。出生后 3 个月唾液的分泌增加，功能也逐渐完善。由于学前儿童口腔较浅，吞咽能力又较差，所以唾液往往流到口腔外面，故有"生理性流涎"现象。

（二）食管

学前儿童的食管比成人的短而窄、黏膜薄嫩、管壁弹性较差，因此容易损伤。

（三）胃

学前儿童的胃容量小，运动能力差，胃壁肌肉组织、弹力纤维及神经组织发育较差，消化液的酸度低、消化酶少，所以消化能力较弱。

（四）肠

幼儿肠管较长、面积较大、通透性强、吸收能力较强；肠壁肌层及弹力纤维发育得不完善，肠蠕动能力较成人弱，易发生便秘和粪中毒，消化能力较差；肠系膜发育不完，肠的位置固定性较差，易发生脱肛、肠套叠和肠扭转。

（五）肝

学前儿童肝脏相对比成人的大，5~6 岁时肝重约占体重的 3.3%，而成人肝重只占体重的 2.8%。幼儿肝细胞发育不健全，肝功能也不完善，胆囊小，分泌胆汁较少，对脂肪的消化能力较弱；肝解毒能力也不如成人，抵抗感染的能力较差；肝细胞代谢旺盛，再生能力强，患肝炎后恢复较快，不易发生肝硬化。由于幼儿新陈代谢旺盛，但肝糖原储备相对较少，饥饿时容易发生低血糖症，甚至出现低血糖休克。

三、学前儿童消化系统的保育要点

（一）保持口腔卫生，爱护牙齿

学前儿童应养成进食后漱口的好习惯，及时清除掉口腔里的食物残渣；学会正确的刷牙方法，早晚各刷牙一次；不吃过冷过热的食物；不用牙齿咬坚硬的东西；养成饭前便后洗手的习惯。定期检查，一般每半年检查一次，便于早发现问题并及时处理。

（二）合理安排膳食，养成细嚼慢咽的进食习惯

学前儿童的消化能力较弱，所以吃饭应细嚼慢咽，定时定量，少吃零食，不偏食，少吃不易消化的食物，多吃蔬菜、水果，多喝开水。

（三）营造愉快、安静的进餐氛围

组织学前儿童进餐时，可播放轻松愉快的音乐，餐厅灯光应柔和，以激发其食欲，增强消化器官的功能。

（四）养成定时排便的习惯

逐步训练学前儿童定时大便的习惯，这既可预防便秘又有利于管理。

第三节　呼吸系统

人体在新陈代谢过程中，不断地消耗氧气并产生二氧化碳。机体吸入氧气和呼出二氧化碳的过程称为呼吸。呼吸系统是执行呼吸任务的机构。见图2-11。

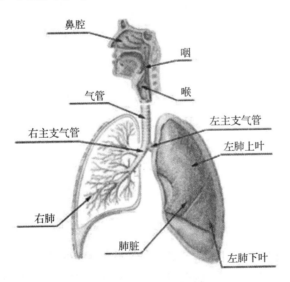

图2-11　人体呼吸系统

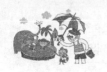

1.呼吸道

鼻：呼吸道的起始部分，是保护肺的第一道防线。对空气起着清洁、湿润和加温的作用。

鼻是嗅觉器官。

咽：呼吸和消化系统的共同通道，分别与鼻腔、口腔和喉腔相通。

喉：呼吸道最狭窄的部位，是呼吸气体的通道，又是发音器官。

下呼吸道——第二道防线（纤毛运动送痰，免疫球蛋白）。

气管和支气管：气管位于颈前正中，食管之前，由环状软骨连接而成，在气管下端分出左、右支气管。管腔内覆盖着一层有纤毛的黏膜，能分泌黏液，粘住空气里的灰尘和细菌，纤毛不停地摆动，排除尘埃和异物。见图2–12。

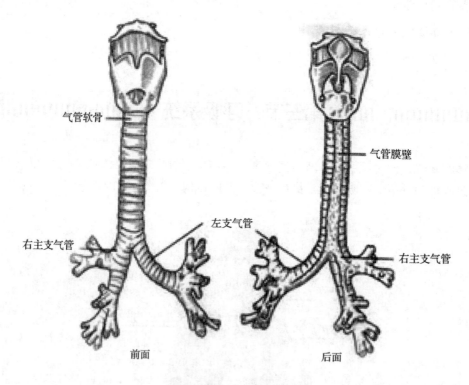

图2–12　气管与支气管

2.肺

肺位于胸腔内，左右各一，呈半圆锥形，左肺分为两叶，右肺分为三叶。左、右支气管分别进入左、右肺内，在肺内形成树状分支，形成肺泡管，附有很多肺泡。肺泡是进行气体交换的主要场所，其数目多、壁薄，壁外包围着毛细血管网和弹性纤维。

二、学前儿童呼吸系统的特点

（一）呼吸器官的特点

1. 鼻腔

学前儿童的鼻相对短小，鼻腔狭窄，黏膜柔嫩，血管丰富，没有长鼻毛；容易感染，引起鼻黏膜充血、肿胀，造成鼻塞，引起呼吸困难。

2. 咽

与成人相比学前儿童咽部相对狭小，耳咽管较宽、短，而且平直，易并发中耳炎。

案例

　　明明快2岁了，前些日子感冒了，后来流了好长时间的鼻涕，现在总算好了，可是却常常指着耳朵说不舒服。妈妈带他到医院检查身体，医生根据明明的症状，诊断为中耳炎。

　　由于幼儿连接中耳到喉后部的咽鼓管比较短，并且处于基本水平的位置，因此病原体容易从喉部进入中耳，加上感冒时咽鼓管肿胀，积液排流不畅，因而引发炎症的概率就更高了。中耳炎可以导致发热、疼痛，幼儿可能只是哭闹，大孩子则会诉说耳部的不适感。反复发作或较为严重者可以导致鼓膜穿孔、脓液流出、暂时或永久性听力丧失，甚至会合并乳突炎、脑膜炎等症。

3. 喉

学前儿童喉腔狭窄，黏膜柔嫩，富有血管和淋巴组织，容易因感染引起喉部充血水肿，造成呼吸困难。

4. 气管、支气管

学前儿童气管、支气管管腔狭窄，管壁和软骨柔软，缺乏弹性组织，黏膜血管丰富，黏液腺分泌黏液少，纤毛运动差，易感染而发炎肿胀，引起呼吸困难。

5. 肺

学前儿童肺的弹力组织发育差，间质发育旺盛，血管丰富，充血较多而含气较少，气体交换能力较弱。

（二）呼吸运动的特点

1. 呼吸浅而快

学前儿童的胸腔狭窄，呼吸肌发育差，肺活量小，但代谢旺盛，机体需氧量多，所以只能以加快呼吸的频率来代偿。年龄越小呼吸越快。见表2-1。

表2-1　不同年龄的呼吸频率

年　龄	新生儿	1~3岁	4~7岁	10~14岁	成人
每分钟呼吸	40~44次	25~30次	22次左右	20次左右	16~18次

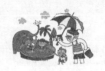

2. 呼吸不均匀

学前儿童年龄越小，呼吸的节律性越差，往往是深度与表浅的呼吸相交替，呈腹式呼吸，这与呼吸中枢发育不完善有关。

三、学前儿童呼吸系统的保育要点

（一）培养小儿用鼻呼吸的习惯，戒除挖鼻孔的行为

鼻腔黏膜和鼻毛具有清洁、温暖、湿润空气，减少上呼吸道感染的作用。如果张口呼吸，空气没有经鼻腔过滤而由口腔直接吸入肺部，容易诱发口腔疾病和呼吸道疾病，所以应教育学前儿童戒除用口呼吸，养成用鼻呼吸的习惯。教给他们正确擤鼻涕的方法，防止鼻咽部的炎症侵入眼和中耳。正确的方法应是先轻轻按住一侧鼻孔，擤完，再擤另一侧。擤时不要太用力，不要把鼻孔全捂上使劲地擤。

用手挖鼻孔是一种坏习惯，它能使鼻毛脱落、黏膜损伤、血管破裂引起出血。挖鼻孔常使鼻腔感染，严重者细菌还能经面部血管回流至颅脑内，造成危险的并发症，所以应教育学前儿童戒除挖鼻孔的行为。可以让他们每天早晨洗脸时，用冷水多洗几次鼻子，这既可以清洁鼻子，又可以改善鼻黏膜的血液循环，增强鼻子对天气变化的适应能力，预防感冒及各种呼吸道疾病。

（二）保持室内空气新鲜

学前儿童新陈代谢旺盛，呼吸浅，频率快，肺换气功能差，气管、支气管的纤毛运动能力不如成人，自净能力差，若空气污浊，易患肺炎。因此，应注意室内的通风换气，并尽量多让幼儿在户外活动。

（三）加强适宜的体育锻炼和户外活动

加强体育锻炼，增强呼吸系统的抵抗力。锻炼可以促进学前儿童肺和胸廓的发育，使之肺活量加大，呼吸由浅而快逐渐变为深而慢。

（四）严防异物进入呼吸道

要培养学前儿童安静进食的习惯，吃饭时不要哭笑打闹，注意防止幼儿将豆子、玻璃球、纽扣等小物件放入鼻孔，以免引起呼吸道堵塞。

|||||||||||||| **第四节　循环系统** ||||||||||||||||

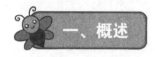

一、概述

循环是各种体液不断流动和相互交换的过程。循环系统是一个密闭的、连续性的管道系统，它包括血液循环系统和淋巴循环系统。血液循环起主要作用，由心脏和血管组成一个遍布全身的封闭式的管道系统，是血液从心脏流向全身，再从全身流回心脏的过程。淋巴循环是指全身淋巴液进入血管，参加血液循环的过程，淋巴系统包括淋巴液、淋巴管、淋巴结、脾、扁桃体。

（一）血液循环系统的构成

血液循环系统由血液、心脏和血管组成。见图 2-13。

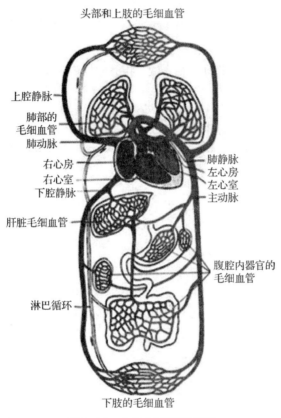

图 2-13　人体血液循环系统

1. 血液

血液由血浆和血细胞组成，其中血浆占 55%，血细胞占 45%。正常成人血液总量占体重的 7%~8%。血浆主要成分是水，还有少量蛋白质、无机盐、葡萄糖等，主要功能是运输血细胞、营养物质和废物。

血细胞是血液的有形成分，包括红细胞、白细胞和血小板。红细胞的主要功能是运输氧气和二氧化碳。白细胞能吞噬病菌，当白细胞数量少于正常值时，机体抵抗力下降，容易感染疾病。白细胞数量明显增多，则反映机体已有病菌感染。血小板的主要功能是促进止血和加速血液凝固。

1. 心脏

心脏位于胸腔内，夹在两肺之间，心尖偏左，似本人拳头大小，是血液循环系统的动力器官。它通过有节律地收缩和舒张，使血液在全身循环流动。心脏每次收缩射出的血量

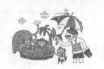

叫每搏输出量，是衡量心脏工作能力大小的指标，成人安静状态每搏输出量约为70毫升。

2. 血管

血管遍布全身，根据血管内血流方向及其管壁结构特点可分为动脉、静脉和毛细血管三种。动脉是把血液从心脏运送到全身的血管，其管壁厚、弹性大，管内血流速度快，多数分布在身体较深的部位。静脉把血液从身体各部位运回心脏，其管壁薄、弹性小，管内血流速度较慢，分布有浅有深。毛细血管是连接动脉和静脉的网状结构，也是血液与组织液之间的物质和气体交换的场所，其管壁非常薄，血流速度极慢，遍布在身体各器官组织里。见图2-14。

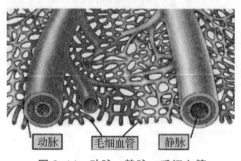

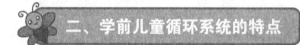

图2-14 动脉、静脉、毛细血管

（二）淋巴循环系统的组成

淋巴循环系统是血液循环的辅助装置，由淋巴管、淋巴结、脾、扁桃体组成。其主要功能是运输全身淋巴液进入静脉，还有生成淋巴细胞、清除体内微生物等有害物质和生成抗体等免疫作用。

二、学前儿童循环系统的特点

（一）血液循环系统的特点

1. 血液的特点

学前儿童的血液总量相对比成人多，约占体重的8%~10%，而且年龄越小，血液量相对越多。血浆含水分较多，含凝血物质较少，血液凝固较慢。新生儿出血，需8~10分钟凝固；幼儿需4~6分钟；成人仅需3~4分钟。白细胞中的中性粒细胞比例较小，抗病能力相对较差。

2. 心脏发育特点

（1）学前儿童的心脏相对大于成人

学前儿童的心脏相对大于成人。新生儿心脏约占体重的0.8%，成人为0.5%。其6岁前呈球状，6岁后接近成人呈椭圆形。

（2）心脏每搏输出量少

学前儿童的心脏肌纤维细弱，心壁薄，收缩力较差，每次收缩时输出的血量较少。因此，学前儿童不宜做较长时间或剧烈的活动。六七岁后，弹性纤维开始分布到心肌壁，增加了心脏的收缩功能和心脏的弹性。

（3）年龄越小，心率越快

由于学前儿童新陈代谢旺盛和交感神经兴奋性较高，所以心率较快。随着年龄增长，支配心脏的迷走神经逐渐发育，拮抗交感神经的作用加强，心率逐渐减慢。见表2-2。

表2-2 不同年龄心跳次数的平均值

年 龄	每分钟心跳次数
新生儿	140
1岁以内	110~130
2~3岁	100~120
4~7岁	80~100

3. 血管发育特点

学前儿童血管的内径相对较粗，毛细血管丰富，因此血流量大，保证了全身各部分的营养物质和氧气的供给。由于学前儿童动脉血管壁弹性好，血管的内径相对较粗，因此血液受到的阻力小，表现为年龄越小，血压越低。

（二）淋巴循环系统的特点

学前儿童淋巴系统发育较快，淋巴结防御和保护功能比较显著，屏障作用较差，表现为幼儿期常有淋巴结肿大现象。到12~13岁，淋巴结才发育完善。扁桃体在4~10岁时发育达到高峰，14~15岁开始退化，易患扁桃体炎。

三、学前儿童循环系统的保育要点

（一）科学组织户外活动和体育锻炼

运动对循环系统有积极的作用，但儿童心肌纤维细弱，过量运动则不利于身体机能的恢复。要避免长时间的剧烈活动及要求憋气的活动。运动前做好准备活动，结束时做好整理活动。剧烈运动时不可立即停止，以免造成暂时性贫血。剧烈运动后不宜马上喝大量开水，以免增加心脏的负担。运动时出汗太多，可喝少量的淡盐水。

（二）合理营养，防治贫血，预防动脉硬化

学前儿童正处在生长发育时期，要供给充足的营养。要适当增加含蛋白质、铁及维生素丰富的食物，预防贫血。另外，应从小预防动脉硬化，注意膳食结构合理，减少胆固醇和饱和脂肪酸的摄入量，并形成良好的饮食习惯。

（三）合理安排一日生活

在安排学前儿童一日生活时，要注意动静结合、劳逸结合，避免长时间的精神紧张而影响心脏的正常活动。同时要保证学前儿童充足的睡眠时间，减轻心脏负担。

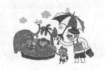

（四）服装宽松适度

衣服狭小压迫胸廓影响呼吸；狭小的衣领会压迫颈部的血管，使脑部血液循环受影响；紧束腰带会压迫腹腔，影响消化器官的血液循环。因此，学前儿童的服装、鞋帽要宽松舒适，有利于血液循环的畅通。

第五节　神经系统

神经系统是人体主要的调节机构。它调节着人体各器官、系统，使机体各器官、系统的功能相互协调，成为一个统一的整体。

一、人体神经系统的组成与功能

人体神经系统是由脑、脊髓和它们所发出的神经组成的。其中，脑和脊髓是神经系统的中枢部分，组成中枢神经系统；脑神经和脊神经是神经系统的周围部分，组成周围神经系统。

（一）中枢神经系统

中枢神经系统包括脑和脊髓。

1.脑

脑位于颅腔内，是神经系统中最高级的部分，由大脑、小脑、脑干等部分组成。

大脑是中枢神经系统的主要部分，由左右两大脑半球组成。大脑皮质是覆盖大脑半球表面的一层灰质，大脑皮质表面具有许多深浅不同的裂或沟以及沟裂之间隆起的回，因而大大增加了大脑皮质的总面积和神经元的数量。大脑皮质功能复杂，分为许多功能区，又称大脑皮质功能定位，每个皮质功能区都有不同的管理任务。其中比较重要的中枢有：躯体运动中枢，管理身体对侧骨骼肌的运动；躯体感觉中枢，与身体对侧皮肤、肌肉等处接受刺激而使人产生感觉有关；语言中枢，与说话、书写、阅读和理解语言有关，为人类特有；视觉中枢，与产生视觉有关。见图2-15。

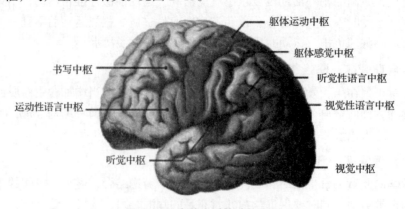

图2-15　大脑皮质的功能定位

小脑位于脑干的背侧、大脑的后下方，其主要功能是保持平衡，调节肌肉紧张，负责人体动作的协调性，协调肌肉的活动，如步行、奔跑等，并保持身体平衡。

脑干位于大脑之下，包括中脑、脑桥和延髓，主要控制循环系统、呼吸系统的运动，如呼吸、心跳、咳嗽等，它无须任何意识的干扰就能保持生命活动功能的正常运行。

2. 脊髓

脊髓位于脊柱的椎管内。从脊髓的横切面可以看出，脊髓包括灰质和白质两部分。灰质在中央，呈蝶形；白质在灰质的周围。白质内的神经纤维在脊髓各部分之间以及脊髓和脑之间起着联系作用。脊髓具有反射和传导等功能。反射功能表现为人的脊髓灰质里有许多低级中枢，可以完成一些基本的反射活动，如膝跳反射、排便反射等。但是，脊髓里的神经中枢是受大脑控制的。传导功能表现为脊髓能对外界或体内的刺激产生有规律的反应，还能将这些刺激的反应传导到大脑。反之，脑的活动也要通过脊髓才能传递到身体各部位。因此脊髓是脑与躯干、内脏之间联系的通道。

（二）周围神经系统

周围神经系统包括脑神经、脊神经和植物神经。与脑相连接的神经叫脑神经。人的脑神经共有 12 对，它们与脑干中相关的脑神经核相连，穿过颅骨的孔、裂，分布于头部的感觉器官、皮肤、肌肉等处以及内脏器官，主要功能是支配头部各器官运动，并感受刺激。脊神经是由脊髓发出的，人的脊神经有 31 对，主要功能是支配躯干和四肢的运动，并感受刺激。植物神经由脑和脊髓发出，分布在内脏器官和腺体上，支配内脏器官和腺体活动。植物神经可分为交感神经和副交感神经，人体内各内脏器官都受这两类神经的双重支配，而其作用相反。

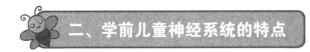

二、学前儿童神经系统的特点

（一）脑发育迅速

学前儿童脑发育十分迅速，妊娠 3 个月时，胎儿的神经系统已基本成型。出生前半年到出生后一年是脑细胞数目增长的重要阶段。学前儿童脑重量增长也很快。一般刚出生时新生儿脑重量平均为 350 克，3 岁时可达 1 000 克，6 岁时可达 1 200 克，接近成人脑的重量。见表 2-3。

表 2-3　不同年龄的脑重量

年　龄	新生儿	1 岁	3 岁	6 岁	成人
大脑重量 / 克	350	900	1 000	1 200	1 450

3 岁后表现为神经突触连接增多、神经纤维髓鞘化。

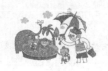

（二）中枢神经系统的发育不均衡

人出生时，脊髓和延髓已基本发育成熟，保证了婴儿的呼吸、消化、血液循环和排泄活动的正常进行。但小脑发育相对较晚，3岁左右幼儿小脑功能才逐渐完善，因此1~3岁婴幼儿平衡能力、动作协调能力都较差。

（三）大脑皮质的兴奋与抑制过程发展不平衡

学前儿童大脑皮质发育不完善，兴奋过程强于抑制过程，但持续时间短、易泛化。表现为易激动，自控力差，注意力不集中且难持久，不能长时间做一件事，且易疲劳。7~14岁的儿童抑制机能得到了较好的发展，能较好地控制自己，注意力较持久。

（四）植物神经发育不完善

学前儿童植物神经发育不完善，表现为内脏器官的功能活动不稳定。如学前儿童的心跳和呼吸频率较快，节奏不稳定，胃肠消化功能易受情绪影响。

三、学前儿童神经系统的保育要点

（一）提供充足的营养和新鲜的空气，保证大脑发育

学前儿童脑增长迅速，需要充足的营养，如果营养不充足会影响到脑细胞的发育及髓鞘的形成。要合理搭配主副食，脑组织对血糖的变化十分敏感，因为中枢系统能量来源单一，只能利用碳水化合物分解成的葡萄糖作为能量来源。学前儿童脑的耗氧量较高，脑组织对缺氧的耐受性差，因此要保持生活环境空气清新，室内定时通风，满足学前儿童对氧的需求。

（二）适当的体育锻炼

适当的体育锻炼可以逐渐增强学前儿童大脑皮质的调节机能，提高神经活动的灵敏性和平衡性。同时可以发展学前儿童的运动技能技巧，使神经细胞反应灵敏、迅速而又不易疲劳。但是体育锻炼应选择恰当项目，着重协调、平衡、柔韧、灵敏等能力的训练，不宜进行耐力性和力量性的运动。体育活动的方式应灵活多样，并请注意掌握运动量。

（三）劳逸结合，科学安排保教活动

学前儿童的教育内容和方式要生动有趣，活动安排动静交替、每项活动持续时间不要过长。

（四）保证充足、高质量的睡眠

睡眠是一种自然的生理现象，它可使神经系统进入保护性抑制状态，让神经细胞蓄积能量，重新恢复工作能力。因此应保证学前儿童有充足的睡眠时间，创设良好的睡眠环境，使其养成良好的睡眠习惯，睡前不吃得过饱、过油腻及做剧烈运动等，保证充足、高质量的睡眠。

第六节 内分泌系统

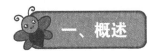

一、概述

内分泌系统是人体的调节系统，可分泌激素和激素样物质调节机体生理活动。激素是一种特殊的化学物质，由内分泌腺和位于下丘脑、肾脏、睾丸等具有内分泌功能的细胞分泌出来的，通过血液运输到所作用的器官或组织，对人体的生长发育、性成熟以及物质代谢等起着调节作用。

人体的主要内分泌腺有：脑垂体、甲状腺、甲状旁腺、肾上腺、松果体、胰岛、胸腺、性腺。见图 2-16。

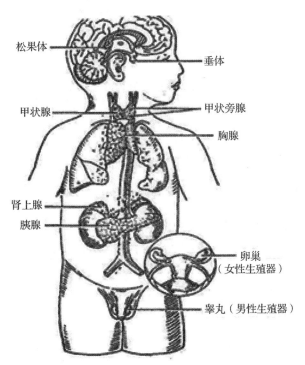

图 2-16 人体内分泌系统

（一）脑垂体

脑垂体呈椭圆形，重量不足 1 克。位于颅底垂体窝内，借垂体柄与丘脑下部相连，分腺体部和神经部，是人体最重要的内分泌器官。它分泌多种激素，如生长激素、促甲状腺激素、促性腺激素等。生长激素与骨的生长有关，幼年时期如果缺乏，则使长骨的生长中断，形成侏儒症；如果过剩，则使全身长骨发育过盛，形成巨人症。

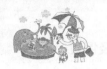

（二）甲状腺

甲状腺位于气管上端的两侧，呈蝴蝶形，由许多大小不等的滤泡组成，是人体最大的内分泌腺。甲状腺分泌甲状腺素，具有调节新陈代谢、使人体正常生长和发育的作用，特别对骨骼和神经系统的发育有明显的促进作用。甲状腺素分泌过多或不足都会影响相关的生理功能。如果儿童在生长时期甲状腺功能减退则发育不全，智力迟钝，身材矮小，临床上称为呆小症。

（三）肾上腺

肾上腺位于肾脏上方，左右各一。肾上腺分为两部分：外周部分为皮质，占大部分；中心部为髓质，占小部分。它可以调节人体水盐代谢、糖与蛋白质代谢，并对第二性征的发育具有重要的作用。

（四）胰岛

胰岛是散在胰腺腺泡之间的细胞团。胰岛分泌的胰岛素可以调节糖、脂肪及蛋白质的代谢，能促进全身各组织，尤其能加速肝细胞和肌细胞摄取葡萄糖，并且促进它们对葡萄糖的储存和利用。

（五）胸腺

胸腺是一个淋巴器官，兼有内分泌功能，分为左、右两叶，不对称。胸腺在胚胎期是造血器官，在成年期可造淋巴细胞、浆细胞和髓细胞。在新生儿和幼儿时期胸腺发达、体积较大，性成熟以后，逐渐萎缩退化。

二、学前儿童内分泌系统的特点

（一）学前儿童生长激素分泌较旺盛

生长激素是从出生到青春期影响生长最重要的内分泌激素。一般认为青春期生长激素的分泌量高于儿童期和成人期，而且夜间分泌多于白天，且与睡眠深度有关。由于学前儿童睡眠时间较长，所以生长激素分泌也较旺盛，促进了生长发育。

（二）甲状腺素对学前儿童生长发育影响大

甲状腺素具有调节新陈代谢，促进骨骼、神经系统生长发育的广泛作用。碘是甲状腺素合成所必需的原料，缺碘对胎儿、儿童和青少年的体格和智力发育均有影响。

三、学前儿童内分泌系统的保育要点

（一）保证充足的睡眠

由于生长激素夜间分泌多于白天，且与睡眠深度有关，所以应保证学前儿童有充足、安稳的睡眠。

（二）膳食要合理

合理膳食能促进学前儿童内分泌腺功能的提高，因此应为学前儿童制定科学合理的营养膳食，特别是注意正确合理地摄入碘。

第七节　泌尿系统与生殖系统

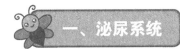

一、泌尿系统

（一）人体泌尿系统的组成

人体泌尿系统可以排出废物，调节体内水分和无机盐的含量，保持体内环境的相对稳定和维持组织细胞的正常生理功能。泌尿系统由肾脏（泌尿）、输尿管（输尿）、膀胱（储尿）、尿道（排尿）组成。见图 2-17。

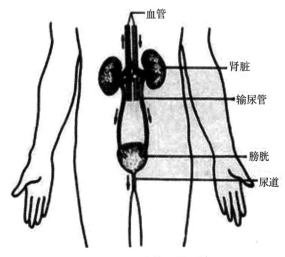

图 2-17　人体泌尿系统

1. 肾脏

肾脏为成对的扁豆状器官，红褐色，位于腹膜后脊柱两旁浅窝中。它是人体的重要器官，基本功能是生成尿液，借以清除体内代谢产物及某些废物、毒物，同时经重吸收功能保留水分及其他有用物质。

2. 输尿管

输尿管上接肾盂，下连膀胱，是一对细长的管道，呈扁圆柱状，将尿液从肾盂向下送入膀胱。

3. 膀胱

膀胱为锥体形囊状肌性器官，位于小骨盆腔的前部，是一个储尿器官。

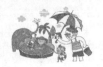

4. 尿道

尿道是从膀胱通向体外的管道。

（二）学前儿童泌尿系统的特点

1. 肾脏

新生儿肾脏相对较大，出生时双肾重约 25 克（约占体重的 1/120）。肾脏尚未发育成熟，其储备能力较差，功能也较差，因此年龄越小尿量越多。

2. 输尿管

学前儿童输尿管长而弯曲，管壁肌肉及弹力纤维未发育完善，容易扩张并易受压及扭曲导致尿梗阻，造成尿液潴留而诱发感染。

3. 膀胱

学前儿童膀胱位置较高，尿充盈时易进入腹腔，随着年龄增长逐渐下降到盆腔内，膀胱肌内层较薄，黏膜柔软，弹性组织发育不良，膀胱容量又较小，储尿能力差，年龄越小每天排尿次数越多。

4. 尿道

学前儿童尿道较短、生长速度缓慢，尿道黏膜柔嫩易损伤，易发生尿道感染。尤其是女性儿童尿道更短，再加上尿道离阴道、肛门都很近，更易发生尿道感染。

（三）学前儿童泌尿系统的保育要点

1. 定时排尿

要尽早培养幼儿定时排尿的习惯，不要让幼儿长时间憋尿。在组织活动及睡觉之前应提醒幼儿排尿，但也不要太频繁，以免影响膀胱正常储尿功能的发育。

2. 预防尿道感染

每晚睡觉前应为婴幼儿清洗外阴，要用专用毛巾、洗屁股盆。不给婴幼儿穿开裆裤。厕所、便盆要定时消毒。教会幼儿正确擦屁股的方法，即由前往后擦。

3. 适量饮水

每天适量喝水，既可以满足机体新陈代谢的需要，又可以保证体内废物能及时随尿排出。充足的尿液对输尿管、膀胱、尿道有冲刷作用，可减少上行性感染。

4. 观察尿液颜色

若发现婴幼儿尿液颜色、气味出现异常应及时就医。

二、生殖系统

（一）生殖系统概述

生殖系统是生物体产生生殖细胞用来繁殖后代的系统。生殖系统包括内生殖器官和外生殖器官。男性外生殖器官包括阴茎和阴囊；内生殖器官包括睾丸、附睾、输精管、精囊、射精管和前列腺等。女性外生殖器官包括大阴唇、小阴唇、阴蒂、前庭及前庭大腺；内生殖器官包括阴道、子宫、输卵管及卵巢。

（二）学前儿童生殖系统的特点

学前儿童生殖系统呈现幼稚状态，至青春期，生殖系统才开始迅速发育成熟。男孩性发育的第一信号是睾丸增大。女孩性发育最早可见的是乳房发育。

（三）学前儿童生殖系统的保育要点

让学前儿童养成每天清洗外阴的习惯，保持外生殖器清洁。着装要宽松适度，内衣内裤尽量选择纯棉的，并勤换洗。避免生殖器外伤，若幼儿出现玩弄生殖器官的现象，家长应合理引导。

‖‖‖‖‖‖‖‖‖‖‖‖‖‖‖‖ 第八节　感觉器官 ‖‖‖‖‖‖‖‖‖‖‖‖‖‖‖‖

感觉器官是人体与外界环境发生联系、感知周围事物变化的一类器官。人体有多种感觉器官，主要是眼、耳、鼻、舌、皮肤等。

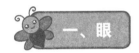

眼是视觉器官，人眼中的感受器占人体全部感受器的 70%。

（一）眼的结构

眼包括眼球及辅助结构。眼球位于眼眶内，由球壁与内容物所组成。眼球壁分为三层，外层为纤维膜，中层为血管膜，内层为视网膜。内容物有房水、晶状体和玻璃体，三者都是透明的，具有折光作用。附属结构有眼睑、结膜、泪器（泪腺和泪道）、眼外肌，以及眉和睫毛等。见图 2-18。

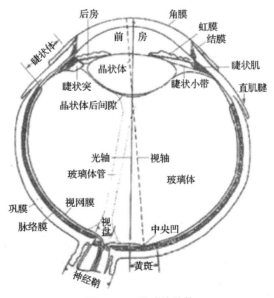

图 2-18　眼球的结构

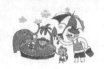

（二）学前儿童眼发育的特点

眼是胚胎最早发育的器官之一，具有发育早、生长快、变化大的特点。学前儿童眼球发育是由小变大，由扁球形逐步发育为正球形。眼球眼轴相对较短，晶状体弹性较大。

1. 生理性远视

5岁前的婴幼儿由于眼睛发育不良，眼球前后径短，物像往往落在视网膜后面，容易形成生理性远视，5岁左右可成为正视。

2. 屈光调节能力强

学前儿童的晶状体弹性好，调节能力强。正常学前儿童远视力低于5.0，但可以看清近处细小物体。

3. 3岁前是视觉发育的敏感期

0~3岁是视觉发育的敏感期，主要完成眼的结构发育，视力提高也较快，正常婴儿1岁视力为4.3，2岁可达4.6或4.7，3~5岁可达4.9，9~10岁基本达到5.0。

（三）学前儿童眼的保育要点

1. 提供适当的光刺激，促进视觉发育

视觉的发育有赖于外界环境光的刺激，如果光的刺激过弱或剥夺光的刺激，会影响视觉的正常发育，导致视力下降。

2. 讲究用眼卫生

教育学前儿童不要揉眼睛，不玩有可能伤害眼睛的危险物品。其毛巾、手绢要专用，并经常清洗，定期消毒。注意预防眼部疾病，如沙眼、结膜炎、眼外伤。

3. 培养良好的用眼习惯

培养学前儿童良好的用眼习惯：不在阳光直射或过暗处看书，不躺着看书，不在走路或乘车时看书；看书、看电视、玩电脑、玩游戏，每次以20分钟为宜；集中用眼一段时间应远眺放松，多进行户外活动。

4. 提供适宜的读物和教具等

学前儿童使用的桌椅应按身高配置；读物的字体宜大，字迹、图案应清晰，字的行间距适宜；教具大小适中，颜色鲜艳，画面清楚。

5. 定期检查视力，及早发现问题，及时矫正

婴幼儿期是视觉发育的关键期，应定期检查视力，尽早发现屈光参差、斜视、弱视、散光等，及时治疗和矫正。

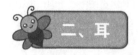

二、耳

（一）耳的结构和功能

人耳是听觉和位觉（平衡觉）的感觉器官，由外耳、中耳和内耳三部分组成。外耳和中耳的功能是传导声波，内耳有感受声波和头部位置变动刺激的感受器。见图2-19。

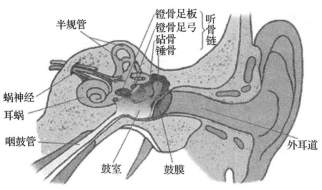

图 2-19 耳的结构

外耳包括耳廓、外耳道。耳廓有收集声波的作用。外耳道是外界声波传入中耳的通道，它的皮肤上有耳毛，里面有一些腺体。

中耳有鼓膜、鼓室和咽鼓管等结构。鼓膜为椭圆形半透明的薄膜，将外耳道和中耳分隔，在声波的作用下，能产生振动。鼓膜里面是一个小腔，叫鼓室。鼓室内有三块互相连接的听小骨，由外向内依次为锤骨、砧骨、镫骨。声波振动鼓膜时，三块听小骨的连串运动将振动传到内耳。咽鼓管是连接鼓管和咽的小管，有调节鼓室内气压，从而维护正常听力的作用。

内耳有半规管、前庭和耳蜗等结构。半规管和前庭内有感受头部位置变动的位觉（平衡觉）感受器，前者能引起旋转感觉，后者能引起位置感觉和变速感觉。

（二）学前儿童耳的特点

1. 外耳道壁未完骨化和愈合

学前儿童耳正处在发育过程中，外耳道狭窄，其壁还未完全骨化和愈合，外耳道皮肤柔嫩易受刺激，因此容易引起感染，感染后也容易扩散到附近组织和器官。

2. 易患中耳炎

学前儿童的咽鼓管短、平直、管径较粗，因此上呼吸道的细菌、病毒等病原体较容易从咽鼓管进入中耳，引起中耳炎。

3. 耳蜗对噪声敏感

学前儿童耳蜗的听觉感受器灵敏，对噪声比较敏感。一般 40 分贝以下的声音对儿童无不良影响，60 分贝噪声即可影响儿童休息和睡眠。

（三）学前儿童耳的保育要点

1. 禁用锐利工具挖耳

学前儿童外耳道皮肤娇嫩，如果用锐利工具挖耳，易碰伤外耳道的皮肤，引起外耳道感染，甚至还可能戳破鼓膜，造成耳聋。

2. 有效预防中耳炎

要教会学前儿童擤鼻涕的正确方法。防止水进入外耳道，一旦进水，可将头偏向有水一侧，单腿连跳，使水流出。预防感冒、鼻炎，一旦患感冒、鼻炎要及时治疗，慎用抗生素。

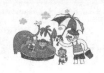

3. 避免噪声的影响

学前儿童的生活、学习环境应尽量避免噪声污染。平时与学前儿童讲话声音要适中，电视的声音不宜太大。学前儿童不宜戴耳机听音乐、故事等。要教会学前儿童听到较大声音时张嘴、捂耳，避免强烈的声音震破鼓膜。

4. 及早发现听觉异常

如果学前儿童对突然的或过强的声音反应不敏感，与人交流时总看着对方的嘴，听人说话喜欢侧着头，发音不清或说话声音很大，时常说耳闷、耳内有响声等，就要考虑其听觉是否异常，并及时去医院检查治疗。

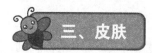

皮肤是人体的外部屏障，皮肤覆盖于体表，保护机体免受外界环境的直接刺激，并具有感觉、吸收、体温调节、分泌排泄等功能。

（一）皮肤的组成和功能

皮肤是人体面积最大的器官，覆盖于人体表面，柔韧而富有弹性，具有保护体内组织免受外界侵害，调节体温，保持体温恒定，排出废物，感受触、压、痛、冷、温觉等作用。皮肤由表皮、真皮和皮下组织构成，并有附属器官（汗腺、皮脂腺、指甲、趾甲）以及血管、淋巴管、神经和肌肉等。

表皮是皮肤最外面的一层，由外向内可分为5层。最外层是角质层，由数层角化细胞组成，含有角蛋白。它能抵抗摩擦，防止体液外渗和化学物质内侵。最内层是基底层，具有很强的增殖能力。

真皮位于表皮下，比表皮厚，内有丰富的血管、淋巴和神经。

皮下组织紧贴于真皮，其主要成分是脂肪。见图2-20。

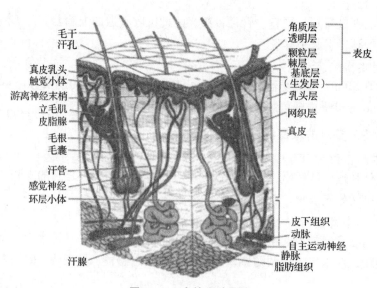

图2-20 人的皮肤结构

（二）学前儿童皮肤的发育特点

1. 保护机能差

学前儿童皮肤细嫩，角质层薄，真皮层的胶原纤维和弹性纤维较少，因此对外界的摩擦、冲击、紫外线辐射、细菌侵蚀等的抵抗力较成人弱。

2. 调节体温能力较差

学前儿童皮肤的散热和保温能力都不如成人，外界环境温度突然变化时，易着凉或受热。

3. 吸收力和渗透力较强

学前儿童皮肤薄嫩，血管较多，吸收和渗透作用较强，环境有毒物质易经皮肤吸收，引起中毒。

（三）学前儿童皮肤的保育要点

1. 保持皮肤清洁

学前儿童应常洗澡、洗头，勤换内衣，勤剪指甲；每天用香皂或皂液洗身体裸露部位；养成饭前、便前、便后洗手，玩沙土或游戏后洗手的习惯；禁止玩盛过有毒物品的容器等。

2. 加强体育锻炼

经常组织学前儿童进行户外活动，充分利用自然界的日光、空气和水开展"三浴"锻炼，提高皮肤的适应力。

3. 合理着衣

学前儿童的衣服应透气性好；内衣的质地要柔软、吸水性强，应用不掉色的棉布料制作；花衣服含铅高，学前儿童的衣服宜用浅色；根据气候和活动情况及时给其增减衣服。

4. 不用刺激性化妆品

学前儿童应尽量不用化妆品，不要用有刺激性的香皂，更不要给学前儿童涂指甲油、烫发等。

5. 避免皮肤损伤

学前儿童不宜佩戴首饰，以免尖锐或坚硬物品损伤皮肤，同时要防止烧伤、烫伤，一旦受伤，如果不及时处理有可能感染化脓，进而引起身体疾病，所以应尽快做消毒处理。

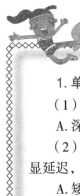

检测你的学习

1. 单项选择题

（1）婴幼儿的呼吸为（ 　　 ）。

A. 深呼吸　　　　B. 浅呼吸　　　　C. 腹式呼吸　　　　D. 胸部呼吸

（2）因生长激素分泌少，导致生长发育缓慢，身材矮小，出牙、囟门闭合明显延迟，表现为（ 　　 ）。

A. 矮小病　　　　B. 呆小症　　　　C. 低下症　　　　D. 侏儒症

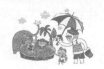

（3）一个人一生中生长发育最快的时期是（　　　）。

A. 青春期　　　　　B. 4~5 岁　　　　　C. 3~6 岁　　　　　D. 出生后第一年

（4）（　　　）是治疗坏血病的特效药。

A. 维生素 A　　　　B. 维生素 B　　　　C. 维生素 C　　　　D. 维生素 D

2. 简答题

（1）学前儿童的骨骼有什么特点？如何促进骨骼的正常生长？

（2）为什么要让学前儿童多到户外活动？你能说出哪些理由？

（3）学前儿童消化系统的特点是什么？如何保护学前儿童的消化系统？

（4）学前儿童呼吸系统的特点是什么？如何保护学前儿童的呼吸系统？

（5）根据学前儿童循环系统的发育特点，在组织户外活动或体育锻炼时应注意哪些方面？

（6）学前儿童的皮肤有哪些特点？如何保护学前儿童的皮肤？

3. 材料分析题

户外活动时，小朋友比赛从高处往硬地上跳，小女孩婷婷得了第一名，虽然当时屁股有点疼，但由于太高兴了没在乎，回家后，情况严重了，妈妈带她看了医生。原来是活动不当，髋骨发生错位，出现了"青枝骨折"现象。

请运用学前儿童运动系统的知识谈谈为什么会发生上述事件，该怎样预防。

拓展阅读 1

警惕少儿平足，书包过重是隐患[①]

解放军原济南军区总医院康复理疗科副主任　王勇

一、什么是平足

人的足部完成发育大约需要 20 年。在这些年里，骨骼骨化，足弓形成，肌肉和肌腱发育强健，足部融合为一个功能体。虽然先天性足部疾病占有一部分比例，但大多数婴儿出生时足部正常，后天不良因素导致足发育异常的人群更为常见。

人类的足由跗骨、跖骨和趾骨组成，借韧带、肌肉紧密连接构成一个拱桥样的足弓。足有三个弓：内侧纵弓、外侧纵弓和横弓。足弓具有弹性和杠杆作用，可稳定身体支持体重，缓冲行走时地面对身体脏器特别是脑的震动。平足主要指内侧纵弓平坦，上述功能差，不能远行或久立。

平足是足的常见病，临床分为先天性平足和后天性平足。患者站立时足弓塌陷，足底内缘接触地面，足跟外翻，远行、久立、跑、跳或负重后足感不适，逐渐发展至

足痛或休息后有僵硬感，重者有功能障碍。

先天性平足，也叫垂直距骨，足呈外翻状，能过度背屈，跟腱松弛。后天性平足可分为：①松弛型，多发于青少年，站立时可见足前部外展，足距骨、舟骨向内突出，跟腱外移，足弓低平或消失。②痉挛型，此型多继发于松弛型，足在不负重时，体征也持续存在，被动内翻时可出现剧痛和活动障碍。③僵硬型，足部骨骼已发生形态改变，足部僵硬，保持在外翻位，关节活动障碍，跛行。

二、少儿平足的病因

儿童与青少年期扁平足的成因多由于发育期身高体重迅速增加，而营养跟不上，睡眠不足，或平日不锻炼，突然长途跋涉，或站立过久，造成足肌力量不足以维持足弓，纵弓被压下塌所致。此非患者本身存在足弓结构不良或畸形，而是维持足弓的软组织松弛及步行、站立姿势不当，故应属于后天性姿势性平足症。

有临床报告，小学低年级学生书包重量与平足发生率存在相关关系。从医学上说，6~7岁以前足部肌肉尚不发达，对于足弓的维持，肌肉是一个重要因素，书包过重，使身体重力受影响，足部肌肉过于紧张或过于松弛，日久均能引起肌肉的不平衡及韧带的慢性劳损而发生平足症。随着年龄的增加，足部肌肉逐渐发达，肌肉的承受力提高，韧带亦能承担一定的重量，足底肌肉的稳定性增加，并支持体重和在运动中担负部分体重。

三、平足的预防保健和治疗

预防保健措施：①平足以预防为主，儿童从4~5岁开始，足部肌肉、韧带才逐渐具有维持足弓的力量。家长不应限制学前儿童赤脚或穿薄鞋玩耍，学龄儿童应多参加体育活动，使全身肌肉发达。选择沙滩、沙地或特制的弹跳垫，多做弹跳运动，如跳远、跳橡皮筋、足尖舞蹈动作等运动；屈足趾，用足跟、足尖、足外缘着地行走，使足部肌肉、韧带得到锻炼。有平足家族史者，从幼年起可穿特制平足鞋或用矫形鞋垫，更应锻炼足跖部肌肉、韧带。②适当避免负重劳动，体弱、年龄小、久病初愈者不宜参加劳动。负重以不超过自身体重的1/3为宜。应减轻学生课业负担，控制各类习题集、复习资料的数量，减轻书包重量，降低平足底的发生率，保障学生身体健康。另外，使用拉杆式书包也不失为一种调整方式。③穿大小合适的鞋，有利于足的正常发育，有利于加强足部的平衡与支持作用，用软鞋垫可预防足底韧带的过度负担。平足者的鞋头部宜宽些，便于足尖活动；鞋帮要硬些，以保护纵弓防止跟骨外翻，鞋跟要有一定的高度，站立时身体会自然前倾，减少跟骨负重。

少儿平足一般采用非手术治疗，康复医学中的矫形技术对足的复健有非常重要的意义，少儿平足采取保守治疗可以得到良好效果，尽早着手矫治可以积极帮助患者发育，增强肌肉，消除不舒适感，改善外观，最终得到矫正。医生首先对患者足部的外形、展边沿、长度、宽度、围长和足弓形态、步态、地面反作用力印记等进行评估，然后根据生物力学的调衡角度为平足儿童配置最恰当的矫形鞋或矫形鞋垫。随着矫形技术越来越完善，大型医院康复科已经配备现代化的光影重力感受仪、计算机辅助设计和矫形器制作设备。建议家长带孩子到大型医院康复科或骨科就诊评估后为孩子配

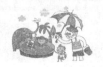

备合适的矫形鞋或鞋垫。

手术治疗适于有持续性疼痛或功能障碍且保守治疗无效者，必须由骨科医生确认有无手术指征并根据不同情况实施不同手术方案。

拓 展 阅 读 2

如何预防儿童骨折

骨折属于比较常见的骨科疾病。骨折给儿童带来了严重的不便，所以，现实生活中一定要预防儿童骨折，让儿童快乐成长。

骨折是由于外伤或者病理等原因导致的骨质部分断裂的一种疾病。骨折主要表现为骨折部位有局限性疼痛和压痛，局部肿胀和出现瘀斑，肢体功能部分或完全丧失，完全性骨折可出现肢体畸形及异常活动。

对于无明显移位的肱骨髁上骨折，治疗一般采取中药外敷、内服，石膏外固定患肘制动。

肱骨髁上骨折后，肱骨内外髁骨骺受到影响，患儿即使达到解剖复位，如不注意也可能出现肘关节活动受限以及肘内翻畸形，所以固定后的患肘置放位置很重要。建议采用患肢抬高旋后位固定，避免患肢因重力引起肘内翻畸形。

如何预防儿童骨折？

（1）尽量避免突然用力牵拉儿童的手和脚，无论是伤肢还是健康肢体。在与儿童嬉闹时，应适当控制力量。此外，儿童发生脱臼具有反复性、习惯性，只要发生一次，以后就容易反复发生。

（2）如果儿童容易反复发生骨折，家长应注意是否有其他疾病存在，如内分泌障碍、骨骼异常等，并及时向医生提供相应病史，及早诊断，及早治疗。

（3）儿童骨折后，应补充丰富的蛋白质、维生素和矿物质。骨折初期，儿童的胃口会比较差，应安排清淡的、易消化的食物，如鱼汤、肉汤和蛋汤等。

（4）随着儿童伤病的好转，食欲也会逐渐好起来，应适当增加富含蛋白质的食物，如瘦肉、鱼、蛋以及大豆制品等。矿物质和维生素对骨折的恢复也很重要，应鼓励儿童多吃些含钙和维生素丰富的食物，如牛奶、大豆制品、新鲜蔬菜和水果等。

拓 展 阅 读 3

哪些运动儿童不能做

儿童时期身体的很多功能没有发育好，所以有一些运动儿童最好不要做。

拔河：由于儿童的心脏发育尚不完善，当肢体负荷量增加时，主要依靠提高心率来增加供血量，因此心脏容易疲劳。一项对250名参加拔河比赛的儿童的心功能检查发现，赛后 1 小时，约有30%的儿童心率未能恢复正常。

掰手腕：儿童四肢各关节的关节囊比较松弛，坚固性较差，掰手腕容易使腕关节发生扭伤。

兔跳：进行兔跳时，人体膝盖所承受的冲击力相当于自身重量的1/3，儿童骨化过程尚未完成，很容易造成膝关节损伤。

长跑：能量消耗很大的长跑运动会使儿童营养入不敷出，骨细胞生长速度减慢，妨碍其正常的生长发育。

倒立：儿童如果经常倒立或每次倒立时间过长，会影响眼压的调节功能。

儿童很容易受伤，如果受伤很容易对以后产生影响，所以我们对儿童要进行充分的保护。

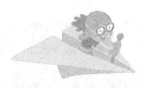

第三章 学前儿童心理发育与保育

本章导航

本章导航

　　学前儿童心理发育有自身的特点与规律，掌握学前儿童心理发育的一般规律，了解学前儿童心理健康的基本常识，以及常见心理行为问题的原因与预防矫治方法，对于维护学前儿童的心理健康十分重要。

　　本章将在介绍学前儿童心理发展、心理健康等基本概念、理论的基础上，阐述学前儿童心理保育的措施、心理健康的评价，以及常见心理行为问题的原因与预防矫治的方法等。通过本章的学习，你将开始接触和了解托幼机构的心理卫生保育工作，掌握一定的心理卫生保育实施方法，了解学前儿童常见的心理行为问题的原因及处理应对的方法。

学习目标

　　通过本章学习，应该具备以下知识：
- 了解学前儿童心理发育的特点与规律；
- 了解学前儿童心理健康的概念及心理健康评价的标准；
- 树立关注学前儿童心理健康的理念；
- 掌握学前儿童常见心理行为问题的表现、原因及预防矫治的方法。

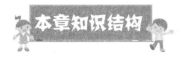

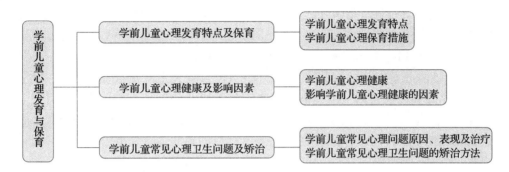

案例导入

奇奇性子很急，每次拿小人书，都是拿一大摞，翻得很快，即使新书也很快看完，喜欢活动量大的活动，每次玩创造性游戏，总是玩打仗。他是全班扔沙包扔得最远的一个。奇奇还爱逞能，有一次全班小朋友正在排队，他突然跑出队伍，用力拉住正在转动的转椅。他上课时坐不住，随便站起来，或在椅子上乱动，经常发出叫声，即使老师对他示意，他仍然克制不住。他对老师的提问常常没有听清楚就急着回答，因此常常答非所问。

奇奇为什么会这样？学前儿童心理发展有什么样的特点与规律？奇奇这样的表现是正常的吗？怎样评价学前儿童的心理发展水平？影响学前儿童心理健康的因素有哪些呢？教师应该怎样对待这样的孩子？作为教师，要了解学前儿童心理发展的特点与规律，知道如何根据学前儿童心理发展的水平与特点进行适宜的保育与教育工作。本章将重点介绍学前儿童心理发育特点及保育措施、学前儿童心理健康及影响因素，以及学前儿童常见心理卫生问题的原因、表现、治疗与矫治方法。

ⅠⅠⅠⅠⅠⅠⅠ 第一节 学前儿童心理发育特点及保育 ⅠⅠⅠⅠⅠⅠⅠ

一、学前儿童心理发育特点

学前儿童的心理发育包括认知、语言、情绪情感、个性、社会性等方面，这些方面的发展是相互影响、相辅相成的。

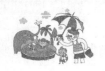

（一）认知发展的特点

婴幼儿的认知发展是从感知觉开始的。婴幼儿的视觉、听觉、触觉、味觉、嗅觉均按一定的顺序发展，通过各种感知觉逐渐认识周围世界。婴儿一出生就会对说话声音反应敏感，味觉也已经发育良好。新生儿已经有了空间知觉能力，形状知觉、大小知觉、方位知觉在整个婴幼儿期得到持续发展，3岁时已能辨别圆形、方形和三角形。接近2岁半的儿童，80%以上能够判断物体的大小，并用语言表达出来。3岁儿童能辨别上下，4岁儿童能辨别前后，5岁儿童能辨别以自身为中心的左右。4岁儿童开始有时间概念，但很不准确。四五个月的婴儿在得到一个物体时，他先会注视一会儿，接着会把它放到嘴里舔一舔，也可能会抓起来敲一敲或摇一摇，以此来了解物体的属性；当听到有人叫自己的名字时，还会准确地将头转向声音传来的方向；6~9个月的婴儿会寻找被藏匿起来的玩具，知道用"哭"作为呼唤妈妈的方式，还知道即使一个人不在视线里，这个人仍然存在，哭声可以把人叫回自己身边来。

婴儿出生后不久就有记忆的能力，一般而言，学前儿童的记忆以无意记忆、形象记忆和机械记忆为主。记忆的持久性在3岁以后发展，但记忆的精确性比较差，表现为往往记住自己感兴趣的内容，而遗忘了最本质、最主要的内容。

3岁以前的儿童，思维离不开动作和实物，其思维以直觉行动思维为主；3岁以后，儿童的思维开始逐渐地摆脱动作的束缚，借助于事物的具体形象或表象来进行，即由直觉行动思维向具体形象思维发展。但他们只能掌握日常生活中的具体概念，如实物概念、简单的数概念，很难掌握抽象的关系概念、时间概念。这时的思维以"自我中心"为依据，而不是以事物的内在联系为依据，对事物的概括往往也是非本质的。

"我插的是大炮"

威威2岁半，玩插塑时，妈妈让他想好了再插，而他却是拿起插塑就插，插出什么样，就说插的是什么。一会儿，他大叫："妈妈，妈妈，我插的是桌子。"摆弄了几下，又大叫："妈妈，妈妈，我插的是大炮！"

晶晶4岁半，爷爷问她："3加4等于几？"她说不知道，爸爸问她："3块糖添上4块糖是几块糖？"她想了想，马上答出来了。

3岁以前的儿童已有了初步的想象，但是内容较为贫乏，属再造想象，有意性很差，3岁以后，由于生活经验的积累，想象有了较快的发展，虽然无意识想象仍占主要地位，但是有意想象也有初步发展；虽然再造想象占主要地位，但是创造想象也开始发展。

儿童认知发展的个体差异与先天素质有关，也受环境和教育的影响。游戏活动、学习活动、生活活动等对儿童的认知发展有促进作用，应当为他们提供丰富多彩的生活，以丰富其知识经验，培养其好奇心，激发其求知欲。

（二）语言发展的特点

学前儿童的语言发展在其心理发展过程中起着至关重要的作用。全世界儿童在大致相同的年龄表现出相似的语言能力；他们都在 4~6 个月的时候牙牙学语，在 12~13 个月的时候，说出第一个有意义的单词，在 2 岁的时候开始组合单词，在四五岁的时候知道几千个单词的意义，并构造出一系列合乎语法规则的句子，而且不管世界各地的语言结构有怎样的文化差异，儿童都在大致相同的年龄其语言发展到一定的程度。

儿童心理的研究成果和长期的教育实践已经证明，学前期是人的一生中掌握语言最迅速的时期，也是最关键的时期。在这一时期，儿童的听觉和言语器官的发育逐渐完善，正确发出全部语音的条件已经具备。三四岁时，发音机制已开始定型，以后再发别的音，就容易有口音，一个人在婴幼儿期没有掌握正确的发音，以后进行补偿教育就困难多了。在掌握词汇方面，3 岁儿童的词汇量已达 1 000 个左右，名、动词占大多数。4 岁左右是词汇量飞跃发展的时期，词汇的数量和种类迅速增加，5~6 岁的儿童开始掌握一些常用副词与连词，在语法方面，由掌握简单陈述句的语法形式，发展到掌握多种句式（并列句及主从复合句等）的语法形式。在正确教育下，儿童入学前就能自如地运用口语表达自己的见闻、愿望、情感等。如果儿童在发展语言的关键期没有条件学习口语，以后就不能真正学会说话。

（三）情绪情感发展的特点

情绪情感是个体对客观事物是否符合自身需要而产生的内心体验，若符合需要，就产生愉快的体验；反之，则产生不愉快的体验。

新生儿就能表达愉快还是不愉快，并且还可以表现出兴趣、痛苦、厌恶和自发性微笑。各种基本情绪在 2 岁前陆续出现，比较重要的有依恋的发展、分离焦虑的产生、陌生人焦虑的产生、同情感的萌芽。3 岁左右的儿童已经有了较复杂的情感体验，会自主表达自己的情感，并能根据别人的表情和语调说出别人的感受，并逐渐开始了解基本情绪的原因。

儿童最初出现的情绪是与生理需要相联系的，随着年龄的增长，情绪情感中涉及社会性交往的内容逐渐增多，引起儿童情绪反应的社会性因素也逐渐增加。从情绪情感所指向的事物来看，随着年龄的增长，也呈现日益丰富和不断深刻的趋势。

儿童由于年龄小，抑制过程较弱，因而情绪不稳定，缺乏控制的能力，常表现得过分强烈，且比较外露。随着年龄的增长，儿童对情绪过程的自我调节日趋加强，情绪的冲动性减少，稳定性增加。情绪情感从外露转变为内隐。儿童的高级情感，如道德感、理智感、美感等在一定的年龄阶段也开始发展，且逐步丰富和加深。

"妈妈你不爱我了吗？"

4 岁的涛涛把洗衣机里洗好的衣服拿来当玩具扔得到处都是，把牛奶当颜料画了一桌子，把蜂蜜倒在地板上给小蚂蚁吃，结果引来了成群的蚂蚁，妈妈看到了，非常生气，大声批评了她。看到妈妈严厉的表情，涛涛可怜巴巴地拉着妈妈的衣角，号啕

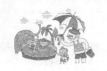

大哭，一个劲地说："妈妈，妈妈，你不爱我了吗？"妈妈看到孩子的反应，很是惊讶，对涛涛说："妈妈没有不爱你，妈妈只是很生气。"可是涛涛还是一直说："你就是不爱我了，你爱别的小朋友了，你就是不爱我了。"

儿童的思维具有片面性和单一性，当父母批评他们的时候，他们会认为父母不爱他们了。因为他们不能理解"我爱你，但是我不喜欢你刚才做的事情"这两种情感可以并存。

学前儿童情绪情感的发展对其早期的社会性发展有很大的促进作用。许多研究表明，婴儿的情绪情感表现具有影响照看者行为的交流功能，如早期出现的微笑或者好奇的表情，使照看者明白他愿意并渴求与其建立社会关系，婴儿的愤怒则表示照看者正在做的事情让他不高兴，可见，婴儿的情绪情感表达促进了婴儿和他们的照看者之间的相互了解。

另外，学前儿童的情绪情感的发展对其个性的发展也有很大的影响，长期的压抑或者不适当的表达，都会使儿童产生消极的心理体验，从而影响身心的正常发展，甚至导致各种疾病。

（五）个性的发展

个性是一个人全部心理活动的总和，是一个人比较经常、稳定、具有一定倾向性的心理特征。0~1岁是建立基本信任感的时期。1~2岁自我意识开始萌芽。2~3岁是形成个性的初始时期，独立性、自信心、自尊心、道德意识等人类的高级情感和行为特征开始发展，也是儿童建立自主性的重要时期。2岁左右，儿童的社会性游戏超过了单独游戏，更愿意与同伴玩游戏。3岁儿童"自我中心"的特点突出，看待事物从自己的角度出发，不愿意分享，逐渐开始能自觉控制自己的情绪、行为以达到某种目的或适应环境的需要，但自我控制的能力还不是很强。3~4岁独立意识逐渐增强，同时违拗行为也非常强烈。到5~6岁个性初具雏形，思想情感不那么外露，能够进行自我评价，能有意识地把自己同其他孩子比较，不仅更喜欢社会交往，而且规则意识和合作意识逐渐增强，并开始有了性别意识。儿童在2岁前，各种心理过程还没有完全发展起来，不可能组成有机的心理活动系统，因而不可能形成个性。到2岁左右，个性逐渐萌芽，即各种心理特征有了某种倾向性的表现，但还未形成稳定倾向性的个性系统。3~6岁是个性开始形成的时期，这一时期明显地出现个性的各种特点、成分，特别是自我意识和性格、能力等个性心理特征已经初步发展起来；同时，各种心理活动不仅已经结合成为整体，而且表现出明显的稳定倾向性，形成了个人独特的个性雏形。每个儿童在不同场合、不同情景下，对不同事件都倾向于以一种自身独有的方式去反应，表现出自己独有的态度和行为方式。

"老师，他打我了"

小班游戏时，绵绵和乐乐一起玩玩具。乐乐看到绵绵拿了一把枪，他也想要，二话不说，就从绵绵手上一把把枪夺过来。绵绵一看枪没了，很生气，对他说："这是我的！"然后过来抢。乐乐不让，紧紧地护住枪，说："我要玩，我要玩。"绵绵抢不到枪，更生气了，拿起桌上的积木，敲了乐乐的头。乐乐被敲疼了，跑来找老师："老师，他打我了！他打我了！"

儿童在学前期形成的个性心理特征和个性倾向，是其个性的核心成分，所形成的个性虽然只是雏形，还未定型，但对儿童一生健康个性的形成，特别是对儿童社会性的发展具有举足轻重的作用。

一般而言，儿童的个性是在一定的社会文化环境中，通过主体的不断内化过程而逐渐形成的。但由于儿童个性还未定型，故容易受到社会文化环境中的各种消极因素的影响，从而导致其个性发展受到损害，发生人格的偏离。所以，创造良好的环境，尤其是心理环境，注重对儿童个性的培养，是保证儿童形成健全人格的重要前提。

学前儿童心理发育同其身体的生长发育相似，也存在共同的发育模式，发育总趋势一致，但同时个体间又存在较大差异。

个体的心理发育总趋势一致，表现为学前儿童心理发育既有连续性，又有阶段性。心理发育的阶段性体现了每一阶段的本质特征。心理发育的连续性，体现了阶段之间不是台阶式的突然中断和全新开始，而是后一阶段的发育在前一阶段的基础上进行，它既可以有前一阶段的特征，同时又孕育了下一阶段的特征。

个体的心理发育总趋势一致还表现在儿童的心理机能是由低级向高级发展的。具体地说，心理发育遵循了如下顺序：感知——运动——情绪——动机——社会能力——抽象思维。在发育过程中，尽管个体间存在明显的差异，但在正常情况下，顺序不变。

学前儿童心理发育的个体差异，主要表现在发展速度、成熟类型和性别方面。如果某一儿童与正常儿童在某方面差异过大，那么，即可能表现为心理发育的障碍或者异常。

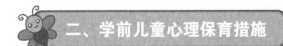

二、学前儿童心理保育措施

（一）1岁前婴儿的心理保育措施

1岁以前的婴儿还不会说话，从最初的3个月以睡眠为主，到视、听能力有迅速的发展，他们在认知世界及与人交往方面的需求越来越强烈。在保证丰富的物质营养和精神营养基础上，帮助婴儿建立并协调感觉、知觉和运动系统，锻炼婴儿感知觉理解语言的能力，促进婴儿最初的情绪识别和表达能力的发展，促进婴儿与喂养人建立爱与信任的关系，对婴儿心理卫生问题及早发现及早处理有重要意义。在婴儿3个月前要把周围的环境布置得丰富一些，让他们经常接受各种视觉和听觉刺激并受到亲人的爱抚和照顾，促进其神经系统的成熟、心理的发展。随着婴儿年龄的增长，他们对世界越来越好奇，会通过眼、耳、手、口等感觉器官认识事物，也逐渐能听懂父母的话。父母应多逗引孩子玩，给孩子一些安全的东西，让孩子去抓握、去啃咬，或给孩子中等大小的软球、彩色积木、布

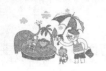

制小动物和小摇铃等玩具，跟他一起玩，并用正确的语言告诉他玩具的名称，给孩子一些简单的指令，经常抱孩子到室外散步，多与他"说话"。

（二）1⁻3岁幼儿前期的心理保育措施

1~3岁为幼儿前期，这时期是真正形成人类心理特点的时期，儿童在这一时期学会走路，开始说话，出现表象思维和想象等人类特有的心理活动，出现独立性，换句话说，各种心理活动逐渐齐全。这个时期，儿童的探索欲望和活动范围较1岁前有很大的提高，他们是一个生机勃勃的"探险家"。这个时期，除了给他们提供良好的膳食，保证足够的营养、促进其大脑发育之外，还要给他们创造良好的语言环境，多开展一些阅读活动，促进其语言能力的发展。同时要给他们创设一个安全、宽松的环境，支持与鼓励他们探索世界的奥秘。儿童会搜索每个角落、每条缝隙，触摸和抓握每件够得着的物品。他们可能会从书架上把书一本本抽出来，翻翻又扔掉，甚至可能撕坏；可能会打开橱门，将里边的东西一件件掏出来，摆在脚前；甚至将小手伸进见到的每个洞里，掏掏看里边有什么；他们会把小东西装到大东西里，然后又想把大东西装到小东西里。总之，他们想探索每件东西的真面目。这种探索世界奥秘的愿望，可以帮助儿童知道周围物体的大小、形状、颜色、软硬、冷热、活动性等各种性质，是儿童获取知识的动力。同时，儿童也在活动中锻炼了智力和行为技能，为进一步的学习打下基础。成人应该循序渐进地引导儿童去"探险"，指导他们如何既能探得事物的奥秘，又不发生危险。同时要帮助儿童形成良好生活习惯，培养他们的独立意识、满足他们独立性的需要，促进他们与周围人的积极互动，帮助他们做好从家庭到幼儿园的过渡。

（三）3⁻6岁幼儿期的心理保育措施

3~6岁的儿童与外界接触增多，易受他人影响，心理发育也特别快。专家认为，5岁前是儿童智力发育最快的时期，因此注意此时期儿童的心理卫生问题尤为重要，在这方面有以下一些工作要做：

1.培养儿童的良好习惯

培养儿童的良好习惯有利于其生理和心理的健康发展。这里主要是指饮食习惯和学习习惯。必须从婴儿时期就训练儿童专心进食，不要让孩子边玩边吃饭，同时要减少吃零食，以保证正餐进食。在学习习惯的培养上，必须有良好的学习环境，因为儿童模仿力强，所以孩子身边的亲人要以身作则，身教重于言教。

2.让儿童参加有目的的游戏活动

游戏活动是儿童的主要需求。游戏不仅能使儿童的运动器官、感觉器官都得到发展，而且游戏活动的过程能促进其观察力、想象力的发展，有利于智力的开发。再者，积极参加游戏活动，使其多接触他人、合群、无孤独感，这些都有利于儿童的心理发育。当然，游戏活动须根据儿童的具体情况，掌握时间、方法、强度和危险系数，确保儿童在游戏活动中健康成长。

案 例

"孩子为什么很胆小?"

天天要上幼儿园了,可天天的妈妈很烦恼。因为3岁的天天非常胆小,不敢跟别人打招呼,也不愿意跟别的小朋友一起玩,总是自己一个人拿着玩具玩,别的小朋友来找他玩,他也不理睬。玩具被别人抢走了,他只是哭,也不知道说什么。天天的妈妈觉得自己是个外向的人,孩子怎么会变得这么胆小呢?天天的妈妈甚至怀疑孩子有些自闭,就去咨询了心理专家。专家问天天的妈妈,天天平时跟谁在一起,平时一般会做些什么?天天的妈妈告诉专家,由于自己工作忙,天天从小就是跟奶奶一起生活,奶奶话很少,比较喜欢看电视,平时带天天,也就是让天天自己在家玩,很少带他出去跟别的小朋友玩。专家告诉天天的妈妈,孩子很少与同伴游戏,造成了他性格有些孤僻内向,建议要多带天天到外面跟小朋友玩,多鼓励他跟小朋友交往,孩子慢慢会好一些。

3.着重培养儿童动手能力和独立意识

家长往往把孩子自己动手干活、有独立意识视为不听话而加以训斥和干涉。日久天长,孩子遇事就会产生依赖心理,不愿自己做,造成动手能力下降,不能适应社会的需要。这不是爱护孩子,而是无意识地伤害了孩子。

4.正确看待幼儿期儿童的哭闹现象

做父母的都有这样的感觉,幼儿时期孩子的哭闹现象较多且时间较长,往往没法阻止。这种现象的形成因素较多,一时很难弄清。平时过多地满足孩子的要求,或带主观意愿地让其不哭就得不哭、止不住就打,容易造成逆反心理。对儿童的此种情况,可以适当阻止,不见效就让其哭,等他不哭了再慢慢开导。平时要注意儿童良好习惯的养成,不能过多地放任其自由,也不要过多干涉他的兴趣爱好。

总之,这个阶段要尽可能满足儿童活动需要,组织多种形式的游戏,鼓励其与同伴交往,加强家园合作,使儿童及早适应幼儿园的生活和学习。要培养儿童的自尊心和自信心,客观地、全面地评价儿童,重视儿童正确的性别角色培养,帮助他们从小建立正确的性别角色意识和相应的行为模式,为进入小学做好准备。

|||||||||| 第二节 学前儿童心理健康及影响因素 ||||||||||

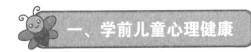一、学前儿童心理健康

(一)心理健康的含义

心理健康有广义和狭义之分。广义的心理健康,指一种高效而满意的、持续的心理状

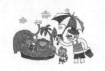

态。狭义的心理健康，指人的基本心理活动的过程与内容协调一致，即认知、情感、意志、行为、人格完整和协调。综合而言，心理健康是指个体在适应环境的过程中，生理、心理和社会性方面达到协调一致，保持一种良好的心理功能状态。

（二）学前儿童心理健康的标准

怎样衡量心理健康及其水平，可以说是心理卫生中一项首要，也是极为复杂的问题。什么样的人才是心理健康的呢？对此人们提出了各种各样的标准。虽然目前心理学家对心理健康没有统一的界定，但一般包括以下几个方面：

1. 智力发展正常

正常的智力是人们正常生活最基本的心理条件，是心理健康的首要条件。智力一般是观察力、注意力、记忆力、思维力和想象力的综合表现，它以思维力为核心。智力正常的儿童在认知方面一般表现出想象力丰富、好奇心强、求知欲旺盛、动手能力和动作协调能力较强。智力落后的儿童较难适应社会生活，很难完成学习或工作任务。

儿童智力发展是否正常，可以通过智力测验来测定。一般地讲，智商在130以上，为超常；智商在90以上，为正常；智商在70~89，为亚正常；智商在70以下，为智力落后。如果某个儿童的智力明显低于同龄儿童的平均发展水平，那么该儿童智力发展就可能是不正常的，其心理也就不可能是健康的。

智力正常或超常只能作为心理健康的标准之一，而不是唯一的标准。婴幼儿正处于智力迅速发展的时期，为儿童做智力测验，要考虑智力的年龄标准和发展效应，防止滥贴标签的现象。

2. 情绪稳定愉快

情绪是一个人对客观事物是否符合自己的需要而产生的内心体验，它既是一种心理过程，又是心理活动赖以进行的背景。良好的情绪反映了中枢神经系统功能活动的协调性，表示人的身心处于积极的平衡状态。

心理健康的儿童表现为情绪安定，积极向上，具有对他人的爱心和同情心。在他们身上，愉快、乐观、满意等积极情感总是多于消极情感，能较长时间保持良好的心境，没有不必要的紧张感和不安。对待环境中的各种刺激能表现出与其年龄相符的适度反应，逐渐学会调节和控制情绪。当心里有了委屈、痛苦、挫折时，能合理地宣泄不良情绪。如果情绪太易变，反复无常，情绪的表现与内心体验不一致或与外部环境不协调，都是不健康的心理状态。

3. 人际关系和谐

我国心理学家丁瓒认为："人类的心理适应，最主要的就是对于人际关系的适应，所以人类的心理病态主要是由于人际关系的失调而来。"儿童的人际关系失调常常会导致儿童产生各类问题。

个体的心理健康状态是在与他人的交往中表现出来的。和谐的人际关系既是心理健康不可缺少的条件，也是获得心理健康的重要途径。心理健康的儿童，在与环境相互作用的过程中，能逐渐学会与环境建立起和谐的关系，虽然他们人际交往的技能较差，但他们乐于与人交往、合群、能理解和接受别人，也容易被别人理解和接受，能与他人友好相处。

他们希望通过交往获得别人的了解、信任和尊重。心理不健康的儿童不能与人合作，甚至侵犯他人，对别人漠不关心，缺乏同情心，斤斤计较，猜疑，忌妒，退缩，不能置身于集体中，与他人格格不入。

4. 行为统一协调

随着年龄的增长，儿童的思维变得有了条理，主动注意时间逐渐延长，能较好地控制自己的行为，情绪情感的表达方式日趋合理和成熟，对客观事物的态度渐趋稳定。心理健康的儿童，心理活动和行为方式是协调一致的。其行为通常表现为既不过敏，又不迟钝，面对新的刺激情境能做出合理的反应，具有与大多数同龄儿童基本相符的行为特征。相反，心理不健康的儿童，注意力不能集中，兴趣时常转移，思维混乱，语言支离破碎，行为经常出现前后矛盾的现象，自我控制和自我调节能力很差。

5. 性格乐观开朗

性格是个性的最核心、最本质的表现，它反映在对客观现实的稳定态度和习惯化了的行为方式之中。性格良好反映了人格的健全与统一。学前儿童的性格是儿童在与周围环境的相互作用中逐渐形成的，儿童的性格一经形成，就出现了相对稳定性。心理健康的儿童，一般具有活泼开朗、乐观、自信、积极主动、独立性较强、谦虚、诚实、勇敢、热情、慷慨等性格特征。对自己、对别人、对现实环境的态度和行为方式比较符合社会规范。相反，心理不健康的儿童与别人和现实环境经常处于不协调的状态，表现出冷漠、自卑、孤僻、胆怯、执拗、依赖、吝啬和敌意等不良的性格特征。

6. 自我意识良好

自我意识是主体对自己及自己与客观世界关系的意识。自我意识在性格形成中起着关键的作用。当儿童在语言中出现"我"时，就可以说他已经开始有了自我意识。具有良好自我意识的儿童，能了解自己，悦纳自己，体验到自己存在的价值。在他们身上积极的肯定的自我观念占优势，对自己表现出自爱、自尊、自豪感；对他人则表现出友善、同情、尊敬和信任。

上述几种心理健康的标准，只是"理想"的标准。每个儿童都可能有这方面或那方面的不足。之所以提出心理健康的标准，可以把它看成是培养儿童应努力达到的目标。

人的健康状况是一种动态的过程，而非静止的状态。学前儿童正处在身体和心理不断发育和发展的过程中，如果要求一个三四岁的儿童同时具备以上诸方面的特征，这样既不现实又不可能。所以，在评价和衡量儿童是否心理健康的时候，不能简单地依照这些标准来进行判断，而是要积极创造条件，努力促使每个儿童都朝着健康的目标发展。

二、影响学前儿童心理健康的因素

在儿童身心发展过程中，影响心理健康发展，造成各种心理偏差、心理障碍的因素是复杂多样的。影响儿童心理健康的因素主要有生物学因素和社会环境因素两大方面。

（一）生物学因素

影响学前儿童心理健康的生物学因素主要包括遗传、孕期状况、出生时状况、意外伤

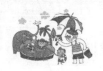

害和疾病的影响。

幼儿期发育障碍和精神疾患，包括幼儿孤独症、幼儿精神分裂症和幼儿多动综合征等的发生和发展均与遗传有关。孕妇的健康状况及其环境直接或间接影响胎儿的心理健康，包括孕妇患病、用药、营养、情绪，接触烟酒、放射线和环境污染等因素。例如，妊娠早期患风疹，可引起胎儿畸形、智力低下；孕妇用药不慎，如用抗妊娠反应药"反应停"，可引起胎儿肢体、心脏、眼、耳等多处畸形；孕妇情绪不好，导致体内分泌的激素种类和数量发生改变，也会影响胎儿的正常发育。[①] 孕妇吸烟或被动吸烟，以及长期大量饮酒，可导致胎儿生长发育迟缓、中枢神经系统发育障碍等；X 射线可使胎儿严重畸形，身体、大脑发育迟缓；环境中汞、铅等有害元素的污染，可导致胎儿大脑发育畸形，智力低下等。婴儿出生时缺氧和早产、出生低体重也会影响其大脑发育及身体健康，进而影响其心理健康。[②]

此外，意外伤害和疾病引起的脑损伤可直接引起失语、痴呆、昏迷、意识障碍等症状，从而影响学前儿童心理健康。意外伤害和疾病造成的残疾、并发症和后遗症等也会间接影响学前儿童心理健康。意外伤害和疾病对学前儿童心理健康的影响程度，取决于脑损伤的部位、范围、抢救治疗效果、疾病的种类、病情、疾病抢救处理是否及时、是否有并发症和后遗症等。因此，加强安全和健康教育、预防意外伤害和疾病的发生是保护学前儿童身体和心理健康的重要措施。

（二）社会环境因素

社会环境因素对儿童心理发育有重要影响，如家庭成员的文化层次、家庭经济状况、家庭结构、家庭关系、大人对孩子的抚养态度、幼儿园和学校的环境、老师的教育态度、社会文化背景、居住地区的环境等。

家庭对儿童的心理健康起重要作用，家庭功能和教育方式表现出明显而长久的影响。儿童 3 岁前，家庭的影响占首要地位，从小父母就长期不在身边、父母离异、母亲抑郁、家庭关系紧张，以及不恰当的教养方式，如过度溺爱庇护、过于严厉专制、忽视孩子等都对婴幼儿的发展十分不利。儿童 3 岁后，幼儿园和学校教育也起着重要作用，幼儿园的园风、物质环境、人际关系、保育教育的方法和特点对学前儿童心理健康和社会适应能力有重要的影响。师幼关系紧张，缺乏丰富、优美、具有教育性的环境氛围，忽视幼儿心理保健，教育方法单一、枯燥、粗暴等，都有可能使学前儿童发生情绪低落、恐惧、说谎、不愿意上幼儿园等心理问题。教师的性格、情绪、行为方式直接影响学前儿童的心理健康，如果教师脾气暴躁、情绪无常、偏执偏爱、冷漠无爱心、不公正、无同情心、对幼儿要求过高或无要求等，都会无形中对学前儿童的心理健康造成伤害。

---

① 曾嵘，付楚慧，罗家有，等. 孕早期心理健康状况与出生缺陷的病例对照研究 ［J］. 中国临床心理学杂志，2009，17（3）.

② 卿孟霞. 浅谈儿童心理健康因素及健康指导 ［C］. 第二届国际妇幼保健学术会议暨 2006 全国妇幼保健学术大会论文集，2006.

男孩子被锁家中8年，错过最佳社会性发展时期

　　山东一名12岁的男童与患有精神病的母亲被锁家中8年，虽然现年12岁，但是还不会说话，而且智力还不到1岁半儿童的水平，还患有孤独症。

　　他的妈妈是一个精神病人，经常犯病。家里的重担全部落在爸爸一人身上，爸爸主要靠种地和打零工挣钱养家。只要外出打工，爸爸就会把他和母亲锁在屋里。他的爸爸告诉记者，平时外出打工，都是带点好心人送的饭菜回来给妻子和孩子吃。

　　8年来，孩子被爸爸锁在家里，与患精神病的母亲共处一室，由于缺乏正常的沟通与教育，他不会说话，生活无法自理，口渴了，就趴在泔水桶旁喝水。

　　被锁的8年里，他没有任何玩伴，只能和母亲在一起。可能是受到精神病母亲的影响，他不时发出"嗯嗯"的怪声，一刻也不停下，还到处乱窜。

　　（来源：人民网 http://fj.people.com.cn/n/2015/0409/c363313-24444420.html）

　　此外，社会经济、福利状况、风俗民情、伦理道德、宗教信仰等各种社会环境因素对学前儿童内在的心理品质和行为方式的形成都有影响。其中，大众传媒、社会风气和环境污染对学前儿童心理健康的影响尤其重要，如凶杀片、恐怖片、色情片等一些不健康的电视节目使学前儿童产生恐惧、焦虑、攻击性行为等心理障碍和行为问题。

‖‖‖‖‖‖‖ 第三节　学前儿童常见心理卫生问题及矫治 ‖‖‖‖‖‖‖

　　在日常生活中，很多学前儿童可能有行为问题，表现出行为上的偏差，这些行为问题一般会自行恢复，但也有少数学前儿童会出现持续时间长达数周数月的情绪、睡眠、语言和发育等方面的心理问题，即使环境改善后仍不好转，这些问题的严重程度和持续时间达到相应的诊断标准时，就会成为心理障碍。

一、学前儿童常见心理卫生问题原因、表现及治疗

　　学前儿童常见的心理障碍有发育性障碍、情绪障碍、行为障碍，以及与心理有关的生理障碍等。

（一）发育性障碍

1. 精神发育迟滞

　　精神发育迟滞被更名为智能障碍或智能发育障碍，在国内外曾有过很多不同的名称：如大脑发育不全、精神幼稚症、精神发育不全、精神低能、智力薄弱、弱智等。它并非单一的疾病，而是由很多先天或后天因素造成的精神发育受阻或不完全，表现为显著的智力

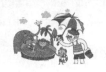

低下伴学习困难及社会适应能力欠缺。一般认为必须满足以下三个条件才能诊断：①智力明显落后；②适应功能受损；③在发育阶段（18岁以前）起病。

（1）原因

精神发育迟滞的病因十分复杂，出生前、围生期和出生后的任何引起大脑损伤或影响大脑发育的因素都可以致病，多种致病因素可共同出现。

出生前的病因包括先天性遗传代谢病、染色体异常、先天性颅脑畸形等。母孕期的病因包括孕期感染病毒，母亲酗酒、吸烟、吸毒、接受放射线、营养不良、内分泌异常、缺氧等。围产期和出生后的病因包括早产、难产，出生后中枢神经系统感染、缺氧、外伤、中毒等，也包括因为贫穷或被忽视、虐待导致的严重营养不良，与社会严重隔离、缺乏良性环境刺激、缺乏文化教育机会等。

（2）表现

精神发育迟滞主要症状表现是智力低下及社会适应能力欠缺，按国际疾病分类标准可分为4级：智商50~69为轻度；智商35~49为中度；智商20~39为重度；低于20为极重度。仅按智商划分程度轻重是不够的，患儿常有社会行为异常，表现为适应环境能力、处理人际关系能力及学习能力等欠缺，并可伴有情绪行为异常，如冲动行为、刻板动作、强迫行为等。

（3）治疗

多数精神发育迟滞患儿不能进行病因治疗。对于一部分遗传代谢、先天性颅脑畸形的婴幼儿，如能早期诊断，及早治疗干预，可改善病情，避免发生严重智力障碍。益智药无肯定疗效。

多数轻度精神发育迟滞患儿，随着年龄增长脑功能亦有缓慢改善，特殊教育及耐心辅导能辅助其功能提高，以适应简单职业需要，不少最终能生活自理。对此类患儿，最好能有经专门训练的专业教师，通过长期、耐心的教育和辅导帮助其发展。

2. 孤独症谱系障碍

孤独症谱系障碍又称为孤独症或自闭症，多发病于3岁前，是一种较为严重的发育性障碍。有的患儿出生后不久就表现异常，有1/3~1/2则在出生后1~2年发育基本正常，以后逐渐表现异常。孤独症儿童的主要表现为极端孤僻，不能与他人发展人际关系，言语发育迟滞，缺乏用言语进行交往的能力；重复简单的游戏活动，并维持原样不变；缺乏对物体的想象及灵巧地运用它们的能力，如缺乏想象性游戏，特别喜欢刻板地摆放物体的活动。

小奕维——来自星星的孩子

任××是硅谷一家高科技公司的资深工程师。妻子陈××来美后修读了视听教育硕士，为的是将来能把下一代教育得更好。他们有了聪明健康的大儿子，一切都是正常而幸福的。1993年，老二任奕维（化名）出生。这是个漂亮的小婴儿，红扑扑的脸蛋，一双乌黑的眼睛总是骨碌碌地转，看上去比哥哥还要聪明。

然而开始喂奶时，问题出现了，小奕维竟然不会吸吮妈妈的乳头，无法进行母乳喂养。改喂牛奶，他倒是接受了，可是一喝牛奶就拉肚子，只好改喝豆奶。开始喂辅食的时候，又发现孩子的咀嚼能力很差，不会嚼东西，长大一些后，迟迟不会发音。不过哥哥是12个月才学会走路，他11个月就学会了。妈妈想，也许每个孩子情况不同吧？问问周遭的朋友，也有孩子这个年龄不能很好地咀嚼、很好地说话的。她想，也许这都是正常的，可能孩子长大了就会好起来。

　　后来小奕维又有一些奇怪的举动引起了妈妈的注意：他喜欢原地打转，从来不觉得头晕。后来才知道，这是因为自闭儿的延脑发育不够好，平衡系统低敏，不容易有头晕的感觉。奕维还喜欢看运动的东西，比如婴儿摇篮里转动的音乐玩具，还喜欢看马路上来来往往的汽车。他还喜欢把玩具车都整整齐齐排成一排，并不准别人给弄乱。此外，他还总去关电视，别人一打开他就去关掉。他还喜欢不停地冲马桶，不停地按按钮。他怕和人的目光接触，连自己的妈妈看他，只要目光一和他眼睛对上，他就立刻转开。他还有过动症，情绪不开朗，也一直不能专心。大小便的训练也很吃力，直到4岁才完成。对某些声音还特别害怕，如吸尘器、电动理发推剪、引擎的声音等。

　　转眼奕维4岁了，妈妈送他去幼儿园。没多久，训练有素的老师就看出了问题，她找来家长很坦率地说，孩子的成熟度不及2岁，她怀疑这孩子有自闭症，建议去专业机构做个检查。按照老师的提示，父母带小奕维做了全面的检查，包括肌肉协调度、感觉系统、语言发展、对外界的认识学习能力、社交兴趣和技巧等。在孩子4岁半的时候，完成了所有的检查，确诊为自闭症。这个结果对于一家人来说，不啻晴天霹雳。

　　（来源：人民网 http://chinese.people.com.cn/n/2014/0704/c42309-25239528.html）

　　（1）原因

　　孤独症的病因还不完全清楚，目前的研究表明，某些危险因素可能同孤独症的发病相关。引起孤独症的危险因素可以归纳为：遗传、感染与免疫和孕期理化因子刺激等。一般认为孤独症是多种生物学原因引起的广泛发育障碍所致，不是任何单独的社会心理因素引起的，可发生在任何阶层的家庭中。

　　（2）表现

　　孤独症的主要症状为：①社会交流障碍：可能在婴儿期就表现出回避眼对眼的注视，缺乏面部表情，对父母缺乏情感，不愿被抱起，无依恋，父母外出回来也无愉快表示；喜欢独自玩耍，不与其他小朋友交往，对正常儿童的喜好无兴趣，却对某种东西特别感兴趣，如迷恋一个小石头而时刻不能放开。②言语交流障碍：少言语或沉默不语，有的患儿从小言语即未发育，有的则是3岁前有言语表达，而随着病情发展，语言能力日渐减退，甚至完全丧失；不会与人交谈，自言自语，或说些莫名其妙的言语；分不清"你、我、他"；重复及模仿言语，语调平淡，有时无缘无故尖叫；不会运用手势、姿势或表情表达自己的要求或态度。③重复刻板行为，固执于自己的行为方式，拒绝改变，如出门一定走

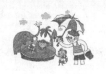

某条路线，遇到障碍或积水也不绕道；重复刻板行为，喜欢旋转，常做出双手拍打、身体前后摇摆等特殊动作，甚至有自伤、自残行为，如撞头、咬手等。

典型的孤独症儿童体现在社会交流、言语能力、仪式化刻板行为三个方面，同时都具有本质的缺陷。不典型的孤独症儿童则只具有其中之一或之二。还有很多疑似孤独症儿童不一定在三个方面有明显的缺陷，而且表现够不上典型孤独症标准，但在社会性和交流能力方面有较明显的缺陷，难以用一个特定的词来命名，所以引入"孤独症谱系障碍"这个概念，把相关行为表现看成是一个谱系，程度由高到低，从典型孤独症到仅仅表现为社会性和交流能力方面的缺陷。

除了核心症状，孤独症还有一些外围症状：①感知觉障碍：患儿对各种刺激均可表现出异常，有过强、过弱或不寻常的体验。感觉迟钝者可能对疼痛无反应、听而不闻、视而不见、久转不晕。感觉过敏者可能对光敏感，听到稍大的声音就烦躁不安、捂上耳朵。②智力障碍：25%的患儿轻度精神发育迟滞，50%的患儿中、重度精神发育迟滞，适应和生活自理能力普遍较低，有的患儿在智力普遍偏低的背景中，有某种超常能力，如背诵、识字、记名称、计数、推算、音乐感强等。③其他：可能存在便秘、尿频或小便失控、消化不良和营养偏差、皮肤易生湿疹、易感冒、睡眠障碍等；其他常见的行为问题包括多动、注意力分散、易发脾气、攻击、自伤等。

（3）治疗

教育训练是孤独症主要治疗方法之一，目的是教会患儿社会交往、自理能力、与环境协调配合及行为规范、利用公共设施等基本的生存技能。在交流交往的训练中，注视和注意力训练是最基本的，要及早进行。训练还要注意个别化，针对具体情况制订详细的计划和步骤，将要达到的目标分解成非常小的步骤一步一步让患儿掌握，做到长期坚持。

行为和康复治疗能让孤独症儿童学会社会适应、认知及行为方面的基本技能，重点应放在促进孤独症儿童的社会化和沟通能力上。治疗方案应个别化，帮助其尽量把在医院或学校习得的技巧应用到家里或其他场合。通过训练父母或老师，让他们来实施行为治疗，可取得最佳效果。

（二）情绪障碍

1. 焦虑症

焦虑症是最常见的儿童情绪障碍，以不安和恐惧为主，它可通过躯体症状表现出来，如无指向性的恐惧、胆怯、心悸、口干、头痛、腹痛等。小年龄儿童的焦虑易发生在与父母分离时，学龄儿童或较大的儿童则常过分担心完不成作业、害怕表现不好，或为一些在别人看来微不足道的小事而紧张、担忧。特发于童年的主要包括分离性焦虑障碍、恐惧性焦虑障碍、社交性焦虑障碍、广泛性焦虑障碍等。

（1）原因

生物学因素、家庭史和环境因素对焦虑的发生发展都有着重要作用。患儿往往性格内向和情绪不稳定，在家庭或学校等环境中遇到应激情况时易产生焦虑情绪，表现为逃避或依恋行为。父母性格敏感、缺乏自信、易紧张、易焦虑，孩子也自幼对躯体和外界变化较敏感、容易紧张。部分患儿在发病前可有急性惊吓史或周围环境突然出现较大变化，如与父母突然分离、亲人病故、遭遇不幸事故等情况。不恰当的教养方式（溺爱、忽视、虐待）、不安全性依恋等也对焦虑的发生有影响。

（2）表现

焦虑症的主要表现是焦虑情绪、不安行为和自主神经系统功能紊乱。不同年龄的患儿表现各异。婴儿表现为哭闹、烦躁；幼儿可表现为惶恐不安、不愿意离开父母、哭泣、辗转不安，可伴有食欲不振、呕吐、睡眠障碍及尿床等情形；学龄儿童则上课精力不集中、学习成绩下降、不愿与同学及老师交往，或由于焦虑、烦躁情绪与同学发生冲突，进而拒绝上学。自主神经系统功能紊乱以交感神经和副交感神经系统功能兴奋症状为主，出现胸闷、心悸、呼吸急促、出汗、头痛、恶心、呕吐、腹痛、口干、四肢发冷、尿频、失眠、多梦等症状。[①]

案例

入园焦虑

莫莫在刚进幼儿园的一段时间几乎不说话，虽然她在家话很多。一整天，她只是在向老师提要求时才说最简单的话，如："我想尿尿。"但她似乎非常注意观察老师和别的小朋友，她看人的眼神非常专注，几乎是紧盯着对方，尤其注意观察老师的言行。她会记住幼儿园一日活动的许多细节，回家后详细地复述给父母听。她告诉妈妈，她害怕幼儿园，不想上幼儿园，她说自己不知道为什么不想说话。

"我要妈妈！""我要回家，妈妈不要我了。"这是安安在幼儿园说得最多的话。刚来幼儿园安安就比别的小朋友爱哭。她早晨来园时不停地哭闹，像膏药一样黏着妈妈，不让妈妈离开。离开妈妈后就要阿姨抱，或者一直站在那里摇晃身体，时不时前后摆动小手。

（3）治疗

对焦虑症的治疗以综合干预治疗为原则，心理治疗为主，药物治疗为辅。家长参与治疗过程很重要，对儿童的治疗应与家长教育结合起来。一般情况下，家庭、老师、心理医生三方协同积极合作才能取得效果。心理行为治疗以支持性和认知行为疗法为主。行为治疗，包括系统脱敏法、榜样示范法、角色扮演、想象、行为奖励、放松训练、游戏疗法等。对3岁以后有一定认识领悟能力的幼儿，可教给其积极的自我语言如"我可以控制""我会好起来""没关系"，矫正不恰当的信念，教给应对策略，鼓励进行有规律的体育活动。同时家长面对孩子的焦虑，不要也显得紧张不安，更不要对孩子或是百依百顺或是训斥，而要尽力保持镇静，弄清楚孩子产生焦虑的原因，采取处理方法，给孩子提供一个稳定和支持性的家庭环境。因此，在治疗中要教给父母或其他主要抚养者应对儿童焦虑的策略和如何做出榜样。家长本身有心理问题的需要同时进行治疗，改变家庭成员的精神

---

① 任颖，苏林雁，黄广文，等. 儿童焦虑的障碍行为特征［J］. 中国临床康复，2005（8）.

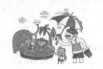

躯体症状、焦虑、抑郁等问题，改变对孩子管束过多关心过少、过分保护、苛刻要求的不良教养方式。幼儿园和学校应了解儿童适应不佳、拒绝上学的有关学校和社会因素，判断与分离无关的拒绝上学的原因，给予相应处理。[①]

2.恐怖症

幼儿恐饰症指幼儿不同发育阶段对某些物体或特殊环境产生异常强烈的恐惧，同时伴有焦虑情绪和自主神经系统功能紊乱的症状。

（1）原因

社会学习理论认为，这种良性的和不确定的刺激所引起的不合理反应是学习得来的。精神分析学指出，这是由潜意识内冲突产生焦虑，而又移置和外表化于所害怕的物体和境遇所致。发展学说提示，对恐惧、焦虑应在发展的过程中理解，它们可能在一段时期内合理，而在另一段时期内不合理。相互影响论指出，恐怖是发生和保持在特定的家庭人际关系和社会关系之中的。另有学者认为，恐怖症与患儿存在的素质因素有关，如个性内向、胆怯、依赖性强、遇事易焦虑等。经历或目睹意外事件（如车祸、地震等自然灾害）也是恐怖症的诱因之一。

（2）表现

患儿对某些物体或特殊环境产生异常强烈持久的恐惧，明知恐怖对象对自身无危险，但无法控制自身的恐惧与焦虑情绪，内心极其痛苦。根据恐怖对象，临床上分为动物恐怖、疾病恐饰、社交恐怖、特殊环境恐怖（如高处、学校、黑暗广场等）。患儿的回避行为往往表现为逃离恐怖现场。自主神经系统功能紊乱的表现有心慌、呼吸急促、出汗、血压升高等。

（3）治疗

需要采取综合治疗的方法，以心理治疗为主，辅以药物治疗。行为治疗（包括系统脱敏法、实践脱敏法、冲击疗法、暴露疗法、正性强化法、示范法等）结合支持疗法、认知疗法、松弛疗法及音乐与游戏疗法，一般可取得较好疗效。

3.屏气发作

婴幼儿在情绪急剧变化时出现呼吸暂停的现象。医学上叫作"屏气综合征"或"呼吸暂停征"，俗称"大憋气"，是婴幼儿时期常见的发作性神经官能症。

（1）原因

屏气发作的原因除与情绪因素有关外，也可能与机体缺铁有关，发病的婴幼儿中有相当一部分的病例同时有缺铁性贫血。

（2）表现

最常见于2~3岁的儿童。每当婴幼儿受到物理因素（如疼痛）或情绪刺激后（如痛苦、恐惧、发怒或受到挫折）就会高声哭叫过度换气，接着就屏气、呼吸暂停、口唇发紫、四肢强直，严重者可能短时间丧失意识（昏厥）及四肢肌肉阵摩性抽动。全过程持续一分钟左右，然后全身肌肉放松，开始呼吸，大部分孩子神志恢复后短暂发呆，亦有立即入睡的，发作次数不定，严重者可能一天数次（只要有刺激因素即可诱发）。随着年龄的

① 张劲松. 学前儿童心理健康指导［M］. 上海：复旦大学出版社，2015.

增长发作次数逐渐减少，常于 5~6 岁停止发作，约 30% 的患病儿童有家族史。

（3）治疗

首先，关键在于正确教育。家族成员平时对孩子既要和蔼可亲使其感到家庭的温暖；又要耐心教育使其自觉地严格要求自己。若过分强调不挫伤其情绪而无原则地满足孩子的欲望，反而可能造成其性格上的异常。若不考虑疾病的特点而提出过分的严格要求，容易使屏气发作频繁，对健康不利。若有缺铁性贫血则应及时补充铁剂。

其次，本病一般不需要药物治疗，家长和老师不必惊慌失措，患儿发作可自行恢复。若屏气发作的时间过长，会造成脑部缺氧，可以掐人中、印堂、合谷等穴位，使其尽快恢复呼吸，对频繁发作的病儿，可在医生指导下治疗。

（三）行为障碍

1. 注意缺陷多动性障碍（ADHD）

注意缺陷多动性障碍又称多动症，是幼儿期常见的一类心理障碍。患者可能太过活跃，难以集中注意力完成一件事。若不能得到适当的治疗，对幼儿的学习能力、与朋友及家人的关系会产生不良影响。

（1）原因

注意缺陷多动性障碍是由于信息加工的注意控制不成熟或功能失调导致的，患者无法将生活、思考、情感、行为联系起来，进而导致行为碎片化。注意缺陷多动性障碍的发生，遗传起到了 70%~80% 的作用，而环境因素的作用只占到 20%~30%。神经影像学的研究提示，特定脑区功能损伤在注意缺陷多动性障碍致病中起着决定性作用，抑制能力不足和工作记忆缺陷也是比较显著的。

（2）表现

注意缺陷多动性障碍具有注意缺陷症状和多动—冲动症状。

注意缺陷症状主要包括：①不能注意到细节，或经常粗心犯错误；②注意难以持久；③与其对话时，病儿往往心不在焉；④不能听从教导以完成作业和任务（不是因为不愿做或不能领会指令）；⑤有始无终，难以完成作业或活动；⑥怕困难，不喜欢或不愿意参加需要长时间努力的活动；⑦遗漏作业或活动的必需品，如玩具、课本、家庭作业、铅笔或其他学习工具；⑧容易受干扰而分心；⑨忘性大。

多动—冲动症状主要是指与年龄和发育水平不相称的注意力不集中和注意时间短暂、活动过度和冲动，包括：①手脚不停，小动作多，坐不住；②在要求坐好的场合，擅自离开座位；③过多地奔来奔去或爬上爬下；④不能安静地参加游戏或课余活动；⑤一刻不停地活动，似乎有个机器在驱动他；⑥讲话过多；⑦脱口而出，急于回答；⑧难以按顺序等候；⑨打断他人游戏或插嘴。

注意缺陷多动性障碍的诊断要点是：上述注意缺陷和（或）多动—冲动症状，各具备 6 项以上，至少持续 6 个月，达到难以适应的程度并与发育水平不相一致；并且这些表现存在于两个以上场合，如在学校、工作室（或诊室）、家里，在社交、学业等功能上有明显损害，不能用其他精神障碍进行解释。

注意缺陷多动性障碍较多见于学龄儿童，但最早可在 3 岁左右即出现症状，幼儿的多

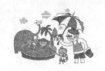

动症状更容易受到关注。在幼儿期表现为不分场合过多地爬上爬下、东奔西跑、静不下来，在幼儿园上课比同龄儿童显得坐不住、不专心，擅自离开座位。注意缺陷表现为注意难以持久、易受外界刺激而分心、不注意细节、粗心大意、与之对话时心不在焉、不能按要求完成任务、回避或讨厌参加要求保持精神集中的事情、丢三落四。

（3）治疗

①药物治疗。多数患病幼儿在服药后多动行为或认知功能会有所改善，但药量难掌控及药物副作用可导致营养不良，影响骨骼生长和成长发育，停药可能引起行为反弹现象（出现比用药前更加严重的行为症状）等问题，要求在用药过程中，剂量的控制和疗效的评价一定要做到专业、精确可靠。原则上6岁以下幼儿不选择药物治疗，仅在病情严重影响生活时才谨慎选择。

②行为矫正。这是治疗学前儿童注意缺陷多动性障碍的主要方法，针对目标靶行为，采用合理强化、消退和惩罚的方式，巩固良好行为，减少和消退不良行为，对改善幼儿行为有明显作用，主要体现在自我管理、时间管理、学校及家庭行为控制等方面。

③执行功能训练。针对注意缺陷多动性障碍患儿的核心损害，如抑制能力、工作记忆、时间管理等执行功能缺陷，训练儿童相对应的执行功能，通过反复练习而内化执行功能，同时教导父母如何通过改善孩子的生活环境而促进其执行功能的发展完善。

④社会生活技能训练。注意缺陷多动性障碍患儿除了学业存在一定困难外，其与父母、老师、伙伴相处也存在社交困难，从而影响自尊心。通过训练其生活、社交技能，促进其改善行为问题。

⑤父母培训。注意缺陷多动性障碍患儿的父母需采取特殊的抚养方式，以更好地帮助孩子克服问题、发展功能，如给予合理期望和合适的指令，建立必要的规则，多采用正性鼓励，与孩子进行有效的互动活动以促进孩子的康复。

其他非药物治疗，如感觉统合训练、脑电生物反馈、平衡仪训练等，也对改善注意缺陷多动性障碍症状有一定的帮助。

应注意加强对家长和教师进行相关知识教育，正确对待孩子的不良行为，既不要过分忽视纵容，也不要过分严苛，忽视其无伤大雅的小动作，给予一定的活动机会；在时间允许的情况下，让其分段完成作业；尽量提供安静的学习环境，避免可能分散注意力的刺激来源；发现孩子的其他优点，发挥其长处，保持其自信心和自尊心。

2. 对立违抗性障碍

对立违抗性障碍多见于10岁以下儿童，主要表现为明显不服从、违抗或挑衅行为，品行已超出一般儿童的行为变异范围，但没有更严重的违法或冒犯他人权利的社会性紊乱或攻击行为。只有严重的调皮捣蛋或淘气不能诊断为本症。研究者认为这是一种较轻的反社会品行障碍，因此，对立违抗性障碍和品行障碍合并成为破坏性行为。

（1）原因

对立违抗性障碍的发病机制是复杂的，迄今没有一致确认的结论，既涉及个体生物学因素，又涉及儿童的生理—心理—社会特征，还受到家庭、社会等环境的很大影响。其中，家庭环境因素是儿童对立违抗性障碍成因中最关键的，主要因素包括：家庭严重不和睦，缺乏爱的、温暖的亲子关系，双亲对孩子缺乏监督或监督无效、对孩子的管教过严或不当，不良的社会交往等。

（2）表现

对立违抗性障碍的主要症状是：①常与成人争吵，与父母或老师对抗；②经常暴怒，好发脾气；③常拒绝或不理睬成人的要求或规定，长期严重的不服从；④故意招惹干扰他人；⑤把自己的错误或不良行为归咎于别人；⑥易被别人激怒；⑦常怨恨他人；⑧常怀恨在心，心存报复。至少存在上述症状中的4条，则考虑确诊。

（3）治疗

目前尚无针对对立违抗性障碍的特异性的治疗方法，单一治疗效果较差，通常采取行为治疗、行为矫正、问题解决技巧训练、家庭治疗、社区治疗及药物治疗相结合的综合治疗模式。行为治疗的目的是改变患儿的不良行为，治疗前要与患儿讨论目前存在的问题、问题的危害及治疗的理由，取得孩子的理解和配合是治疗的第一步。行为矫正主要是根据操作性条件反射原理，采用阳性强化疗法和惩罚疗法，改变儿童的行为方式，逐渐减少其不良行为。问题解决技巧训练是通过训练孩子的交流技巧、解决问题的技巧，改变其容易发怒、对抗的认知，掌握控制情绪和冲动的技巧，从而改善症状、提高能力。家庭治疗是指对家长的培训，帮助他们发展有效的教养方法，包括学习恰当的强化和纪律要求技术，与孩子有效的沟通和解决、协商策略，鼓励家长与孩子的积极互动。社区治疗则是以学校和社区为基础，借助于社会的力量来帮助这些患儿。药物治疗一般作为辅助治疗，主要用来缓解对立违抗性障碍患儿伴随的其他症状。

由于对立违抗性障碍的治疗比较棘手，预防就变得更为重要。预防的重要任务，首先就是提高父母的文化素质，以改善和加强儿童的家庭教育。双亲在抚养孩子时，要避免管教不一致，既不要过于粗暴，也不要过于纵容溺爱。双亲要善于教育和引导，使孩子顺利完成社会化过程，学会社会规范和行为准则，确立正确的是非道德观。其次，幼儿园和学校环境是孩子进一步发展社会意识的重要基地，要在此环境中注意培养学生的良好行为习惯。社会预防也具有重要作用，应该形成一套完整的、保护儿童的社会网络系统。

3. 攻击性行为

攻击性行为是指当需求得不到满足或者自己的权利受到损害时，儿童出现的身体上或言语上的攻击导致人和动物身体或情感受伤害的行为，或者是导致财物损坏或毁灭的行为。

（1）原因

①生物学因素。研究表明，具有攻击性行为的儿童与正常儿童相比，其大脑处于非均衡状态，大脑的左半球抗干扰能力较差，而右半球认知能力较弱，这也许是儿童产生攻击性行为的某些神经心理学因素。

②家庭环境的影响。父母消极的教养及抚养方式会对儿童的攻击性行为产生影响。若孩子在一个不完整、不温馨的家庭中，就会缺乏安全感，从而导致对他人的戒备心理增强，为了保护自己他不得不采取暴力行为，从而导致出现攻击性行为。再者，当今社会独生子女很多，家长对孩子过分宠爱，以致养成孩子独占、霸道的性格。

③学校教育的因素。教师消极评价的教育方式会使儿童产生攻击性行为。此外，幼儿园不科学、不合理的活动安排和设置也会使儿童产生攻击性行为。

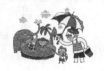

（2）表现

攻击性行为通常为无意性攻击、表现性攻击、工具性攻击、敌意性攻击几种。

①无意性攻击：通常，儿童在游戏过程中会无意中伤害到别人，这称为无意性攻击。爬钻笼的时候踩到别人的手指，在捉迷藏游戏中追朋友追得太紧，讲笑话时不小心伤害到了某个人的感情，或者是在捉蝴蝶时却把它弄死了，这些都是一些没有冲突但却偶然发生攻击性的情境。

②表现性攻击：表现性攻击对于攻击者来说是一种快乐的感觉体验。它是指儿童从对某人无心的伤害，或者从妨碍某些人的身体行为中获得的乐趣（Orlick，1978）。攻击者的目的不是从受害人那得到反应或者是破坏一些东西，相反，他或她只是被快乐的身体感觉的体验吸引住罢了。例如，瑞格推倒萨米的积木建筑，他感到满意是因为他很好地表现了空手道；爱里巴丝的笑伤害了图兰娜，是因为那感觉好极了；玛薇用她的自行车猛撞杰克的四轮车后座，仅仅是因为她喜欢突然撞击的感觉。表现性攻击没有愤怒、沮丧或者敌意的情绪标记，它只是一种无心的玩笑或探索性的行为，却导致了其他人的不开心。

③工具性攻击：工具性攻击是儿童为了争夺物体、领地或权利而发生的身体上的冲突且使他人在此过程中受伤的行为。儿童只是努力得到他想要的东西或者是保护那些他认为属于自己的东西，他的目的不是伤害别人，但结果却如此。例如，马萨和坎利斯为了争夺一个大头针而推来挤去，导致马萨的眼睛受了伤，坎利斯的手指弄破了，这样的结果就是两个孩子都不高兴了，而且都受到了伤害。哪个儿童也没想要伤害对方，他们仅仅是想拿到那个大头针，但是，由于缺少知识和技巧，他们最终诉诸外力来达到他们的目的。在这个例子中，攻击性的结果是儿童交往的附属品，并不是他们的主要目的。当儿童诉诸喊叫、击打、抓、推来决定谁是下一个或者应该轮到谁坐在最受欢迎的同伴旁边时，同样的结果也会发生。缺少预先的设想和缺乏深思熟虑而造成的伤害是区分工具性攻击和有目的的袭击他人或伤害他人自尊的两个因素，下面有一些例子。

工具性攻击经常由于争夺物品而发生：詹斯卡和兰特莎同时跑向秋千，都想自己玩秋千。他们为了谁能玩而展开了激烈的争吵，不久他们开始又推又搡，这种行为的目的就是获得秋千的使用权。争夺是由于物品产生的，攻击性由此产生。

工具性攻击经常由于争夺领地而发生：瑞曼德已经占领了一大块地方来搭建他的"机场"。当其他的小朋友想在他为"机场"预留的地方建"马路"时，瑞曼德很不高兴。随之而来的结果就是为了谁能在那搭建筑展开了争论，孩子们开始互相攻击对方。孩子们的行为的目的是在区域范围内建立对领土的控制，遗憾的是，他们为了达到目的而采取的方法是伤害性的。

工具性攻击经常由于争夺权利而发生：争吵的发生就是由于好几个孩子同时向门口跑去，每个人都想做"排头"。在这样的情景下，孩子们的主要目的是争取站排头的权利，而攻击性行为就不幸地成为孩子们努力达到目的的附属品。

④敌意性攻击：儿童表现出敌意性攻击时会体验到满足感，因为看到别人身体或心理受到了伤害（Shaffer，2000）。他们的伤害性行为或言语是有目的的攻击，是为了报复先前的侮辱或伤害，或者他们只是做他们想做的事，而使别人受到伤害。由于具有深思熟虑的特点，敌意性攻击与其他类型的攻击是不同的。

儿童在丢面子，或没有安全感，或他认为某些人可能试图破坏他正在做的事时，使用敌意性攻击来使自己变得更加强大。

（3）治疗

①科学设计、合理安排儿童一日活动可保证儿童各器官正常运转，防止神经过度疲劳或者过于抑制，对形成良好的习惯有积极促进作用。此外，减少环境中易产生攻击性行为的刺激性行为是很有必要的。

②树立正确的教育观。强调爱、平静、温和的教育，特别要注意培养儿童的爱心及善良、谦让、合作等良好品德，这才能铲除儿童攻击性行为产生的土壤。幼儿园与家庭教育要互相配合，协调一致，家庭成员对孩子的态度也要一致。

③使用移情法，引导儿童感知被欺负儿童的情感体验，使之产生共鸣。对儿童已形成的不良习惯应循序渐进地解决，让儿童反复实践的基础上，将行为转化为习惯[①]。

（四）心理因素相关的生理障碍

1. 夜惊

夜惊是指儿童因寒、热、受惊等导致的夜间定时啼哭，甚至通宵达旦为主要特征的一种病症。夜惊是儿童的睡眠行为异常，表现为突然惊醒坐起，呈恐惧状且喊叫，同时可有极端恐惧的自主神经和行为改变的睡眠障碍。

（1）原因

①遗传因素：约一半夜惊症儿童有家庭史，因而可能与大脑发育特点有关，这种儿童在心理因素的作用下较容易发作。②心理因素：凡是让儿童受到心理不良刺激的事件都可能引发夜惊，如看到或听到恐怖的事情、受到严厉批评、受到恐吓、发生意外事故、突然与父母分离、父母吵架等。幼儿的神经、大脑发育尚未健全，中枢神经系统的抑制部分，尤其是控制睡眠觉醒的大脑皮质发育不成熟，对儿童的睡眠都会有一定的影响。

（2）表现

睡眠中突然尖叫、啼哭，时哭时止，或定时啼哭，甚至通宵达旦，神情极度恐惧，出汗，呼吸急促，心率加快，清醒时对夜惊发作一事通常表现为没有记忆，白天安静，多无发热、呕吐、泄泻、口疮、疖肿、外伤等现象。发作次数不定，一般连续发作数日或数十日，或隔数日发作一次。

（3）治疗

避免白天过度兴奋、劳累，合理安排生活，解除心理紧张的因素，在孩子睡觉前避免给孩子造成恐惧和不安的情绪，让孩子在松弛、愉快的情况下入睡。如果孩子经常出现夜惊，可带孩子到医院做相关检查[②]。

2. 梦游症

梦游症是指睡眠中突然爬起来进行活动，然后又睡下，醒后对其活动一无所知的睡眠障碍。

---

① 梁玉华，苏丽. 幼儿攻击性行为的应对策略［J］. 教育探索，2012（02）.

② 王耘. 解除幼儿三大睡眠障碍［J］. 家庭教育：幼儿家长，2007（8X）.

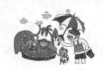

（1）原因

① 部分儿童发生梦游症与心理和社会因素有关。如日常生活规律紊乱、环境压力、焦虑不安及恐惧情绪、家庭关系不和、亲子关系欠佳、学习紧张及考试成绩不佳等与梦游症的发生有一定的关系。

② 睡眠过深。由于梦游症常常发生在睡眠的前 1/3 深睡期，故各种使睡眠加深的因素，如白天过度劳累、连续几天熬夜引起睡眠不足、睡前服用安眠药物等均可诱发梦游症。

③ 遗传因素。家系调查表明梦游症的患者有阳性家族史的较多，且单卵性双生子的同病率较高，说明该病与遗传因素有一定关系。

④ 发育因素。因该病多发生于幼儿期，且随着儿童年龄的增长而逐渐停止，表明梦游症可能与大脑皮质的发育延缓有关。

（2）表现

反复出现在入睡后 0.5~2 小时，表现为熟睡中突然坐起或下床活动、意识不清、东摸西摸、徘徊或做游戏动作等。

（3）治疗

① 培养良好的睡眠习惯，日常生活形成规律，避免过度疲劳和高度紧张状态，注意早睡早起，锻炼身体，把生活节奏调整到最佳状态。

② 注意睡眠环境的控制，睡前关好门窗，收好各种危险物品，以免梦游症发作时外出走失或引起伤害自己及他人的事件。

③ 遵守保护性医疗制度，不在孩子面前谈论其病情的严重性及其梦游经过，以免增加患儿的紧张、焦虑及恐惧情绪。

3. 口吃

口吃俗称"结巴"，指言语说话障碍。

（1）原因

① 措辞原因。儿童在两三岁到五六岁，由于语言技能尚未发育成熟，思维能力、词汇的掌握和组织句子的能力都在发展阶段，儿童急于表达时头脑中储存大量语言信息，但表达能力却跟不上，思考与说话的速度无法配合，从而出现口吃现象。

② 模仿感染。口吃的感染性很强，由于幼儿的语言机能还不完善，很容易受到说话口吃的人的影响，如经常与说话口吃的人接触，模仿他们说话，就可能导致幼儿形成口吃。

③ 突然精神刺激。如父母争吵、家庭不和、环境突变、突然强烈的惊恐刺激等，都会使儿童感到紧张。如果父母未能及时有效缓解儿童的紧张心理，也可能导致儿童出现口吃。

④ 父母急躁。幼儿在学习说话的阶段，发音不准或咬字不清时，父母急于矫正，给幼儿的心理造成很大压力，一说话就会紧张，担心说错话，就可能出现口吃。

⑤ 强行纠正"左撇子"。如果父母强迫用左手拿筷子的儿童改用右手，使其大脑出现功能混乱，也会导致口吃发生。

⑥ 疾病影响。幼儿若长期患病，可能会在病中或病后出现口吃。另外，因坠落、交

通事故等造成外伤或脑震荡，也可能使儿童在伤病中或伤病后口吃。

（2）表现

患有口吃的儿童，表现为发音困难，说话时重复、面红耳赤，而且颈背肌肉及情绪紧张，说话不流畅，经常在某个字处停顿，用重音和拖音，也可表现为说话突然停止，情绪激动时经常急得说不出话来。

（3）治疗

① 一定不要嘲笑患儿，更不能用模仿来取乐。

② 帮助患儿建立治愈口吃的信心。父母要为孩子营造一个轻松愉快的生活与语言环境，以减轻其对口吃的注意力

③ 耐心地多与患儿交谈，说话时语速放慢，切忌在患儿说话时不断打断、不断纠正、不断指责。当患儿不再口吃时，再让其慢慢加快说话速度

④ 对患儿的发音进行基本训练，让其一个字一个字地发音，一个字一个字地朗读，特别是每句话的第一个字，要让患儿轻轻地、慢慢地说，肌肉要放松，呼吸要均匀。

⑤ 在发音基本训练的基础上指导患儿朗读句子，先练习读短句，再练习读长句，训练其形成从容不迫、有节奏、快慢适宜的讲话习惯。

4. 进食障碍

常见的进食障碍有小儿厌食症。小儿厌食症又称消化功能紊乱，在幼儿时期很常见。儿童（主要是3~6岁）以较长期食欲减退或食欲缺乏为主要症状。它是一种症状，并非一种独立的疾病。

（1）原因

①全身性疾病的影响。许多急、慢性感染性疾病都有厌食的表现，其中消化道疾病尤为明显，如消化性溃疡、急慢性肝炎、急慢性肠炎、长期便秘等都可能引起厌食。

②微量元素缺乏。锌缺乏常表现有厌食现象，甲状腺功能低下、肾上腺皮质激素相对不足等内分泌问题也可出现厌食症状。

③喂养不当。这是当前最突出的原因，城市家庭尤为明显。原因是家长缺乏科学喂养知识，让孩子乱吃零食，过食冷饮，乱给孩子吃一些高蛋白、高糖（如巧克力等）的"营养食品"等。

④错误教育的影响。家长对孩子要求过高，限制其自由，阻止孩子与其同伴玩耍，或限制孩子到想去的地方，影响其情绪，使孩子食欲降低。家长过分注意孩子进食，反复诱导或以威胁手段促使孩子进食，导致孩子反感并厌食。

（2）表现

小儿厌食症的症状表现为食欲减退抗拒进食，除此之外，还可能会出现频繁呕吐、便秘、腹胀、腹痛、腹泻、便血等症状。小儿厌食症的基本表现就是孩子出现长时间食欲不振的情况。长时间一般指连续两个月以上，食欲不振的程度就是孩子看到食物不想吃，甚至拒绝进食，同时符合这样的时间长度、食欲不振程度才是厌食症的表现。

（3）治疗

①先带患儿到医院儿科或消化内科进行全面细致的检查，排除可以导致厌食的慢性疾

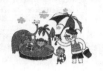

病，排除缺铁、缺锌。若因原发病引起的厌食，则应积极治疗原发病[①]。

②孩子的饮食要有规律，定时进餐，保证饮食卫生；生活要有规律，睡眠充足，加强体育锻炼，定时排便；营养要全面，多吃粗粮杂粮和水果蔬菜，少吃零食和甜食，少喝饮料。

③改善进食环境，使孩子能够集中精力进食，并保持心情舒畅。家长应该避免"追喂"等过分关注孩子进食的行为；当孩子故意拒食时，不能迁就，如一两顿不吃，家长也不要担心，这说明孩子摄入的能量已经够了，到一定的时间孩子自然会要求进食，不能以满足孩子的条件使其进食。

5. 排泄障碍

遗尿症是幼儿常见的排泄障碍。遗尿症俗称"尿床"，通常指小儿在熟睡时不自主地排尿。

（1）原因

①大脑皮质发育延迟，不能抑制脊髓排尿中枢，在睡眠后逼尿肌出现无抑制性收缩，将尿液排出。

②睡眠过深，未能在膀胱膨胀时立即醒来。

③心理因素，如患儿心理上认为得不到父母的喜爱，失去照顾；患儿脾气常较古怪、怕羞、孤独、胆小、不合群。

④遗传因素，患儿的父母和兄弟姐妹中有较高的遗尿症发病率。

（2）表现

器质性遗尿症和非器质性遗尿症均以遗尿为主要临床表现。遗尿又表现为夜间尿床、昼间遗尿、昼夜间均遗尿三种类型。夜间遗尿为最常见，约占80%；昼间遗尿较少见，约占5%。夜间遗尿的患儿约有半数每晚都尿床，有的甚至每晚遗尿2~3次，如果白天过度兴奋、疲劳或有疾病，遗尿次数会明显增多。随着年龄的增长，患儿遗尿的次数会逐渐减少，大多数患儿到7~9岁时即停止遗尿。

（3）治疗

①使患儿养成良好的作息和卫生习惯，避免过劳，掌握其尿床时间和规律，夜间用闹钟唤醒患儿起床排尿1~2次。白天睡1~2小时，白天避免过度兴奋或剧烈运动，以防夜间睡眠过深。

②排尿中断训练。鼓励患儿在每次排尿中间中断排尿，并让其从1数到10，然后再把尿排尽，这样能提高膀胱括约肌控制排尿的能力。

③忍尿训练。白天让患儿多饮水，当有尿意时，让他忍住尿，每次忍尿不超过10分钟，每天训练1~2次，使膀胱膨胀，增加容量，从而减少夜间排尿的次数。

④家长监督。家长要及时发现孩子尿床，督促孩子自己排空残余尿、擦干局部、更换内衣及床单等。

⑤总结记录。家长每天记录孩子尿床的原因、次数，在日程表上对尿床、不尿床都做个记号，每周总结一次，找出原因，当孩子有进步时给予鼓励。

---

① 骆常义. 小儿厌食症病因及证治探讨［J］. 四川中医，2001，19（06）.

6.咬指甲

咬指甲也称咬指甲症或咬指甲癖，是指反复咬指甲的行为。

（1）原因

出现这种现象常与精神紧张有关。生活节奏改变，比如入托、入学时孩子特别容易紧张，生病时也容易诱发此症。部分儿童是模仿他人而形成的。具有内向、敏感、焦虑等性格特点的儿童容易患此症。部分患儿诱因不明。[①]

（2）表现

轻者仅仅啃咬指甲，严重者可将每个指甲咬坏，甚至咬坏指甲周围的皮肤，少数患儿还咬脚趾甲。

（3）治疗

① 消除造成患儿紧张的一切因素是预防和治疗的关键。父母对患儿要以鼓励为主，耐心说服教育，调动患儿克服不良习惯的积极性。多让孩子参加娱乐活动，转移其注意力。当孩子咬指甲时，家长要分散孩子的注意力。帮助孩子养成良好的卫生习惯，经常为其修剪指甲。用苦味或辣味剂涂抹指甲等强制方法效果差。

② 若频繁出现咬指甲的行为可到医院进行矫正，行为矫正治疗法，如强化法、消退法、厌恶法等常能收到良好的效果。一般由医生根据患儿具体情况设计出行为治疗方案，由家长协助实施，同时给予支持性心理疗法。行为矫正治疗法的效果取决于医生、家长和患儿三方面的密切配合，并要持之以恒。

二、儿童常见心理卫生问题的矫治方法

儿童常见心理卫生问题的矫治是幼儿教师的一项工作内容。除上文谈到的问题行为的治疗措施外，还需要借助于一些行为矫正技术和方法来改进儿童的某些行为，主要有行为疗法、游戏疗法、感觉统合训练等。

（一）行为疗法

行为疗法是心理卫生问题行为矫正使用最广泛的治疗方法。行为疗法理论认为，个体行为是后天习得的。当某种行为受到正强化时，该行为出现的频率就会增多；反之，行为发生频率自然会减弱或消失。故通过后天有针对性的正强化和负强化可改变其行为。该方法被广泛用于攻击性行为、破坏行为、违法行为、社会行为退缩、咬指甲等问题行为的矫正。

幼儿园对问题行为矫正常用的方法包括奖励法、消退法、榜样法、惩罚法、隔离法、代币法等。每种方法有各自的操作要求、适合范围和实施要点。

1.奖励法

奖励法是对儿童所表现出的适宜行为给予及时表扬和奖励。奖励是教给儿童什么是适宜行为的最有效、最快捷的方法。当儿童做出适宜行为后，老师一个微笑、一个点头、一次触摸、一句评论都能充分向儿童传达什么行为是成人期望的、可接受的。儿童行为得到

---

① 赵子芳. 幼儿咬指甲的行为研究报告［J］. 软件：电子版，2014（2Z）.

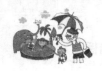

奖励和强化后，教师期望的行为将逐渐稳定、内化并保持下去。

通常奖励包括精神奖励（微笑、拥抱、摸头、拍肩、口头表扬等）、物质奖励（玩具、食品、书籍）、活动奖励（郊游、看电视、玩电子游戏等）。

实施要点：①及时奖励。儿童出现良好行为后马上奖励。间隔时间越长，奖励获得的强化效果越差。②讲明奖励原因。给予儿童奖励时要让其明白为什么给他奖励，以起到强化刺激作用。③选择恰当的奖励物。奖励物应是儿童喜欢的，否则就失去了奖励的意义。最好将精神奖励、物质奖励和活动奖励结合起来使用，避免儿童对奖励物形成依赖，没有奖励物就不做。④避免奖励不正确行为。如儿童通过哭闹最终达到目的就属不良行为得到了奖励。

2. 消退法

消退法是指当儿童出现不良行为时，采取不理睬、不注意、忽视其行为的方法，使儿童不良行为因没有得到强化刺激而消退。消退法通常适用于不良或不宜行为的矫正，如儿童频繁地告状，或为引起教师的注意而采取不正确的行为等。

实施要点：①成人的情绪和行为不要受儿童的情绪行为的影响，坚持不理会、不注意、忽视其行为。②最好是将消退法和奖励法结合使用。当儿童不良行为中止后，要关注或表扬其正常行为，使儿童从成人对两种行为的反馈中明白什么行为是适宜行为，什么是不适宜行为。

3. 榜样法

榜样法是指通过给儿童树立好的行为榜样，让其模仿学习。班杜拉（Albett Bandura）认为，人的复杂行为主要是后天习得的，儿童是通过直接经验和间接经验进行学习的。儿童早期行为主要是通过模仿父母、教师、同伴和周围人群习得。因此，可在班级中对积极行为进行示范、演习，树立榜样，让其他儿童模仿形成好的行为。但成年人也要注意不要给儿童树立不好的模仿榜样，如发脾气、骂人，甚至打孩子等。

实施要点：①一般选择对儿童有影响的人作为示范榜样，如幼儿教师、同伴、父母、电视中的人物等。②树立期望出现的行为榜样，避免不良行为成为榜样。

4. 惩罚法

惩罚法是指当儿童出现某一不良行为时，通过收回或取消他可能得到的奖赏，或给予厌恶刺激，使其不良行为减少的方法。学术界对惩罚法存在一定的争议，最好是将处罚法和奖励法结合使用。

实施要点：①及时惩罚。当不良行为出现后，惩罚越及时效果越好。②保持惩罚的连贯性和一致性。不能今天出现不良行为就处罚，明天则不处罚，或有的老师处罚，有的老师不处罚，让儿童无所适从。③避免惩罚太轻或太重。如果惩罚太轻起不到强化刺激的作用，惩罚过重会引起儿童对抗情绪和心理伤害。④选择恰当的惩罚物。通常选择儿童喜欢的物品或活动作为被剥夺的惩罚物，或选择儿童不喜欢的活动作为要求。

5. 隔离法

隔离法是指当儿童出现某些行为时，立即停止他的一切活动，对儿童进行短时隔离。使用隔离法的主要目的是立即阻止不良行为，同时促使儿童对自己的行为进行反思、调整情绪。该方法常用在一些较严重的问题行为发生时，如攻击行为、破坏行为。

实施要点：①立即隔离。当儿童发生不良行为时要及时告诉儿童犯了什么错误，将受到什么惩罚，并立即实施。②隔离室应是安全、单调、乏味的地方。隔离室不应有很多玩具，否则隔离反而成为奖励了。③隔离时间不宜太久或太短，一般选择一岁隔离一分钟，每增加一岁隔离时间延长一分钟。④隔离结束后要进行教育，让儿童自己说为什么被隔离了。

6. 代币法

代币法是采用小红花、五角星、印章图案、塑料片等物品作为计数工具，每当儿童出现一个良好行为就获得一定数量的物品，当物品积累到一定数量后，可换取一个儿童喜欢的强化物。

实施要点：①事先确定要奖励的行为，并与儿童沟通好。②奖项的目标难易度要适当，让儿童通过一定的努力能达到。③制定好代币交换规则，即用多少个物品换一项奖励。④奖励其花代币，让儿童体验到成功，并愿意继续好的行为。⑤如良好行为已建立，要逐渐减弱儿童对代币的依赖。

（二）游戏疗法

游戏疗法是指利用游戏活动来对儿童进行心理治疗的方法，是一种利用非语言媒介手段来实现心理健康教育的心理学治疗技术，是儿童心理行为干预最常用的方法之一。年幼的孩子语言发展还不成熟，他们难以正确表达自我的情感，因此在对 12 岁以下的儿童进行心理治疗时，不能以语言作为心理治疗的主要手段，而用游戏疗法却可收到良好的效果。

游戏疗法的目的是对儿童的内心世界进行再调整，对儿童在日常生活中的适应过程起到整合作用。

根据儿童心理行为问题的类型、严重程度，以及儿童的兴趣和气质特征，可选择不同的游戏疗法，如音乐疗法、绘画疗法、沙盘游戏疗法等。

1. 音乐疗法

以音乐游戏为主要形式的音乐治疗是国际上最新形式的心理治疗技术之一，它以音乐为工具，通过音乐的诸多手段，如时值、调性、曲式结构等，结合团体活动，即使参与者完全不懂音乐，也可以对参与者的心理问题发挥治疗的功效，达到促进其心理健康的目的。其非语言的工作方式特别适合儿童注意缺陷多动性障碍、沟通障碍、孤独症、创伤后应激障碍等的治疗。

音乐疗法不同于一般的音乐欣赏，它是在特定的环境气氛和特定的乐曲旋律、节奏中，使病人心理上产生自我调节作用，从而达到治疗的目的。现代医学认为，人处在优美悦耳的音乐环境之中，可以改善神经系统、心血管系统、内分泌系统和消化系统的功能，促使人体分泌一种有利于身体健康的活性物质，可以调节体内血管的流量和神经传导。另一方面，音乐声波的频率和声压会引起心理上的反应。良性的音乐能提高大脑皮质的兴奋性，可以改善人们的情绪，激发人们的感情，振奋人们的精神。同时有助于消除心理、社会因素所造成的紧张、焦虑、忧郁、恐怖等不良心理状态，提高应激能力。

从 20 世纪 80 年代开始，在精神病学方面也进行了将音乐用于精神病患者康复的探索和临床研究。其具体操作概括起来就是，在起初阶段大多采用单纯聆听的形式，称为"被动聆听"或"被动感受"；后来发展到既聆听又有主动参与，如包括简单乐器操作训练，及有选择地以音乐知识学习、乐曲赏析、演唱歌曲、音乐游戏、音乐舞蹈等形成综合性音

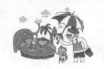

乐活动。由于形式各异及工作深度不同，因而认识也有差异，但仍较普遍地认为这种综合性安排的效果好于单听音乐。

音乐疗法的疗程一般为1~2个月，也有以3个月为一个疗程，每周5~6次，每次1~2小时。在具体实施时，如何选择音乐或歌曲是一个亟待进一步解决的问题，原则上应适合患者的心理（尤其情绪方面），更要适合患者的病情；然后编制设计出一系列适用的音乐处方，这方面还需深入研究讨论，以形成相对统一的定式化、规范化操作。

2. 绘画疗法

绘画疗法是艺术治疗的一种。绘画活动是通过绘画的创作过程，利用非语言的工具，传达儿童的意识与潜意识，并可作为治疗性改变的因素。在绘画活动中，儿童将内在想法表现出来，治疗者依据投射理论做诊断与治疗。绘画疗法能使儿童通过艺术活动表达难以用语言清楚表达的情感，创作的过程就是治疗。

绘画疗法主要适用于不能说话或不想说话的患者，以及其他方法均无疗效和具有情绪障碍、心理创伤等心理疾病患者。国内外的许多研究都表明，绘画疗法是一种科学有效的心理治疗方法，实践中也取得了一定的成果。进行绘画心理干预不仅可以处理人们的情绪和心理创伤问题，而且可以使心理障碍患者的自我形象、自尊或自我概念、社交技能等得到提高。除此之外，相关研究还发现绘画疗法可以促进认知和语言的发展。神经科学家和艺术家们发现绘画激活了与物体识别（与语言有关）和物体位置有关的大脑区域，即使是最简单的画图活动，也依赖大脑多个系统之间复杂的交互作用而完成。

绘画疗法在实践中常用的方法有：

（1）随意画

目的：以隐喻的方式与儿童内在的思考和感受建立沟通。

材料：纸、笔。

实施步骤：

①和儿童一起玩随意画游戏，可采用随意的曲线。

②导入语——"我们两人各有一张纸和一支笔，我随便画一条曲线，你把曲线变成一幅图，然后你再根据这幅图编一个故事，我会对你的故事问几个问题。"

③治疗者可与儿童角色轮换，由儿童画一条曲线，治疗者完成图画并说一个故事，儿童也可以问一些问题。

④重点放在两人的交互作用及对投射主题的探讨。

（2）问题解决过程绘画

目的：利用引导想象或心象的引导，帮助儿童用隐喻表达受阻的感觉、愿望、需求以及想法。鼓励儿童表达与讨论生活中的问题。

材料：纸、笔。

实施步骤：

①准备一张白纸，两次对折成四分格。

②让儿童想一想目前最困扰他的一件事或最烦恼的一件事。让儿童在白纸的左上（A）部分画出来。

③让儿童想想，针对他所画的东西，他希望的、喜欢的解决结果是什么，然后把这个

结果画在白纸右下（B）的部分。

④让儿童想一想，要从（A）到（B）他所能做的是什么，请他至少想出两个可行的方法画在白纸左下（C）及右上（D）的格子内。

⑤陪同儿童一起来分析、探讨完成的图画。

3. 沙盘游戏疗法

沙盘游戏疗法是游戏疗法的一种，主要是使用沙、沙箱以及有关人或物的缩微模型来进行心理治疗与心理辅导。强调创造过程本身的自发性和自主性是沙盘游戏疗法的基本特点，充分利用非言语交流和象征性意义是沙盘游戏疗法的本质特征。实施方法是被治疗者在治疗师的陪伴下，从玩具架上任意挑选玩具摆放在盛有细沙的箱子里，完成后由治疗师分析其创作的作品，澄清其内心的问题。[①] 这种疗法的基本原则在于，它最大限度地给人们以想象的自由，允许人们精心构造和发展自己头脑中任意驰骋的各种主题。

沙是儿童的世界，这种自然的表达形式很容易吸引儿童，玩沙不需要什么技术，也不会有自我批判或勉强，儿童会感到轻松和自由。沙盘游戏疗法正是借助于引起儿童想象的材料——沙，为儿童营造安全、受保护的空间。在这个空间内，儿童运用真实的物质形式创造和体验，处在游戏中的儿童利用沙和各种玩具模型表达自己的内心世界。他们所创造出来的"世界"是直接感知的，儿童在自己的"世界"中，不断创造、破坏，再创造、再破坏，让儿童体验自我控制感，唤醒自我能量，最终走向自我整合。

实施沙盘游戏疗法首先要有一间专门用来进行沙盘游戏的房间，里面放置沙盘、人或物的沙具以及其他沙盘游戏的必需物品。人或物的沙具则是一些能代表人、动物、植物的或其他类似的沙具。沙具的种类应该比较丰富，能尽量满足儿童的各种需求，比如能代表各种文化，无论是东方文明、西方文明，还是历史人物、当今潮流，都应该有相应的模型能给予表现，甚至是一些史前文化的物品、想象中的动物，等等。另外，陆海空的各种交通工具也应包括在内。

沙盘是一种特殊的装着沙子的供儿童在上面进行建造活动的盒子，一般被放在低矮的桌子上。常用的沙盘底和边框被漆成天蓝色，并且能防水，里面装的沙子大约是盒子高度的一半。人或物的缩微模型陈列在靠墙摆放的一排架子上，可随意取用。总之，沙盘的大小要能让人一眼看到全貌，这有利于集中和加强儿童的心理注意力。

儿童在整个沙盘游戏过程中，治疗师需要采取"静默见证者"接纳的、共感理解的、赏识的态度在旁边陪伴着，不是去分析、去解释，尽可能从整体上把握儿童沙盘游戏的表现，而且不能局限于儿童一件沙盘作品的表现，要尽可能把儿童的每次沙盘作品保存、记录下来，以全面把握沙盘作品的表现并注意作品的相互联系、所出现的变化。

儿童在创造沙盘图景的过程中或在结束时会自动讲一个故事，如果儿童没讲，则治疗师可以邀请儿童讲讲他/她摆了些什么，想要表达些什么感受。故事中会表达出儿童的情感、沙盘所呈现的主题以及玩具的象征意义等。治疗师不对游戏内容和儿童所讲的故事做出评价和解释，要做的就是认真倾听，真心地接纳。

---

① 张日昇. 箱庭疗法 [M]. 北京：人民教育出版社，2006.

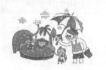

检测你的学习

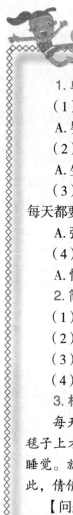

1.单项选择题

（1）（ ）是形成性别角色、发展性心理的关键期。

A.婴儿期　　　　B.婴幼儿期　　　　C.青春期　　　　D.成人期

（2）下列关于儿童攻击性行为形成因素中不正确的叙述是（ ）。

A.生物学因素　　B.学校教育　　　　C.饮食习惯　　　D.心理因素

（3）一名5岁男孩在周围环境安全的情况下，经常反复检查门窗是否关好，每天都要重复多次，据此可初步判断他可能患有（ ）。

A.强迫症　　　　B.恐怖症　　　　　C.焦虑症　　　　D.精神分裂症

（4）孤独症是一种（ ）。

A.情绪障碍　　　B.品行障碍　　　　C.语言障碍　　　D.发育性障碍

2.简答题

（1）学前儿童心理发育的规律是怎样的？

（2）学前儿童心理健康的标准是什么？

（3）学前儿童心理保育有哪些主要的措施？

（4）影响学前儿童心理健康的因素主要有哪些？

3.材料分析题

每天睡觉前，倩倩必须把一条粉红色的毯子放在枕头边，她总是把脸贴在小毯子上才愿意入睡。如果哪天小毯子被妈妈洗了还没有干，倩倩就哭闹着不愿意睡觉。就这样持续了好长一段时间，现在她连上幼儿园也要带着她的小毯子。为此，倩倩的妈妈有些迷惑不解，女儿为什么睡觉时就要盯着一条小毯子呢？

【问题思考】请运用幼儿心理发育的相关理论对上述案例进行分析。

拓展阅读 1

孤独症儿童的康复训练方法[①]

孤独症儿童的康复训练方法主要有：人际关系发展干预、应用行为分析、结构化教学法、感觉统合训练等。

人际关系发展干预：着眼于孤独症儿童人际交往和适应能力的发展，强调父母的引导式参与，在评估儿童当前发展水平的基础上，采用系统的方法循序渐进地触发孤独症儿童产生运用社会性技能的动机，进而使其习得的技能在不同的情境中迁移，最终让儿童发展出与他人分享经验、享受交往乐趣及建立长久友谊关系的能力。

---

① 中国康复研究中心：http://www.crrc.com.cn/Html/News/Articles/5221.html.

应用行为分析：是行为训练的方法之一，以分解目标、强化和辅助为原则，以回合式操作教学法作为具体操作方法（包括指令、个体反应、结果与停顿），以由专家指导下的大学生、研究生或儿童家长组成的干预小组与孤独症儿童进行一对一的训练作为干预的主要形式。

结构化教学法：也称系统教学法，是指根据儿童的学习特点，有组织、有系统地安排学习环境、学习材料及学习程序，让儿童按照设计好的结构从中学习的一种教学方法。它的基本思想是将教学空间、教学设备、时间安排、交往方式、教学手段等作系统安排，形成一种模式，使教学的各种因素有机地形成一体，全方位地帮助独孤症儿童进行学习。

感觉统合训练：是指通过感觉刺激信息进入大脑，在中枢神经形成有效率的组合，以使大脑协调身体对外界做出适当的反应，达成各种目的的协调行动，促使儿童的学习和动作顺利进行。

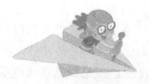

第 四 章 学前儿童生长发育与健康评价

本章导航

　　学前儿童在生长发育过程中遵循怎样的规律？如何判断学前儿童的健康状况？可以用哪些指标来进行测量？怎样才能对学前儿童健康做出正确的评价？

　　通过本章学习，在了解学前年龄阶段的划分和生长发育特点的基础上，熟悉学前儿童健康评价的指标，掌握学前儿童健康评价的标准及方法，并能够运用学前儿童健康评价的基本方法进行简单的数据分析，对学前儿童生长发育状况做出初步评价。

学习目标

通过本章学习，应该具备以下知识：

• 了解学前儿童生长发育的概念；

• 了解学前儿童年龄分期及发育的特点；

• 掌握学前儿童生长发育的规律；

• 了解学前儿童健康评价的标准、指标和应用；

• 了解学前儿童体格生长发育评价和心理发育评价的方法。

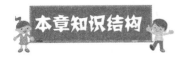

本章知识结构

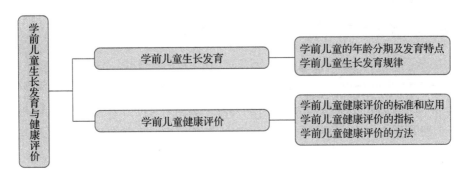

案例导入

　　樱桃已经11个月了，身高74厘米，体重9.5千克，能够在大人的扶持下站一会，最喜欢的事情是奋力用双手撑在沙发边缘，使劲爬上去，会喊妈妈，抓住新鲜的东西趁大人不注意往嘴里塞。陌生人来逗她玩，没看见爸爸妈妈就会哭。

　　樱桃的生长发育正常吗？遵循了什么样的规律？怎样认识和评价樱桃的身心发育状况？

　　学前儿童与成人最大的区别是他们处于连续不断的生长发育过程中，各系统器官组织逐渐长大，功能日渐成熟。生长是指身体各器官及全身的大小、长短和重量的增加与变化，是机体在量的方面的变化，是能观测到的。例如：身体长高、头围增大等。发育是指细胞、组织、器官功能的分化与成熟，是机体质的变化。例如：脑神经髓鞘化的完成，使得神经传导更为迅速、准确，还包括情感—心理的发育成熟过程。学前儿童的生长发育不论是其生长的速度，还是各系统、器官的发育顺序，都遵循一定的规律。

　　学前儿童的生长发育是一个极其复杂的过程，在这一过程中既有量的变化，也有质的变化，形成了不同的发展阶段。

第一节　学前儿童生长发育

　　学前儿童生长发育的规律是指群体儿童在生长发育过程中的一般现象。由于在生长发育过程中，学前儿童受环境、营养、体育锻炼、遗传、疾病等因素的影响，可以出现形态、机能、心理等方面的个体差异，但是一般规律还是普遍存在的。儿童生长发育状况，

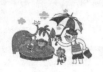

包括身心两个方面，了解学前儿童生长发育的共同规律和特点，有助于正确认识和评价学前儿童身心的发育，积极地创造各种有利条件，增进他们的健康，预防疾病。

一、学前儿童的年龄分期及发育特点

人体从卵子受精到发育成熟，是一个长达20年左右的连续、统一的过程，在这一过程中存在着量变和质变的连续变化。根据学前儿童的平均发育水平，划分为数个年龄时期，便于针对不同年龄时期的身心特点，在教养、生活等方面进行合理的保健指导。

（一）胎儿期

从受孕到娩出一般要经过40周，即10个月，每个孕月按28天计算共280天，称为胎儿期。该期特点是胎儿完全依赖母体生存，组织器官正在形成，母体的身体状况、情绪、营养、卫生状况等均可影响胎儿的生长发育。胎内前3个月称胚胎期，各系统、器官在期末几乎都已分化形成；中间3个月为内脏发育更趋完善的时期；后3个月为形体增长、身体发育更加迅速的时期。孕妇在整个怀孕期间，尤其是前三个月内遭受不利因素影响，可影响胎儿的正常生长发育，甚至导致死胎、流产、先天畸形等，因此，在这一时期应注意孕期保健和优生工作。

（二）新生儿期

胎儿娩出后28天，称为新生儿期。这一时期的主要特点是从胎内依赖母体生活转到胎外独立生活，全身各系统功能从不成熟转变到初建和巩固。新生儿面临内外环境巨变，适应性差，死亡率较高。应注意新生儿期保健，加强护理，如保暖、喂养、消毒、清洁卫生等。

（三）婴儿期

从出生第29天到1岁，称为婴儿期，又称乳儿期。这是学前儿童生长发育最迅速的阶段。身长在一年中增长50%，体重增长2倍。脑发育也很快，1周岁时已经基本会走，能主动接触周围事物，能听懂一些简单的话，能有意识地发几个音。营养应以母乳为主，并逐渐加辅助食品，母乳是婴儿最好的食品。由于生长迅速，对营养素和能量的需求相对较大，但消化功能尚不完善，易患消化及营养紊乱等疾病。同时，来自母体的免疫力逐渐消失，自身免疫功能尚未完善，对疾病的抵抗力较差，易感染多种疾病。这一时期应重视传染病的预防，按时进行预防接种和健康检查。

（四）幼儿前期

1~3岁为幼儿前期。这一时期身高、体重的增长明显地缓慢下来。动作发育迅速，从走到学习跑跳，3岁时走跑跳运用自如；生活范围渐广，接触周围事物机会增多，语言、思维和行为能力显著增强；对外界危险事物识别能力不强，容易发生意外创伤和中毒等事故；同时由于此时的免疫力仍然较低，容易传染疾病。在这一时期一方面要注意调配富有营养又易消化的食物，以满足生长发育需要；另一方面应继续做好疾病预防工作，还要防止中毒或创伤等意外事故的发生。

（五）幼儿期或学前期

3~6岁为幼儿期，又称学前期。幼儿体格发育减慢，中枢神经系统功能逐渐完善，语言和行为的发展出现了飞跃，有很强的求知欲、好奇心，好问，好模仿；运动的协调能力不断完善，能从事一些精细的手工操作，也能学习简单的图画和歌谣。这些为学前教育和小学教育奠定了生理基础。该时期要给予适当的引导、启发和教育，发展幼儿的智能，同时要培养良好的学习和生活习惯。

 二、学前儿童生长发育规律

（一）生长发育是连续的、阶段性的过程

学前儿童生长发育是一个连续的、统一的过程。如婴儿动作的发育"一看二听三抬头，四撑五抓六翻身，七坐八爬九站立，一岁左右会走路"（见图4-1），在这个连续过程中，又表现为阶段性。阶段性是指每一个阶段都有其特点区别于其他阶段，并且各阶段又是相互联系、相互衔接的，不能跨越。前一阶段的生长发育为后一阶段奠定必要的基础，任何一个阶段的发育受到阻碍，都会对后一阶段的发育造成不良影响。如抬头、翻身、坐、滚、爬、走这些动作是婴儿动作发育连续过程中的几个阶段，如果没有让婴儿在爬的阶段得到锻炼，婴儿就较难掌握走路的方法，走路时容易摔倒。婴儿的爬行，对后期动作的发展有里程碑意义，不会爬行直接行走的孩子，动作及其他方面的发展会受到影响。

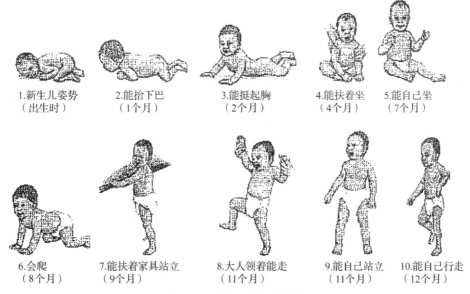

1.新生儿姿势（出生时）　2.能抬下巴（1个月）　3.能挺起胸（2个月）　4.能扶着坐（4个月）　5.能自己坐（7个月）

6.会爬（8个月）　7.能扶着家具站立（9个月）　8.大人领着能走（11个月）　9.能自己站立（11个月）　10.能自己行走（12个月）

图4-1　婴儿大动作的发展

（二）生长发育的速度和各系统的发育不均衡

1. 身高、体重的增长不均衡

学前儿童生长发育的速度不是直线上升的，而是呈波浪式的。以身高、体重为例，从

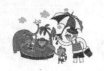

出生到成人有两个突增高峰期。一是在出生后第一年，生长速度最快，身高比出生时增长50%，体重增长为出生时的3倍。第二年增长速度也较快，以后增长速度逐渐缓慢下来。二是青春期，出现第二次突增高峰（见图4-2）。

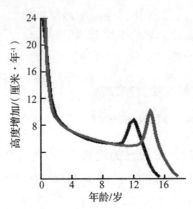

图4-2　儿童身高、体重增长规律

2. 身体各部分的生长速度不均衡

在生长发育过程中，身体各部分发育的比例是不同的。生长速度不同，因而身体各部的增长幅度也不一样。一个人从出生到发育成熟，头部增长了1倍，躯干增长了2倍，上肢增长了3倍，下肢增长了4倍（见图4-3）。从人体整个形态上看，则从新生儿时期较大的头颅（约占躯干的1/2）、较长的躯干和短小的双腿，逐步发育到成人时较小的头颅（约占身高的1/8）、较短的躯干和较长的双腿（见图4-4）。

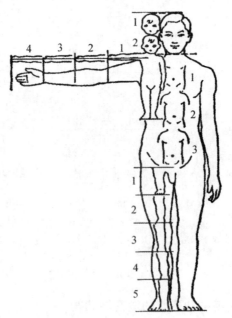

图4-3　新生儿及成人身体各部分发育的比例

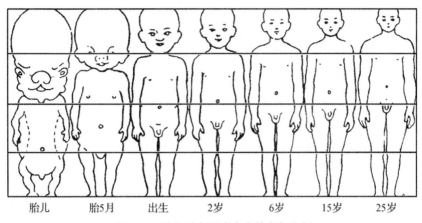

胎儿　　胎5月　　出生　　　2岁　　　6岁　　　15岁　　　25岁

图4-4　胎儿时期至成人身体各部比例

3. 身体各系统的发育不均衡

身体的不同器官、系统呈现不同的发育趋势。同一系统在不同时期生长发育速度也是不一样的。如在所有系统中，神经系统领先发育，尤其是大脑，在胎儿期和出生后的发育一直是领先的：出生时脑重约350克，相当于成人的25%；6岁时，脑重量已达到成人的90%。再如淋巴系统的发育，出生后淋巴系统发育特别迅速，10岁左右达到高峰，10岁以后淋巴系统中的个别器官逐渐退缩；而生殖系统在第一个10年中几乎没有什么发育，进入青春期后才会迅速发育（见图4-5）。

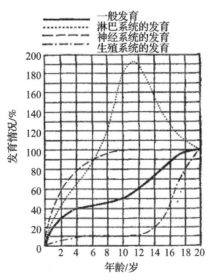

图4-5　身体各系统发育情况

（三）生长发育的程序性

生长发育的程序性同样表现出由上到下、由近到远、由粗到细、由低级到高级、由简单到复杂的规律。

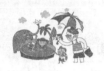

1. 由上到下

如头尾发展规律，即先学会抬头，再学会坐，学会站，然后才能学会走、跑、跳等复杂动作。

2. 由近及远

如正侧发展规律，即从人体中部到人体边缘的发展，从臂到手、从腿到脚的活动。

3. 由粗到细

如从全掌抓握到手指拾取。上肢最初只有无意识的活动，然后学会大把抓，最后才学会用拇指和食指拿细小的物体。

4. 由低级到高级

先会看、听、感觉事物，认识事物，发展到有记忆、思维、分析、判断。

5. 由简单到复杂

如语言的发展从无意识的发音到与事物建立起联系的发音，从单音节发音到连续多音节发音，从以词代句到"电报"句，到更丰富的一句话。再如婴幼儿先学会画直线，然后再会画圈和图形。

（四）生长发育的身心相互关联、协调统一

人体各系统的发育虽然存在不均衡性，但各器官、系统的发育并不是孤立地进行，而是在神经系统的支配下相互关联、相互影响、协调统一的。

另外，生理的发育和心理的发育也是相互关联的。生理发育是心理发育的基础，而心理发育也同样影响生理机能。如情绪会影响生理机能的正常发挥，情绪差时会影响食欲，从而造成营养不良或生长发育迟缓。不良心态还会引起支气管哮喘、消化道疾病等身心疾病。而生理上的缺陷，又可以引起心理上的不正常发展，常会表现出自卑、悲观、退缩、人际交往或行为障碍。

（四）生长发育的个体差异性

由于先天遗传以及先天、后天环境条件的不同，个体在整个生长时期都存在广泛的差异，呈现出高矮、胖瘦、强弱、智愚的不同。先天因素决定儿童发育的可能性，后天环境条件为儿童发育提供了现实性。应当为儿童积极创造良好的后天环境条件，充分发挥每个儿童的遗传潜力，使他们尽可能发育到他们可能达到的水平。

‖‖‖‖‖‖‖‖‖‖‖‖ 第二节　学前儿童健康评价 ‖‖‖‖‖‖‖‖‖‖‖‖

生长发育是儿童区别于成人的特点。学前儿童生长发育评价包括体格生长发育和神经心理发育评价两个方面，体格生长水平可代表学前儿童的健康状态，而生长不足往往是某种疾病状态或营养缺乏的表现。

一、学前儿童健康评价的标准和应用

学前儿童健康评价是指根据收集到的资料进行评估、判断，从而确定个体或者群体发育的等级或水平。健康评价标准是评价个体和集体儿童生长发育状况的统一尺度。一般通过一次大数量的调查研究，收集几项发育指标的测量数值，用统计学方法，按性别、年龄计算出各种指标的均值、标准差等，并根据这些统计数值做出相应的发育图表。选择评价标准是评价儿童个体和群体生长发育状况的必要前提。

一般来说，生长发育的标准不是绝对的、一成不变的。近年来世界很多地区的儿童均出现生长速度加快、发育和成熟提前等趋势，因此不同地区、不同时期的儿童及青少年的生长发育存在一定的差异性，发育标准是相对的、暂时的，是随时间推移不断修订的、动态变化的。一般 5~10 年就应重新制定一次标准。我国根据儿童体格发育调查结果，卫生部妇社司组织相关专家研究制定了《中国 7 岁以下儿童生长发育参照标准》，该标准已于 2009 年 6 月 2 日由卫生部正式公布。

二、学前儿童健康评价的指标

评价学前儿童生长发育的指标，包括形态指标、生理机能指标、生化指标以及心理功能指标等。

（一）形态指标

生长发育的形态指标是指身体及其各部分在形态上可测出的各种量度（如长、宽、围度以及重量等），最重要和常用的形态指标是体重和身高。此外，长度指标还有坐高、手长、足长、上肢长、下肢长；宽度指标有肩宽、骨盆宽、胸廓横径和前后径；围度指标有头围、胸围、上臂围、大腿围、小腿围；营养状况指标有皮褶厚度。青春前期体格生长常用指标有体重、身高（长）、坐高（顶臀长）、头围、胸围、上臂围等。

1.体重

体重是指人体各器官、系统、体液的总重量，在一定程度上反映学前儿童的骨骼、肌肉、皮下脂肪和内脏重量及其增长的综合情况。体重是最易获得的反映学前儿童生长与营养状况的指标。与身高相结合可用以评价机体的营养状况和体型特点。

 案 例

姐姐是一个小女孩，2003 年 10 月 3 日出生。小班入园时，姐姐 4 岁 11 个月，身高 110 厘米，体重为 27 千克，经体检评价为轻度肥胖。一个学期以后，她的体重和身高又有明显的增长，跨入了中度肥胖的行列。

正常足月新生儿出生体重平均为 3 千克左右，出生后 3 个月的体重是出生时的 2 倍，

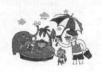

0~6 个月平均每月增加 0.7~0.8 千克，7~12 个月增加量减少，平均每月增加 0.25 千克。满 1 岁时体重大约是出生时的 3 倍，满 2 岁时达 4 倍（见表 4-1）。

表 4-1　儿童期体重增长规律

关键年龄	实际体重 / 千克	体重增加 / 千克	与出生时比较 / 倍
出生	3		
3 个月	6±	3	1
12 个月	9±	3	2
24 个月	12±	3	2

儿童的体重可用以下公式估算。

1~6 个月：体重（千克）＝出生体重（千克）+ 月龄 ×0.6

7~12 个月：体重（千克）＝出生体重（千克）+6×0.5

1 岁 ~ 青春期前：体重（千克）＝年龄 ×2+8（或 +7）

体重测量方法：0~3 岁用婴幼儿磅秤，3 岁以上用杠杆秤。脱去衣、帽、鞋、袜，只剩单衣、单裤。测量时，婴幼儿宜空腹，排去大小便。量具矫正至"0"点，读数精确到 0.01 千克。婴儿取卧位，1~3 岁幼儿取坐位；3 岁以上幼儿取立位。注意使其两手自然下垂，不摇动，不接触其他物体，以免影响准确读数。读数以千克为单位，记录到小数点后两位。

用体重评价儿童的营养状况时一般有两种方法：①按年龄别体重。按儿童年龄分组，用体重的均值作为标准，以均值 ±10% 作为正常范围，大于 10% 为超重，大于 20% 为肥胖；相反，小于 10% 为轻度营养不良，小于 20%~40% 为中度营养不良，小于 40% 为重度营养不良。②按身高别体重。根据世界卫生组织的标准，用不同数值的身高所应有的体重为基准，不分年龄和性别，用百分位数法列表，使用时按照儿童的身高值查出标准体重，如果所测儿童的体重位于第 20 百分位数到第 80 百分位数之间，说明该儿童的体重属正常范围。

2. 身长（身高）

身长（身高）代表头部、脊柱和下肢长度的总和，是最基本的形态指标之一，常被用以表示全身生长的水平和速度。身长（身高）方面表现的个体差异，比体重所表现的更大。

出生时身长平均为 50 厘米，1 岁时约为出生时身长的 1.5 倍，即 75 厘米；第二年增长速度减慢，2 岁时约为 85 厘米；2 岁 ~ 青春期，身高（厘米）＝年龄 ×57+70（见表 4-2）。

表 4-2　儿童期身长（身高）增长规律

关键年龄	实际长（高）度 / 厘米	增长 / 厘米
出生	50	
3 个月	61~62	11~12
12 个月	75	12~13
24 个月	85	10
2 岁至青春期		5~7

身长（身高）测量方法: 3 岁以上用身高计测量。测量时，被测者脱去鞋帽，取立正姿势站立在身高计的底板上，上肢自然下垂，足跟并拢，足尖分开。足跟、骶骨、肩胛骨三点靠在身高尺上，躯干自然挺直，两眼平视前方，头部保持正直。测量者将滑测板轻压受测者头顶，测量者眼睛与滑板呈水平位，读数精确到 0.1 厘米。

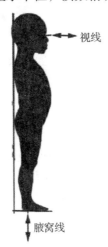

3 岁以下的婴幼儿要卧位测量，故称身长（卧位时颅顶到脚跟的垂直长度）。可用量床测量。脱去婴幼儿的鞋袜，使其仰卧于量床中央、面朝上。助手将其头扶正，头顶触及头板。测量者站在婴幼儿右侧，左手握住婴幼儿双膝，使其腿伸直并贴紧量床底板，右手移动足板使其接触婴幼儿双脚足跟，然后读取量床刻度，读数精确到 0.1 厘米。

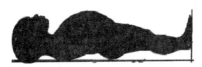

3. 头围

头围能反映颅和脑的大小以及发育情况，是反映学前儿童脑发育的重要指标，也是脑积水、头畸形等的主要诊断依据。儿童出生时，头围已达到成人头围的 65% 左右，10 岁时则达到成人头围的 95% 以上。新生儿头围平均值为 34 厘米，1 岁时为 45 厘米，2 岁时为 47 厘米，3 岁时头围平均为 48 厘米，以后增长得更少。所以对头围的监测在出生后头 2 年尤为重要（见表 4-3）。

表 4-3　头围增长规律

关键年龄	实际头围 / 厘米	增长 / 厘米
出生	34	
3 个月	40	6
12 个月	46	6
24 个月	48	2
5 岁	50	2
15 岁	53~54	3~4

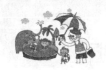

头围测量方法：头围采用软尺测量。被测者取立位或卧位，测量者面对被测者将软尺0点固定于被测者右侧眉弓上缘，软尺紧贴头皮（头发过多或有小辫子者应将头发拨开）从右向后绕枕骨突隆，绕过左眉弓上缘回到0点，读数精确到0.1厘米。

4. 胸围

胸围是胸廓的最大围度，可以表示胸廓的容积以及肌肉的发育情况，是人体宽度和厚度最具代表性的指标，在一定程度上反映身体形态及呼吸器官的功能发育状况。胸廓与肺的发育可以用胸围测量。新生儿胸围平均为32厘米左右，比头围小1~2厘米，1岁左右胸围与头围大致相等，1岁后胸围超过头围（见表4-4）。营养不好、缺乏体育活动以及疾病造成的胸廓畸形（如佝偻病）均会影响胸围的增长。

表4-4　胸围增长规律

关键年龄	实际胸围/厘米	与头围比较/厘米
出生	32	< 1~2
1岁	46	约相等
> 1岁	头围+（年龄-1）	>（年龄-1）

头围测量方法：3岁以下婴幼儿取卧位或立位，3岁以上取立位。取立位测量时，被测者脱去外衣，自然站立，两足分开与肩同宽，双眼平视，两肩放松，上肢自然下垂。测量者面对被测者，左手先将软尺0点固定于被测者一侧乳头上缘，右手拉软尺紧贴皮肤绕经后背，过两肩胛下角下缘，最后回至0点，取平静呼吸气时中间读数，读数精确到0.1厘米。

5. 坐高（顶臀长）

坐高是坐位时从颅顶点至臀部接触底座平面的垂直高度，可表示躯干的生长情况，与身高比较时可说明下肢与躯干的比例关系。儿童随年龄的增加，下肢的增长速度不断加快，故坐高占身高的比例随年龄而降低。

坐高测量方法：3岁以下婴幼儿取卧位，使用卧式身长板。测量者左手提起婴幼儿双腿，同时使其整个身子紧贴底板，移动足板使其贴紧臀部，然后读取测量数值，以厘米为单位，读数精确到0.1厘米。3岁以上取坐位。被测者坐在坐高计的坐盘上，或坐在高度合适的板凳上，先使身体前倾，让骶部紧靠立柱或墙壁，然后坐直，头和肩部的位置与测量身高时的要求相同，大腿与地面平行，双脚自然平放在地上，足尖向前。测量者用手移动滑测板轻压颅顶后读数。以厘米为单位，读数精确到0.1厘米。

（二）生理机能指标

生长发育的生理机能指标是指身体各系统各器官在生理机能上可测出的各种量度。如反映骨骼肌肉系统机能的基本指标为握力、拉力、背肌力；反映呼吸系统机能的基本指标为肺活量、呼吸频率；反映心血管系统机能的基本指标为心率、脉搏和血压；最大耗氧量则为心血管和呼吸系统机能的综合指标。还可检测血液中红细胞和血红蛋白等生化指标。生理机能指标有助于对学前儿童生长发育状况进行全面评价。

1. 心率与脉搏

心率是心脏搏动的频率，其反映心脏的生理机能是否正常。儿童年龄越小，心率越快。哭闹、紧张和身体运动时，心率会明显增加。故给儿童测心率最好选在其睡眠或安静时进行。婴儿平均心率为 120~140 次 / 分，幼儿心率平均为 90~120 次 / 分，成年人平均心率为 70~80 次 / 分。

由于脉搏的个体差异较大，易受体力活动和情绪的影响，应在安静时测量，连测三次10 秒的脉搏，其中两次相同并与另一次相差不超过一次脉跳时为安静状态，然后以 1 分钟的脉搏数作记录。测时，一般触摸桡动脉，通常用食指、中指和无名指的指腹（互相靠拢）平放于桡动脉近手腕处触摸脉搏。

2. 血压

血压是反映心血管系统机能的另一重要指标。一般来说，收缩压主要反映心脏每搏输出量的大小，舒张压主要反映外围阻力的大小，而脉压差则反映动脉管壁的弹性。

血压易受活动、情绪、体位等因素影响，使用血压计测时需在安静状态，将袖带里的空气排尽，单位为毫米汞柱（mmHg）或千帕（kPa）。

随年龄增加，动脉压力逐渐增加。4 岁后收缩压 ≈ 年龄 × 2 + 80，舒张压 = 2/3 收缩压。脉压差（即收缩压与舒张压之差）正常为 30~40 毫米汞柱。

3. 肺活量

肺活量是指受测者在深吸气后能够呼出的最大空气量，它在一定程度上代表着呼吸肌的力量和肺的容量及其发育状况。肺活量的测量一般采用肺活量计。

（三）生化指标

1. 血红蛋白测定

血红蛋白是红细胞的主要成分，血红蛋白测定能较好地反映学前儿童贫血的类型和程度。儿童各年龄血红蛋白的平均正常值为：出生后 2 周为 150 克 / 升，3 个月为 111 克 / 升，6 个月为 123 克 / 升，1~2 岁为 118 克 / 升，4~5 岁为 134 克 / 升，8~14 岁为 139 克 / 升。3 个月的婴儿至 15 岁的儿童，因生长发育迅速而致造血原料相对不足，红细胞可较正常值低 10%~20%

2. 尿液一般形状检查

尿液一般形状检查包括尿液的气味、尿量、颜色等。尿液有腐臭味，可能是泌尿系统有化脓性感染；尿量减少，可能是急性肾小球炎、高热、腹痛、呕吐和腹泻；尿液颜色变化，可能是肝胆方面的疾病或溶血性贫血等。

3. 粪便检查

检查粪便的量、颜色、臭味和水分等。正常粪便成形、柱状、软。对粪便做显微镜检查，主要是检查寄生虫类、胃肠道出血性疾病及消化情况。

（四）心理功能指标

常用的心理功能指标一般通过感觉、知觉、语言、记忆、思维、情感、意志、能力和性格等进行观察。

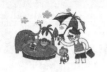

三、学前儿童健康评价的方法

学前儿童的健康评价包括体格发育评价和心理发育评价。体格发育评价常用身高和体重两个指标，包括按年龄别身高、按年龄别体重及按照身高别体重。参照标准有"中国九市儿童体格发育衡量数字"（简称"中国九市标准"）和世界卫生组织（WHO）推荐的"国际生长标准"。一般用后者。

（一）婴幼儿体格发育评价

体格生长发育评价由生长水平评价、生长速度评价、匀称水平评价和体质综合评价等四项内容组成。既可以评价个体，也可以评价群体的发育情况，需根据目的选择适宜的评价方法并进行组合。体格生长发育评价常用的方法有：

1. 指数评价法

（1）身高体重指数

体重（克）/身高（厘米）×100

身高体重指数又称克托来（Quitlet）指数，表示 1 厘米身高的体重数，显示人体的充实程度，也反映营养状况。指数随年龄增大而上升。1 岁时约为 120，2 岁时约为 138，6 岁时约为 160。指数大说明体重相对较大。

（2）身高胸围指数

胸围（厘米）/身高（厘米）×100

身高胸围指数反映了儿童胸廓的发育状况以及胸围与身高之间的比例关系，指数大说明胸围相对较大。年龄、性别、营养状况对身高胸围指数有明显的影响，故每一个年龄性别组都有参考值范围。新生儿平均为 64 左右，以后逐步下降，3 岁时为 54 左右。

（3）身高坐高指数

坐高（厘米）/身高（厘米）×100

身高坐高指数反映人体躯干和下肢的比例关系，借以说明体型特点。

青春期前随着年龄增长，下肢增长较快，该指数呈下降趋势，1 岁时约为 65.5，2 岁时约为 64，6 岁时约为 55。

（4）身体质量指数（Body Mass Index，BMI）

BMI= 体重（千克）/ 身高（厘米）的平方 × 10 000

该指数又称考泊（Kaup）指数，其含义是单位面积中所含的体重数。多用于学前儿童营养评价，反映儿童的体型和身体充实程度。在评价婴幼儿的营养状况时，小于 15 提示偏瘦，15~18 正常，18 以上提示超重或肥胖。

2. 发育离差评价法

发育离差评价法（见图 4-6）是评价儿童生长发育较常用的方法，该方法又分为发育等级评价法、发育曲线图评价法、体型图评价法等。

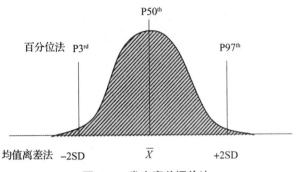

图 4-6　发育离差评价法

　　发育等级评价法是将个体儿童的发育数值与作为标准的均值及标准差比较，以评价个体儿童发育状况的方法。根据与该均值差异的大小和高低，评定该儿童发育是良好还是低下。中国常用五等级评价标准，即某项评价指标（如身高）以均值（$\bar{X}$）为基准值，以其标准差（SD）为离散距，将发育水平划分为五个等级，制定出五等级评价标准表（见表 4-5）。

表 4-5　发育等级评价法（五等级评价标准）

等　级	标　准
上等	$\bar{X}$ +2SD 以上
中上等	$\bar{X}$ +2SD 至 +SD
中等	$\bar{X}$ +SD 至 $\bar{X}$ –SD
中下等	$\bar{X}$ –SD 至 $\bar{X}$ –2SD
下等	$\bar{X}$ –2SD 以下

　　五等级评价标准以均值加减一个标准差为中等，均值加一个标准差至两个标准差为中上等，加两个标准差以上为上等，均值减一个标准差至两个标准差为中下等，减两个标准差以上为下等。

　　五等级评价标准常用的指标是身高和体重，个体儿童的身高、体重数值为"中等""中上等""中下等"均为正常范围，大约95%的儿童均属此列。但评价为"上等""下等"也不能一概肯定为异常，需定期连续观察，并结合体格检查再作出结论。

　　这种评价法的优点是简单易行，缺点是只能用于单项指标评价，不能对儿童体型作评价，也不能对生长发育动态进行评价。此评价方法易形成同龄儿童比胖瘦、比高矮，而不能判断儿童是否正常健康。

　　发育曲线图评价法的原理与五等级评价标准一样，只是将五等级评价标准中的五个等级用曲线来表示（见图 4-7）。发育曲线图可以将某项发育的均值、均值加减一个标准差

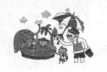

（$\bar{X} \pm 1SD$）、均值加减二个标准差（$\bar{X} \pm 2SD$），分别标在坐标图上绘出五条曲线，作为评定儿童生长发育标准。目前较为常用的生长发育标准是 WHO 推荐的参考值。

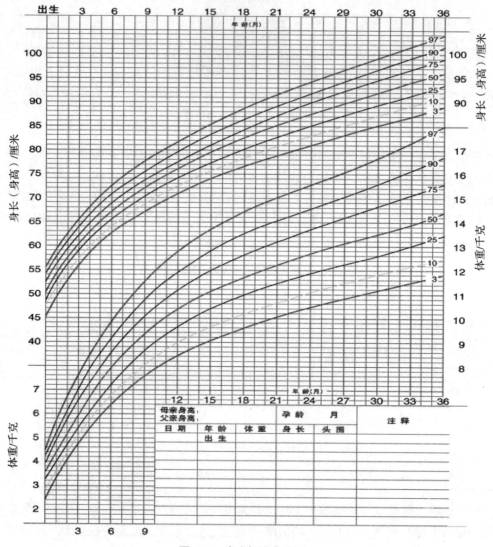

图 4-7　发育标准曲线图

以此进行评价也很方便，只要将个体儿童在该年龄的实测值标在图上，就能了解该儿童当时的发育水平。若将个体儿童在不同时期的连续实测值分别标在图上并连成曲线，这样既能看出该儿童各个时期的发育水平，又能了解其发育速度和趋势。

发育曲线图评价法使用比较广泛，具有以下优点：①简单，直观，使用方便；②能清楚地说明儿童发育处于哪一个等级；③可以追踪观察某项发育指标的发育趋势和发育速度；④能比较两个或更多儿童的发育水平。其唯一的缺点是不能同时评价几项指标来说明儿童发育的匀衡情况。

上述两种评价方法可用于对群体儿童的评价。例如，可把幼儿园一个班或整个幼儿园儿童的实测资料，先对照五等级评价标准确定各个儿童的等级，然后统计每项指标中各发育等级的人数和所占的百分比，从而了解某个班或整个幼儿园不同发育水平的儿童的比例。利用发育曲线图评价法作群体儿童的评价也很方便，只要将某群体儿童各年龄的均值连成一条曲线，就能看出该群体的发育水平。

3. 三项指标综合评价法

三项指标综合评价法是世界卫生组织近年来推荐的儿童营养状况的评价方法，即按年龄别体重、年龄别身高以及身高别体重三项指标全面评价儿童的生长发育状况（见表4-6）。这种评价方法既要称体重又要量身高，然后再分别查按年龄别体重、年龄别身高、身高别体重的标准，将这三项指标结合起来对儿童的身体生长发育和营养状况进行综合评价。

表4-6 三项指标综合评价法

按身高别 体重	按年龄别 身高	按年龄别 体重	评 价
高	低	高	肥胖 ++
高	中	高	目前营养过剩
高	低	中	目前营养好，既往营养不良
高	高	高	高个子，近期营养过度
中	高	高	高个子，体型匀称，营养正常
中	中	中	营养正常
中	中	高	营养正常
中	中	低	营养尚可
低	高	中	瘦高体型，目前轻度营养不良
低	中	低	目前营养不良 +
低	高	低	目前营养不良 ++
低	低	低	近期营养不良，过去营养不良

这种评价方法的优点是可以对营养状况作出判断，有的儿童长得矮而壮，有的儿童长得高而瘦，可能生长发育均属正常；但它的缺点是比较烦琐。

（二）婴幼儿心理发育评价

婴幼儿心理发育的水平主要表现在感知、运动、语言等各种能力和心理过程以及性格方面。对婴幼儿心理发育状况进行客观的评价，有利于了解婴幼儿在当前生态环境下的行为表现，从群体儿童中鉴别出问题行为和心理发展障碍，进而有针对性地实施科学保育，有利于提高保育质量，促进婴幼儿心理健康发展。婴幼儿心理发育评价包括能力测试和适应性行为测试。

1. 能力测试

能力测试又分为筛查性测验和诊断性测验。

（1）筛查性测验

筛查性测验中著名的有丹佛发育筛查测验（Denver Developmental Screening Test,

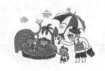

DDST）、图片词汇测验（Peabody Picture Vocabulary Test，PPVT）。

丹佛发育筛查测验共有105项测验项目，分为4个能区：个人社会技能（测查人际关系和自我帮助行为，如与大人逗笑、找东西）；精细运动与适应性动作（测查婴幼儿手眼协调等运动能力，如拾物）；粗大运动（测查婴幼儿坐立、行走和跳跃等能力）；言语（测查婴幼儿的言语和接受表达功能，如理解大人指示、用言语表达自己的要求等）。

图片词汇测验的目的是评估2.5岁幼儿至18岁青少年的词汇能力，可预测智力水平。测验由120张图片组成，每张图片上有4幅不同的画，按所表达的词义由易到难排列。主试者读其中的一个词，要求被试者指出其相应的那幅画。图片词汇测验属于一般智力筛查，15分钟左右可以完成。因其不用操作和语言，故适用于某些特殊情况，如脑损伤伴运动障碍、言语障碍和胆小、注意力易分散的儿童。但此测验结果并不全面反映智力水平，主要侧重言语智力。

其他可选用的筛查性测验有：

学前儿童能力筛查（简称"50项"，可了解婴幼儿一般智力发育水平，亦可作为能否入学的参考，分为问题和操作两大类）；儿童智能筛查测验量表（DST）（全国常模，上海，6岁以下）；0~4岁小儿神经心理发育量表；中国城市幼儿情绪及社会性评估量表（用于筛查城市幼儿在情绪社会化发展的快速时期是否存在偏离，并给予针对性的措施，以促进其情绪及社会性健康发展）。

（2）诊断性测验

诊断性测验中常见的有贝利婴幼儿发育量表（评估2个月至2.5岁婴幼儿智力发育水平，确定婴幼儿智力发育偏离正常水平的程度）、Gesell发育量表（用来评价和诊断小儿神经系统的发育完善情况及功能成熟情况）和韦氏学前儿童智力量表（适用于4~6岁学前儿童，测查一般智力水平、言语智力水平、操作智力水平和各种具体能力，如知识、计算、记忆和抽象思维等）。

其他可选用的诊断性测验有斯坦福 – 比奈量表（评价2岁幼儿至18岁青少年的一般智力水平或对智力低下者作出诊断）、中国幼儿智力量表（全国常模：城市、农村，3~6.5岁，戴晓阳）、麦卡锡儿童能力量表（全国常模：2.5~8.5岁，陈国鹏）等。

2.适应性行为测试

（1）感知觉领域

①视觉应用：如会追视眼前移动物体，眼睛会随着移动的人移动，视线可停留于有兴趣的物品（约10秒），能从有背景图案的图画中找到指定物品等。

②听觉应用：听到声音会有反应，如眨眼、表情改变、目视或惊吓，头会转向声源，能找到藏着的声音，能正确反应环境中的声音至少五种等。

③触觉应用：如碰到不同温度的东西时，会有不同的反应或表情；能用手揉搓、挤捏、拍打物品；在遮蔽视线的情形下，能触摸分辨相同及不同质感的物品等。

④味嗅觉刺激：能接受不同味道的食物，如酸甜苦辣，既不排斥也不过度偏好；闻到不同气味时，会有不同反应或表情，既不排斥也不过度偏好。

⑤前庭及本体觉刺激：如当个体在被扶抱下移动时，不会有排斥或过度兴奋的情形；能接受照顾者过度的紧抱或重压刺激，既不排斥也不过度偏好。

（2）粗大动作领域

①姿势控制：如站立时，臀部、背部及双膝可挺直，能用双膝跪，且能灵活转动身体拿东西，能踮脚尖站立，并维持10秒等。

②转换姿势：如能由趴睡姿势翻身至仰躺，能由仰躺姿势翻身至趴睡，能由侧躺姿势起身坐起，能由坐着姿势躺下，能不必搀扶独自由蹲着姿势到站立等。

③移动能力：包括爬行、行走、上下楼梯、跳等动作，如可以两脚一阶上楼梯且手不扶，会跑步并控制速度、方向或停止等。

④简单运动技能：如骑脚踏车、双手接球等。

（3）精细动作领域

可以从抓放能力、操作能力、简单劳作及书写技能、画图技巧、书写技巧、剪贴技巧等方面来进行评价。

例如抓放能力，可以分为：

①能以手掌手指拿握物品；

②能用大拇指与后四指相对抓握；

③能用大拇指、食指、中指三指捡取小物品；

④能用拇指和食指两指捡取小物品；

⑤会把手中物品放到指定地方（如大人手中、箱子里）；

⑥会把物品从一手交至另一手；

⑦手会跨过身体到对侧拿放物品，如用右手拿身体左侧物品，或用左手拿身体右侧物品。

（4）语言沟通领域

可以从语言理解、语汇理解、简单句理解、复杂句理解、叙述性语言理解、口语表达、语汇表达、简单句表达、复杂句表达、语言精熟度、沟通能力等方面进行评价。

例如婴幼儿语言复杂句表达，可以分为：

①会仿说含形容词、空间词和连接词的复杂句（如"哥哥吃冰箱里的饼干"）；

②会使用含有形容词的句子（如"我吃红红的草莓"）；

③会说出有连接词的句子（如：……和……；因为……所以……）；

④会使用含三个指令的复杂句子（如"我吃薯条、汉堡和可乐""妈妈，弟弟乱丢玩具，都不收玩具"）。

（5）认知领域

可以从物体恒存概念、简单因果概念、基本物概念、颜色概念、形状概念、比较概念、空间概念、符号概念、数概念、顺序概念、模仿、记忆、配对分类、逻辑思考、解决问题、简单阅读等方面进行评价。

例如评价婴幼儿逻辑思维能力，可以分为：

①能指出错误的地方；

②能从图卡或从一堆物品中挑选出不相关或不相同的东西，如从积木堆中挑出汽车；

③能进行逻辑推理，如能归类物品属性，再挑出不同类物品（如从饼干、糖、面包、积木四个物品中，挑出积木为不同类物品）。

（6）社会适应领域

可以从自我概念、环境适应、人际互动、游戏能力等方面来进行评价。

例如评价婴幼儿游戏能力，可以分为：

①当物品或玩具有功能性玩法（如用梳子梳头发）时，不会只将玩具丢、摔、咬；

②会对同一玩具做出两种以上玩法（如会用笔来涂鸦、压黏土或做指挥棒）；

③可以和同伴一起玩合作性的游戏（如一起搭积木）；

④可以玩角色扮演游戏；

⑤可以玩规则性纸游戏（如玩扑克牌、下棋等）。

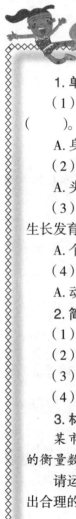

检测你的学习

1. 单项选择题

（1）能反映学前儿童呼吸器官发育状况和体育锻炼效果的形态指标是（　　）。

    A. 身高   B. 体重   C. 坐高   D. 胸围

（2）从妊娠到出生人生长最快的是（　　）。

    A. 头颅   B. 躯干   C. 上肢   D. 下肢

（3）儿童身高在第一年内约增长25厘米，是生长速度最快的阶段，其体现的生长发育规律是（　　）。

    A. 个体差异性   B. 相互关联性   C. 不均衡性   D. 连续性和阶段性

（4）用以评价新生儿和婴儿心理发育状况的很有价值的指标是（　　）。

    A. 动作发育   B. 语言发育   C. 认识发育   D. 个性发育

2. 简答题

（1）学前儿童生长发育有什么规律？

（2）学前儿童健康评价形态指标有哪几类？

（3）学前儿童心理发育评价包括哪些方面？

（4）学前儿童手指抓握能力包括哪些方面？

3. 材料分析题

某市，王甸甸，男，4岁，体重18.2千克。查《九市城区正常男童体格发育的衡量数字》，得知4岁男童的均值（$\bar{X}$）为15.61，标准差（SD）为1.75。

请运用发育等级评价法（五等级评价标准）评价该男童的体重发育状况并给出合理的建议。

拓展阅读 1

0~6岁儿童神经心理行为发育评价和指导

通过对儿童的神经心理行为发育进行评估，能够为家长提供儿童早期发展的针对性建议，同时提高家长育儿技能，教会家长与孩子交流和玩游戏，帮助建立良好的亲子关系，培养孩子良好的情绪情感、社会适应能力和学习技能等，促进儿童早期健康、和谐、全面发展。

一、发育状况评估

（一）基本内容和步骤

通过与家长交流以及对儿童的检查，监测孩子的发育情况，可以对儿童心理行为发育进行初步评估。其内容和步骤包括：

通过倾听家长的回答，观察家长和孩子之间的交流形式，确定家长是否在儿童早期发展中存在问题。

对家长的正确行为给予肯定和鼓励，及时纠正其对孩子不利的行为。根据儿童的具体情况，向母亲提供儿童早期发展促进的建议，主要是适龄的游戏和交流方式。可以根据儿童的年龄，指导家长训练孩子下一年龄段的各种发育行为，如6个月发育正常的婴儿，可以训练朝着7个月儿童正常发育水平的方向努力，不可过于超前训练。

向家长解释和示范如何与孩子进行游戏和交流，并确认其已经完全理解并学会了基本内容和技能。

向家长解释儿童早期发展促进的重要性，鼓励家长在家中坚持进行这些活动。

（二）儿童各年龄段神经心理行为发育状况

儿童生长发育包括体格生长和神经心理行为发育。体格生长包括身高、体重、头围、胸围、坐高、牙齿等方面。神经心理行为发育包括感觉、运动、精细动作、语言和适应性行为、个人—社会等方面。每个孩子的生长和发育水平基本同步，但可略有先后，而且生长和发育的各个方面也可存在一定范围的超前和落后。儿童神经心理行为发育水平可以用量表进行测验和评估。

2岁

体格生长：体重约12.0千克。身高约88厘米。牙齿大约16颗，20~30个月长出第二乳磨牙。

感觉、运动发育：步态稳，能走或跑。能从地上拾起东西不掉落。下蹲容易。会踢球。能单独上下楼梯。能搭6~7块积木。能一只手拿小杯子喝水喝得很好。匙用得好，溅落很少。会穿串珠。能用蜡笔模仿画垂直线和圆。喜欢大运动的活动，如跑、跳、爬、跳舞、拍手。会推椅子，爬上去拿东西。开始知道自己的能力有限。

语言和适应性行为：说话具有音调。不说隐语。能说三个字的句子。能说代词。能迅速说出熟悉物体的名称。能说自己的名字。能说动词。开始唱单调的歌。能执行四个命令。能穿一件简单的外套。能正确指出10张图片中的7张。能一页一页地翻书。能转动门把手。能打开盖子。能重复说一件事情。能洗手并擦干。能用积木一块块排

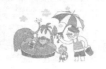

列成火车。试用剪刀剪东西。喜欢猜简单的谜语。能操作卡车载玩具的游戏。注意力集中时间延长，记忆力增强。会说300个词汇。

个人—社会发育：与父母分离有恐惧感。爱表现自己。对自己的独立性和一些技能感到骄傲。能拉人去看东西。大小便时能叫人；白天醒时能坐便盆，很少需要别人帮助。不能区分正确与错误。不愿意把东西分给别人，只知道"是我的"。学着把玩具收拾好。喜欢听故事、看画片。游戏时模仿父母的动作。喜欢大运动的游戏。喜欢看电视。

2.5岁

体格生长：有20颗乳牙。

感觉、运动发育：会跳，能用足尖走路、独脚站立。能搭8块积木。能拿铅笔，不是握成拳状。能模仿画垂直线和水平线。喜欢玩具汽车。能扔大皮球达1米左右。

语言和适应性行为：能重复两位数。开始知道颜色。

个人—社会发育：仍旧会发脾气。男孩喜欢玩弄外生殖器。知道自己的全名。

3岁

体格生长：身高约95厘米。体重约14千克。生长速度减慢。多数晚上能控制大小便。

感觉、运动发育：会骑三轮儿童车。能两脚交替上下楼梯。能从平地跳上台阶。会用水壶倒水。能把木栓敲打进栓孔。能搭9~10块积木。想要画图并能说出图画的名称；能模仿画图。能帮助擦盘子、打扫房间、摆桌子。自己吃饭吃得很好。自己刷牙。动作迅速、敏捷。

语言和适应性行为：会说900个词汇。会说句子，常常自言自语。说话流利、自信。说话时用复数。能唱简单的歌。知道一些儿童诗歌。能重复3位数。喜欢色彩。有时间概念，知道"今天"的意思。能在别人帮助下穿衣服，解开旁边和前面的纽扣。上厕所只需家长略加帮助。想象力丰富；能模仿图画书中的动作。喜欢做玩具物品中的精细动作。能将几何形的木块放入相应的框内；喜欢对称。能注意到遗漏的部分或损坏的物体，并要求家长装配上去。不断提问题："为什么？""这是什么？""有什么用处？"要知道其结果。留意别人的想法、感受，并能自己表达。

个人—社会发育：知道自己的性别及性的差异。能和别人一起玩简单的游戏。会玩"做家长"游戏。能把玩具分给别人。知道等待轮流，但常常不耐心。知道家里人的名字。害怕黑暗和动物。兄弟姐妹之间会比赛和产生忌妒。会整理玩具，自己上床睡觉。比较讲道理。喜欢同别人交换东西。大吵大闹和发脾气已不常见，持续时间短。认为父亲在家中的地位更加重要。友好，有幽默感。讨好家长。

4岁

体格生长：身高为出生时的2倍，约103厘米。体重约16千克。

感觉、运动发育：能手举过肩扔球。跳跃动作不灵活，能单足跳。能临摹正方形，会剪图片。能跳远、走独木桥。会欣赏杂技表演及粗略的手势表示。会扣衣服纽扣，能区分前后面。

语言和适应性行为：会说1 500个或更多的词汇，包括一些亵渎的语言。空间概念差。能说出一种以上的颜色。能数到30以上。知道两条线中哪一条长。能连续重复几个数字。能在室外为别人做一些小事情（如买东西）。能发现相同点；概念开始形成。提问题多，最爱探索。开始按顺序思考问题。能与人友好相处。能粗略地比较。能画人，包括头、两个肢体，还可能有双眼。喜欢新的活动，不喜欢重复熟悉的活动。能按图画及文字表演。能先画一幅画，然后给它起名字（常常起一个以上的名字）。

个人—社会发育：事实与虚构的不能很好区分。会闲谈。在外面很能讲家里的事。有一个能基本上支持他（她）想法和行动的想象中的伙伴。能离家逃跑。能与比他（她）年龄稍大的小朋友一起玩。主要玩有想象力的游戏，且玩的时间较长。在体力及语言方面表现出有侵犯性、自私、不耐烦、骄傲、霸道、武断。能用双关语、说笑话、扮小丑来吸引别人注意；会讲较长的故事。在个人生活习惯方面相对地依赖自己。会找借口。会对自己和别人做表演评价。喜欢玩惊奇的游戏，尤其是和成人玩。喜欢看电视，特别是动画片和广告节目。

5岁

体格生长：身高约110厘米。体重约18千克。

感觉、运动发育：会跳绳、溜冰。会跑着做游戏，如抢球。能从3级或4级台阶上跳下。会拿榔头钉钉子。能把玩具摆整齐。能两脚交替跳绳。歌唱得较好。显示出对洗碗有兴趣并能胜任。在音乐伴奏下舞跳得好。喜爱爬树。表现出一侧手偏利。

语言和适应性行为：能临摹三角形。会抄写名字，还可能会写别的字。会把纸对角折。会说2 000个以上词汇。能重复10个或10个以上音节的句子。至少能说出4种颜色。要求对一些事作出定义。能说出一周有几天。能判断两件物品中哪一件重。会做5之内的加法。对自己应做的事所需的督促较以前减少。想象力较以前差，对真实细节的事情感兴趣。喜欢探索自然现象和社会真相。能画一个从头到脚各部分都完整的人。开始理解"昨天"和"明天"的含义。能先思考然后把图画在纸上。提问比以前减少，但提出的问题较有意义，回答切题。能根据用途给物体下定义，如球是扔的、自行车是骑的。开始对物品进行归类。记忆力准确惊人。

个人—社会发育：会说谎。不停地说话。对家庭人员的关系感兴趣，如舅舅是妈妈的兄弟。喜欢与别人交往和上幼儿园。不喜欢完不成任务，喜欢完成他（她）开始做的事情。继续玩前一天玩的内容。喜欢在游戏中扮演熟悉的真实人物，如医生、消防队员、邮递员、警察。可靠、顺从，过于自信。在家可帮助做事，甚至照顾年幼的弟弟妹妹。如果迷路而不能回家能保持平静，说出姓名、地址，照顾自己直到父母来领。开始懂礼貌，大方、友好，能与想象中的伙伴和其他2~5名小朋友一起玩。喜欢玩"乔装打扮"的游戏。具有自信、相信别人、顺从别人的品质。知道钱的重要性，但不是针对钱本身，而是钱能买到他（她）想买的东西。

6岁

体格生长：身高117厘米左右。体重20千克左右。上中切齿脱落；萌出6龄齿。食欲好。睡眠不到12小时。经常患上呼吸道感染。

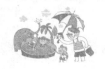

感觉、运动发育：身体平衡及控制有改善，但仍有轻度的手脚不灵活，粗心及不安静，爱做大量体力活动的游戏。能熟练地用蜡笔、铅笔、剪刀、尺子、胶水。

语言和适应性行为：能区分早晨和下午，知道一年四季的名称。死亡的概念已经形成。爱参加具有幻想的活动或其他非常动人的事情。能理解左和右。会说2 500个词汇。能读简单的句子，并能拼出字。能写字母和数字。能以1、5、10来计数。

个人—社会发育：喜欢听别人读或讲故事。害怕雷鸣、大动物和藏在床下的人。紧张性行为常见，如踮脚走、咬指甲。略加帮助就能自己洗澡、穿衣。仍常见泼洒牛奶及吃饭时发生的意外事情。对性的区别感兴趣，喜欢婴儿。游戏时不能输，会用欺骗手段取赢。会聊天、指挥、打架。课堂注意力集中时间短；长时间坐有困难。想办法责怪别人。喜欢看电视。

（三）儿童神经心理行为发育偏离或异常的识别、筛查和转诊

在儿童系统保健管理的过程中，每次健康体检时应关注儿童神经心理行为发育情况，及时识别和发现可疑异常或异常儿童，通过询问或观察，发现儿童在大运动、精细动作、语言和社会适应性等方面的发育明显落后的表现，及时转诊到有条件的医疗机构做进一步检查、干预和管理。

1. 病史收集

通过询问家长有关儿童发育的既往情况及对儿童的检查，及时识别可能导致神经心理行为发育偏离或异常的危险因素以及已经出现的神经心理行为发育偏离或异常。

内容包括：儿童生长发育史，如母孕期是否有异常情况，儿童出生时是否有早产、多胎、窒息、颅内出血等高危因素，出生后动作、言语、行为发育情况等；既往儿童喂养情况、患病情况、抚育情况、家族遗传病史、父母心身健康状况等。

2. 筛查和转诊

对儿童进行一般体格检查和神经心理行为发育状况检查、发育异常筛查时，进行检测的内容包括对儿童的感觉和运动、言语和行为等各个能区进行评估。儿童神经心理行为发育状况检查和发育异常筛查与体格检查同时进行；高危儿应该按要求增加检测次数并进行高危儿筛查；入学前筛查一次，早期发现学习困难儿童。发现发育落后儿童，应该转到有条件的医疗机构进一步检查。

在儿童系统保健中发现有以下可疑或异常表现的儿童，应该及时转诊：

①早期表现过多的睡眠，整天昏昏欲睡，不易唤醒；

②到3个月还不会微笑；

③对周围不关心，不看周围物品或对周围声音无反应；

④吸吮能力差或六七个月时仍不会咀嚼或吞咽困难；

⑤哭声异常，表现为哭声无力或发直，有时为尖叫；

⑥姿势异常，表现为经常头向后仰，抱时很费劲；

⑦3个月以后俯卧不能抬头，双手总是握拳状；

⑧四五个月时仍不会将手放入口中；

⑨"注视手"的动作持续存在，6个月以后也不消失；

⑩八九个月时仍不能坐稳；

⑪八九个月时双手仍不能在胸前握在一起玩；

⑫缺乏兴趣，注意力不集中，对玩具的兴趣也很短暂，不会玩玩具。

（来源：百度文库 https://wenku.baidu.com/view/aebc10d22dc58bd63186bceb19e8b8f6 7c1cefbd.html？ from=search）

拓展阅读 2

世界卫生组织儿童生长发育最新标准

1. 0~4 岁儿童年龄别体重、年龄别身高及身高别体重参考值，为 2006 年 WHO 推荐的评价标准；5 岁以上或身高 >120 厘米的儿童评价标准，依然采用 1997 年 WHO 推荐的标准（因 2006 版 WHO 标准无 5 岁以上儿童标准，按卫生部的要求依然沿用 1997 年的标准），因此部分数据存在交叉现象。

2. 评价方法：

（1）营养不良：

①低体重：

轻度：$\overline{X}$ –2SD ≤年龄别体重 < $\overline{X}$ –SD

中度：$\overline{X}$ –3SD ≤年龄别体重 < $\overline{X}$ –2SD

重度：年龄别体重 < $\overline{X}$ –3SD

②生长发育迟缓：

年龄别身高 < $\overline{X}$ –2SD

③消瘦：

身高别体重 < $\overline{X}$ –2SD

（2）超重和肥胖：

①身高别体重 > $\overline{X}$ +2SD 的儿童，要进行体质指数（BMI）值的计算。

②计算公式：

BMI= 体重（千克）/ 身高（厘米）的平方 ×10 000

③评价（P 表示百分位数法）：

超重：BMI>P85th

肥胖：BMI>P97th

（来源：百度文库　https://wenku.baidu.com/view/15b8573e87c24028915fc347.html）

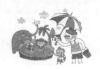

世界卫生组织 4~6 岁男童年龄别体重、身高标准

| 年龄 | | 体重 / 千克 | | | | | | | 身高 / 厘米 | | | | | | |
岁	月	−3SD	−2SD	−1SD	$\overline{X}$	1SD	2SD	3SD	−3SD	−2SD	−1SD	$\overline{X}$	1SD	2SD	3SD
4	0	11.2	12.7	14.4	16.3	18.6	21.2	24.2	90.7	94.9	99.1	103.3	107.5	111.7	115.9
	1	11.3	12.8	14.5	16.5	18.8	21.4	24.5	91.2	95.4	99.7	103.9	108.1	112.4	116.6
	2	11.4	12.9	14.7	16.7	19.0	21.7	24.8	91.6	95.9	100.2	104.4	108.7	113.0	117.3
	3	11.5	13.1	14.8	16.8	19.2	21.9	25.1	92.1	96.4	100.7	105.0	109.3	113.6	117.9
	4	11.6	13.2	15.0	17.0	19.4	22.2	25.4	92.5	96.9	101.2	105.6	109.9	114.2	118.6
	5	11.7	13.3	15.1	17.2	19.6	22.4	25.7	93.0	97.4	101.7	106.1	110.5	114.9	119.2
	6	11.8	13.4	15.2	17.3	19.8	22.7	26.0	93.4	97.8	102.3	106.7	111.1	115.5	119.9
	7	11.9	13.5	15.4	17.5	20.0	22.9	26.3	93.9	98.3	102.8	107.2	111.7	116.1	120.6
	8	12.0	13.6	15.5	17.7	20.2	23.2	26.6	94.3	98.8	103.3	107.8	112.3	116.7	121.2
	9	12.1	13.7	15.6	17.8	20.4	23.4	26.9	94.7	99.3	103.8	108.3	112.8	117.4	121.9
	10	12.2	13.8	15.8	18.0	20.6	23.7	27.2	95.2	99.7	104.3	108.9	113.4	118.0	122.6
	11	12.3	14.0	15.9	18.2	20.8	23.9	27.6	95.6	100.2	104.8	109.4	114.0	118.6	123.2
5	0	12.4	14.1	16.0	18.3	21.0	24.2	27.9	96.1	100.7	105.3	110.0	114.6	119.2	123.9
	1	12.2	14.6	16.7	18.8	21.3	23.7	26.2	96.6	101.2	105.9	110.5	115.1	119.7	124.3
	2	12.2	14.7	16.9	19.0	21.5	24.0	26.5	97.1	101.7	106.4	111.0	115.7	120.3	125.0
	3	12.3	14.8	17.0	19.2	21.7	24.2	26.7	97.5	102.2	106.9	111.5	116.2	120.9	125.6
	4	12.4	15.0	17.2	19.3	21.9	24.5	27.1	98.1	102.7	107.4	112.1	116.8	121.4	126.1
	5	12.5	15.1	17.3	19.5	22.1	24.7	27.3	98.5	103.2	107.9	112.6	117.3	122.0	126.7
	6	12.6	15.2	17.5	19.7	22.4	25.0	27.7	98.9	103.6	108.4	113.1	117.9	122.6	127.4
	7	12.7	15.4	17.6	19.8	22.5	25.2	27.9	99.4	104.1	108.9	113.6	118.4	123.1	127.9
	8	12.8	15.5	17.8	20.0	22.8	25.5	28.3	99.8	104.6	109.4	114.1	118.9	123.7	128.5
	9	12.9	15.6	17.9	20.2	23.0	25.7	28.5	100.2	105.0	109.8	114.6	119.4	124.2	129.0
	10	13.0	15.8	18.1	20.3	23.2	26.0	28.9	100.7	105.5	110.3	115.1	119.9	124.7	129.5
	11	13.0	15.9	18.2	20.5	23.4	26.3	29.2	101.1	105.9	110.8	115.6	120.5	125.3	130.2

续表

年龄		体重/千克						身高/厘米						
岁	月	−3SD	−2SD	−1SD	$\overline{X}$	1SD	2SD	3SD	−3SD	−2SD	−1SD	$\overline{X}$	1SD	2SD	3SD
6	0	13.1	16.0	18.4	20.7	23.7	26.6	29.6	101.6	106.4	111.3	116.1	121.0	125.8	130.7
	1	13.3	16.2	18.6	20.9	23.9	26.8	29.8	102.0	106.8	111.7	116.6	121.5	126.3	131.2
	2	13.3	16.3	18.7	21.0	24.1	27.1	30.2	102.4	107.3	112.2	117.1	122.0	126.9	131.8
	3	13.3	16.4	18.8	21.2	24.3	27.4	30.5	102.8	107.7	112.6	117.5	122.5	127.4	132.4
	4	13.4	16.5	19.0	21.4	24.6	27.7	30.9	103.2	108.1	113.1	118.0	123.0	127.9	132.9
	5	13.5	16.7	19.2	21.6	24.8	28.0	31.2	103.7	108.6	113.6	118.5	123.5	128.4	133.4
	6	13.5	16.8	19.3	21.7	25.0	28.3	31.6	104.1	109.0	114.0	119.0	124.0	128.9	133.9
	7	13.6	16.9	19.4	21.9	25.3	28.6	32.0	104.4	109.4	114.4	119.4	124.4	129.4	134.4
	8	13.7	17.1	19.6	22.1	25.5	28.9	32.3	104.8	109.8	114.9	119.9	124.9	129.9	134.9
	9	13.8	17.2	19.8	22.3	25.8	29.2	32.7	105.3	110.3	115.3	120.3	125.4	130.4	135.5
	10	13.8	17.3	19.9	22.5	26.0	29.5	33.0	105.7	110.7	115.8	120.8	125.9	130.9	136.0
	11	13.9	17.5	20.1	22.7	26.3	29.9	33.5	106.0	111.1	116.2	121.2	126.3	131.4	136.5

世界卫生组织2~6岁男童身高别体重标准

身高/厘米	−3SD	−2SD	−1SD	$\overline{X}$	1SD	2SD	3SD	身高/厘米	−3SD	−2SD	−1SD	$\overline{X}$	1SD	2SD	3SD
103	12.8	13.8	14.9	16.2	17.7	19.3	21.1	121	16.4	18.9	20.8	22.6	25.1	27.6	30.1
103.5	12.9	13.9	15.1	16.4	17.8	19.5	21.3	121.5	16.6	19.1	21.0	22.8	25.4	27.9	30.5
104	13.0	14.0	15.2	16.5	18.0	19.7	21.6	122	16.6	19.2	21.1	23.0	25.7	28.3	31.0
104.5	13.1	14.2	15.4	16.7	18.2	19.9	21.8	122.5	16.7	19.4	21.3	23.2	25.9	28.6	31.3
105	13.2	14.3	15.5	16.8	18.4	20.1	22.0	123	16.9	19.6	21.5	23.4	26.2	28.9	31.7
105.5	13.3	14.4	15.6	17.0	18.5	20.3	22.2	123.5	17.0	19.8	21.7	23.6	26.4	29.2	32.0
106	13.4	14.5	15.8	17.2	18.7	20.5	22.5	124	17.2	20.0	22.0	23.9	26.7	29.5	32.3
106.5	13.5	14.7	15.9	17.3	18.9	20.7	22.7	124.5	17.3	20.2	22.2	24.1	27.0	29.9	32.8
107	13.7	14.8	16.1	17.5	19.1	20.9	22.9	125	17.5	20.4	22.4	24.3	27.3	30.2	33.2
107.5	13.8	14.9	16.2	17.7	19.3	21.1	23.2	125.5	17.5	20.5	22.5	24.5	27.5	30.5	33.5

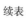
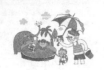

身高/厘米	−3SD	−2SD	−1SD	$\overline{X}$	1SD	2SD	3SD	身高/厘米	−3SD	−2SD	−1SD	$\overline{X}$	1SD	2SD	3SD
108	13.9	15.1	16.4	17.8	19.5	21.3	23.4	126	17.7	20.7	22.8	24.8	27.9	30.9	34.0
108.5	14.0	15.2	16.5	18.0	19.7	21.5	23.7	126.5	17.8	20.9	23.0	25.0	28.1	31.2	34.3
109	14.1	15.3	16.7	18.2	19.8	21.8	23.9	127	17.9	21.1	23.2	25.2	28.4	31.6	34.8
109.5	14.3	15.5	16.8	18.3	20.0	22.0	24.2	127.5	18.1	21.3	23.4	25.5	28.8	32.0	35.3
110	14.4	15.6	17.0	18.5	20.2	22.2	24.4	128	18.2	21.5	23.6	25.7	29.0	32.3	35.6
110.5	14.5	15.8	17.1	18.7	20.4	22.4	24.7	128.5	18.4	21.7	23.9	26.0	29.4	32.7	36.1
111	14.6	15.9	17.3	18.9	20.7	22.7	25.0	129	18.5	21.9	24.1	26.2	29.7	33.1	36.6
111.5	14.8	16.0	17.5	19.1	20.9	22.9	25.2	129.5	18.6	22.1	24.3	26.5	30.0	33.5	37.0
112	14.9	16.2	17.6	19.2	21.1	23.1	25.5	130.	18.8	22.3	24.6	26.8	30.4	33.9	37.5
112.5	15.0	16.3	17.8	19.4	21.3	23.4	25.8	130.5	18.9	22.5	24.8	27.0	30.7	34.3	38.0
113	15.2	16.5	18.0	19.6	21.5	23.6	26.0	131.	19.0	22.7	25.0	27.3	31.0	34.7	38.4
113.5	15.3	16.6	18.1	19.8	21.7	23.9	26.3	131.5	19.2	22.9	25.3	27.6	31.4	35.1	38.9
114	15.4	16.8	18.3	20.0	21.9	24.1	26.6	132	19.3	23.1	25.5	27.8	31.7	35.5	39.4
114.5	15.6	16.9	18.5	20.2	22.1	24.4	26.9	132.5	19.4	23.3	25.7	28.1	32.1	36.0	40.0
115	15.7	17.1	18.6	20.4	22.4	24.6	27.2	133	19.6	23.6	26.0	28.4	32.4	36.4	40.4
115.5	15.8	17.2	18.8	20.6	22.6	24.9	27.5	133.5	19.7	23.8	26.3	28.7	32.8	36.9	41.0
116	16.0	17.4	19.0	20.8	22.8	25.1	27.8	134	19.9	24.0	26.5	29.0	33.2	37.3	41.5
116.5	16.1	17.5	19.2	21.0	23.0	25.4	28.0	134.5	20.0	24.2	26.8	29.3	33.6	37.8	42.1
117	16.2	17.7	19.3	21.2	23.3	25.6	28.3	135	20.1	24.4	27.0	29.6	33.9	38.2	42.5
117.5	16.4	17.9	19.5	21.4	23.5	25.9	28.6	135.5	20.2	24.6	27.3	29.9	34.3	38.7	43.1
118	16.5	18.0	19.7	21.6	23.7	26.1	28.9	136.	20.3	24.8	27.5	30.2	34.7	39.2	43.7
118.5	16.7	18.2	19.9	21.8	23.9	26.4	29.2	136.5	20.5	25.0	27.8	30.6	35.2	39.7	44.3
119	16.8	18.3	20.0	22.0	24.1	26.6	29.5	137	20.7	25.3	28.1	30.9	35.6	40.2	44.9
119.5	16.9	18.5	20.2	22.2	24.4	26.9	29.8	137.5	20.8	25.5	28.4	31.2	36.0	40.7	45.5
120	17.1	18.6	20.4	22.4	24.6	27.2	30.1	138	20.9	25.7	28.7	31.6	36.4	41.2	46.0
120.5	16.2	18.7	20.6	22.4	24.9	27.4	29.9	138.5	21.0	25.9	28.9	31.9	36.8	41.7	46.6

世界卫生组织 BMI 标准

岁	月	百分位数法（BMI in kg/cm² × 10 000）				岁	月	百分位数法（BMI in kg/cm² × 10 000）			
		50th	85th	95th	97th			50th	85th	95th	97th
0~2 岁男童						0~2 岁女童					
0	0	13.4	14.8	15.8	16.1	0	0	13.3	14.7	15.5	15.9
	1	14.9	16.4	17.3	17.6		1	14.6	16.1	17.0	17.3
	2	16.3	17.8	18.8	19.2		2	15.8	17.4	18.4	18.8
	3	16.9	18.5	19.4	19.8		3	16.4	18.0	19.0	19.4
	4	17.2	18.7	19.7	20.1		4	16.7	18.3	19.4	19.8
	5	17.3	18.9	19.8	20.2		5	16.8	18.5	19.6	20.0
	6	17.3	18.9	19.9	20.3		6	16.9	18.6	19.6	20.1
	7	17.3	18.9	19.9	20.3		7	16.9	18.6	19.6	20.1
	8	17.3	18.8	19.8	20.2		8	16.8	18.5	19.6	20.0
	9	17.2	18.7	19.7	20.1		9	16.7	18.4	19.4	19.9
	10	17.0	18.6	19.5	19.9		10	16.6	18.2	19.3	19.7
	11	16.9	18.4	19.4	19.8		11	16.5	18.1	19.1	19.6
1	0	16.8	18.3	19.2	19.6	1	0	16.4	17.9	19.0	19.4
	1	16.7	18.1	19.1	19.5		1	16.2	17.8	18.8	19.2
	2	16.6	18.0	18.9	19.3		2	16.1	17.7	18.7	19.1
	3	16.4	17.9	18.8	19.2		3	16.0	17.5	18.6	19.0
	4	16.3	17.8	18.7	19.1		4	15.9	17.4	18.4	18.8
	5	16.2	17.6	18.6	18.9		5	15.8	17.3	18.3	18.7
	6	16.1	17.5	18.5	18.8		6	15.7	17.2	18.2	18.6
	7	16.1	17.4	18.4	18.7		7	15.7	17.2	18.2	18.6
	8	16.0	17.4	18.3	18.6		8	15.6	17.1	18.1	18.5
	9	15.9	17.3	18.2	18.6		9	15.5	17.0	18.0	18.4
	10	15.8	17.2	18.1	18.5		10	15.5	17.0	17.9	18.3
	11	15.8	17.1	18.0	18.4		11	15.4	16.9	17.9	18.3
2	0	15.7	17.1	18.0	18.3	2	0	15.4	16.9	17.8	18.2

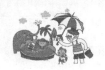
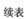

岁 月	百分位数法（BMI in kg/cm² × 10 000）				岁 月	百分位数法（BMI in kg/cm² × 10 000）			
	50th	85th	95th	97th		50th	85th	95th	97th
2~6 岁男童					2~6 岁女童				
2 0	16.0	17.4	18.3	18.7	2 0	15.7	17.2	18.1	18.5
1	16.0	17.4	18.3	18.6	1	15.7	17.1	18.1	18.5
2	15.9	17.3	18.2	18.6	2	15.6	17.1	18.1	18.5
3	15.9	17.3	18.2	18.5	3	15.6	17.1	18.0	18.4
4	15.9	17.2	18.1	18.5	4	15.6	17.0	18.0	18.4
5	15.8	17.2	18.1	18.4	5	15.6	17.0	18.0	18.4
6	15.8	17.2	18.0	18.4	6	15.5	17.0	17.9	18.3
7	15.8	17.1	18.0	18.4	7	15.5	17.0	17.9	18.3
8	15.7	17.1	18.0	18.3	8	15.5	16.9	17.9	18.3
9	15.7	17.0	17.9	18.3	9	15.5	16.9	17.9	18.3
10	15.7	17.0	17.9	18.2	10	15.4	16.9	17.9	18.2
11	15.6	17.0	17.9	18.2	11	15.4	16.9	17.8	18.2
3 0	15.6	17.0	17.8	18.2	3 0	15.4	16.9	17.8	18.2
1	15.6	16.9	17.8	18.1	1	15.4	16.8	17.8	18.2
2	15.5	16.9	17.8	18.1	2	15.4	16.8	17.8	18.2
3	15.5	16.9	17.7	18.1	3	15.3	16.8	17.8	18.2
4	15.5	16.8	17.7	18.1	4	15.3	16.8	17.8	18.2
5	15.5	16.8	17.7	18.0	5	15.3	16.8	17.8	18.2
6	15.4	16.8	17.7	18.0	6	15.3	16.8	17.8	18.2
7	15.4	16.8	17.7	18.0	7	15.3	16.8	17.8	18.2
8	15.4	16.8	17.7	18.0	8	15.3	16.8	17.8	18.2
9	15.4	16.8	17.6	18.0	9	15.3	16.8	17.8	18.3
10	15.4	16.7	17.6	18.0	10	15.3	16.8	17.8	18.3
11	15.3	16.7	17.6	18.0	11	15.3	16.8	17.8	18.3

续表

岁 月		百分位数法（BMI in kg/cm² × 10 000）				岁 月		百分位数法（BMI in kg/cm² × 10 000）			
		50th	85th	95th	97th			50th	85th	95th	97th
2~6 岁男童						2~6 岁女童					
4	0	15.3	16.7	17.6	18.0	4	0	15.3	16.8	17.8	18.3
	1	15.3	16.7	17.6	18.0		1	15.3	16.8	17.8	18.3
	2	15.3	16.7	17.6	18.0		2	15.3	16.8	17.8	18.3
	3	15.3	16.7	17.6	18.0		3	15.3	16.8	17.9	18.4
	4	15.3	16.7	17.6	18.0		4	15.3	16.8	17.9	18.4
	5	15.3	16.7	17.6	18.0		5	15.3	16.9	17.9	18.4
	6	15.3	16.7	17.6	18.0		6	15.3	16.9	17.9	18.4
	7	15.2	16.7	17.6	18.0		7	15.3	16.9	17.9	18.4
	8	15.2	16.7	17.6	18.0		8	15.3	16.9	18.0	18.5
	9	15.2	16.7	17.6	18.0		9	15.3	16.9	18.0	18.5
	10	15.2	16.7	17.6	18.0		10	15.3	16.9	18.0	18.5
	11	15.2	16.7	17.7	18.1		11	15.3	16.9	18.1	18.5
5	0	15.2	16.7	17.7	18.1	5	0	15.3	17.0	18.1	18.6
	1	15.3	16.7		18.1		1	15.2	16.9		18.6
	2	15.3	16.7		18.1		2	15.2	16.9		18.6
	3	15.3	16.7		18.1		3	15.2	17.0		18.7
	4	15.3	16.7		18.1		4	15.2	17.0		18.7
	5	15.3	16.7		18.1		5	15.2	17.0		18.7
	6	15.3	16.7		18.1		6	15.2	17.0		18.7
	7	15.3	16.7		18.2		7	15.2	17.0		18.8
	8	15.3	16.8		18.2		8	15.3	17.0		18.8
	9	15.3	16.8		18.2		9	15.3	17.0		18.8
	10	15.3	16.8		18.2		10	15.3	17.0		18.9
	11	15.3	16.8		18.3		11	15.3	17.0		18.9

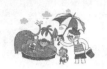

岁 月	百分位数法（BMI in kg/cm² × 10 000）				岁 月	百分位数法（BMI in kg/cm² × 10 000）			
	50th	85th	95th	97th		50th	85th	95th	97th
2~6 岁男童					2~6 岁女童				
6 0	15.3	16.8		18.3	6 0	15.3	17.0		18.9
1	15.3	16.8		18.3	1	15.3	17.1		19.0
2		16.9		18.4	2	15.3	17.1		19.0
3	15.3	16.9		18.4	3	15.3	17.1		19.0
4	15.3	16.9		18.4	4	15.3	17.2		19.1
5	15.4	16.9		18.5	6 5	15.3	17.2		19.1
6	15.4	16.9		18.5	6	15.3	17.2		19.2
7	15.4	17.0		18.5	7	15.3	17.2		19.2
8	15.4	17.0		18.6	8	15.3	17.3		19.3
9	15.4	17.0		18.6	9	15.4	17.3		19.3
10	15.4	17.1		18.7	10	15.4	17.3		19.3
11	15.5	17.1		18.7	11	15.4	17.3		19.4
7 0	15.5	17.1		18.8	7 0	15.4	17.4		19.4

世界卫生组织 3~5 岁男童头围标准

岁 月	−3SD	−1SD	$\overline{X}$	1SD	2SD	3SD
3 0	45.2	48.0	49.5	50.9	52.3	53.7
1	45.3	48.1	49.5	51.0	52.4	53.8
2	45.3	48.2	49.6	51.0	52.5	53.9
3	45.4	48.2	49.7	51.1	52.5	54.0
4	45.4	48.3	49.7	51.2	52.6	54.1
5	45.5	48.4	49.8	51.3	52.7	54.1
6	45.5	48.4	49.9	51.3	52.8	54.2
7	45.6	48.5	49.9	51.4	52.8	54.3
8	45.6	48.5	50.0	51.4	52.9	54.3
9	45.7	48.6	50.1	51.5	53.0	54.4
10	45.7	48.7	50.1	51.6	53.0	54.5
11	45.8	48.7	50.2	51.6	53.1	54.5
4 0	45.8	48.7	50.2	51.7	53.1	54.6
1	45.9	48.8	50.3	51.7	53.2	54.7
2	45.9	48.8	50.3	51.8	53.2	54.7
3	45.9	48.9	50.4	51.8	53.3	54.8
4	46.0	48.9	50.4	51.9	53.4	54.8
5	46.0	49.0	50.4	51.9	53.4	54.9
6	46.1	49.0	50.5	52.0	53.5	54.9
7	46.1	49.1	50.5	52.0	53.5	55.0
8	46.1	49.1	50.6	52.1	53.5	55.0
9	46.2	49.1	50.6	52.1	53.6	55.1
10	46.2	49.2	50.7	52.1	53.6	55.1
11	46.2	49.2	50.7	52.2	53.7	55.2
5 0	46.3	49.2	50.7	52.2	53.7	55.2

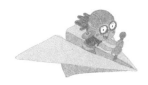

第五章 学前儿童集体活动的卫生保健

本章导航

托幼机构的卫生保健工作对学前儿童身心健康有什么重要意义？主要包含哪些方面的工作？应该怎样实施？如何科学合理安排学前儿童一日生活活动？托幼工作者应该掌握托幼机构卫生保健工作的哪些技能？

本章从托幼机构卫生保健工作的重要性出发，介绍了学前儿童集体活动的各项卫生保健制度，以便托幼工作者全面了解托幼机构中膳食卫生、体格锻炼、健康检查、卫生消毒、疾病预防、安全急救等卫生保健工作的具体要求，再根据安排托幼机构一日活动的卫生学依据，提出科学合理安排学前儿童一日活动的各环节的卫生要求，以使学生熟悉并掌握托幼机构卫生保健工作的各项技能。

学习目标

通过本章学习，应该具备以下知识：
- 了解托幼机构卫生保健工作的重要性，熟悉各项卫生保健制度的内容和实施；
- 正确理解托幼机构的一日生活各环节实施的指导要求；
- 学会科学合理地安排托幼机构的生活活动、教育教学活动和体育锻炼；
- 掌握托幼机构卫生保健工作的各项技能。

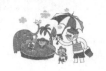

本章知识结构

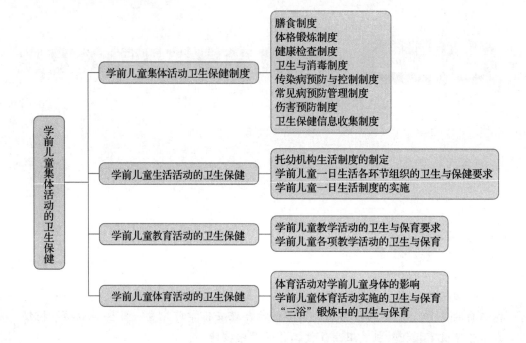

学前儿童集体活动卫生保健制度
- 膳食制度
- 体格锻炼制度
- 健康检查制度
- 卫生与消毒制度
- 传染病预防与控制制度
- 常见病预防管理制度
- 伤害预防制度
- 卫生保健信息收集制度

学前儿童生活活动的卫生保健
- 托幼机构生活制度的制定
- 学前儿童一日生活各环节组织的卫生与保健要求
- 学前儿童一日生活制度的实施

学前儿童教育活动的卫生保健
- 学前儿童教学活动的卫生与保育要求
- 学前儿童各项教学活动的卫生与保育

学前儿童体育活动的卫生保健
- 体育活动对学前儿童身体的影响
- 学前儿童体育活动实施的卫生与保育
- "三浴"锻炼中的卫生与保育

（总标题：学前儿童集体活动的卫生保健）

案例导入

目前一些幼儿园和老师常常以天气、教学任务以及有室内活动室等原因，减少幼儿户外活动的时间，甚至偶尔不安排户外活动。

你认为幼儿园户外活动是否必须安排？户外活动的意义何在？在这一章我们一起探讨幼儿园必需的卫生保健制度。

托幼机构卫生保健工作的主要任务是贯彻预防为主、保教结合的工作方针，为儿童创造良好的生活环境，预防控制传染病，降低常见病的发病率。幼儿卫生保健工作在幼儿园工作中具有非常重要的意义，它是实现托幼机构教养目标和管理目标的重要方面，是促进学前儿童身心和谐发育的保证。2010年9月教育部、卫生部联合发布了《托儿所幼儿园卫生保健管理办法》，2011年3月卫生部又发布了《托幼园所卫生保健工作规范》，这些都为提高托儿所、幼儿园卫生保健工作水平，预防和减少疾病发生，保障儿童身心健康提供了重要规范和依据。

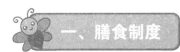

第一节　学前儿童集体活动卫生保健制度

托幼机构卫生保健制度的建立，目的在于创设优化的环境和条件，用科学的方法教养学前儿童，确保学前儿童在集体教育机构中健康成长。

一、膳食制度

做好学前儿童的膳食管理，保证幼儿获得生长发育和活动所必需的营养，是托幼机构保育工作的一项重要任务。合理的营养是保证学前儿童正常生长发育和身心健康的物质基础。

在膳食管理上，托幼机构食堂应当按照《中华人民共和国食品安全法》等有关法律法规的要求，为幼儿提供符合国家《生活饮用水卫生标准》的生活饮用水。幼儿膳食应当由专人负责，工作人员膳食与幼儿膳食要严格分开，幼儿膳食费专款专用；幼儿食品应当在具有《食品生产许可证》或《食品流通许可证》的单位采购。幼儿园应当每周向家长公布幼儿食谱，并按照相关规定进行食品留样。

在膳食营养方面，托幼机构应当根据儿童生理需求，以《中国居民膳食指南》为指导，参考《中国居民膳食营养素参考摄入量》（DRIs）和《儿童各类食物每日参考摄入量》，制订膳食计划。根据膳食计划制订带量食谱，1~2周更换1次。食物品种要多样化且合理搭配。在主副食材的选料、清洗、切配、烹调的过程中，应当减少营养素的损失，符合幼儿清淡口味，注意色、香、味、形，以提高幼儿的进食兴趣。

二、体格锻炼制度

幼儿体格锻炼是指利用日光、空气、水等自然因素，组织开展的适合幼儿的户外体育活动。幼儿通过体育锻炼，不仅能增强身体各器官各系统的功能，促进生长发育，增强机体的耐受力和抵抗力，还对培养幼儿坚强的意志、促进幼儿独立生活与活动能力以及智力的发展有重要意义。

幼儿园应当积极开展适合幼儿的体育活动，充分利用日光、空气、水等自然因素以及本地自然环境，有计划地锻炼幼儿机体，增强其身体的适应和抗病能力。《幼儿园工作规程》规定："正常情况下，每日户外体育活动不得少于1小时。幼儿户外活动时间（包括户外体育活动时间）每天不得少于2小时，寄宿制幼儿园不得少于3小时；高寒、高温地区可酌情增减。"

托幼机构应当根据幼儿的年龄及生理特点，每日有组织地开展各种形式的体育锻炼，掌握适宜的运动强度，保证运动量。在运动中注意观察幼儿面色、精神状态、呼吸、出汗

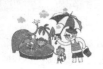

量和幼儿对锻炼的反应，加强运动中的保护，避免运动伤害。

三、健康检查制度

托幼机构应建立和健全健康检查制度。健康检查的对象包括新入园的幼儿、在园的幼儿以及全体工作人员。

（一）幼儿的健康检查

通过定期和不定期的健康检查，可及时了解幼儿的生长发育情况和健康状况，便于采取相应的措施促进幼儿健康成长，同时，对疾病也可以做到早发现、早隔离和早治疗。

1. 入园前的健康检查

幼儿入园前必须进行全面的健康检查，预防某些传染病传入幼儿园，体检中发现疑似传染病者应当暂缓入园，及时确诊治疗。幼儿入园前健康检查的主要内容包括：

①了解幼儿的疾病史、传染病史、过敏史、家族疾病史等。

②检查幼儿当前的生长发育与健康状况，如身高、体重、胸围、头围、心肺功能、视力、血红蛋白、肝功能等。

③了解幼儿预防接种完成的情况等。

幼儿入园时，幼儿园应当查验《儿童入园（所）健康检查表》《0~6岁儿童保健手册》《预防接种证》。

2. 定期健康检查

幼儿入园后应定期进行健康检查。一般来说，"1~3岁儿童每年健康检查两次，每次间隔6个月；3岁以上的儿童每年健康检查一次。所有儿童每年进行一次血红蛋白或血常规检测。""每半年测身高、视力一次，每季度量体重一次。"[①]

幼儿园应为每名幼儿建立健康档案，以便全面了解和判断其生长发育情况。有条件的幼儿园要为每名幼儿建立电子健康档案。

幼儿每次健康检查以后，医务保健人员都应对幼儿个人以及集体进行健康分析、评价及疾病统计，及时向家长反馈健康检查结果，并提出在促进幼儿健康成长方面的相应措施。如对于肥胖症幼儿，在饮食营养上给予合理膳食的建议，适当控制脂肪和碳水化合物的摄入。

3. 晨（午）检及全日健康观察

幼儿每天入园以后，医务保健人员和保教人员应该对其进行每日的健康检查和观察，发现疾病及早进行隔离和治疗，防止疾病加重或在园内传播。幼儿每日的健康观察主要包括晨检和全日的观察。

（1）晨（午）检

晨检是幼儿园卫生保健工作的重要环节。通过这一环节，可以及早发现疾病，对于一些不安全因素，也可以及时加以处理。同时，也能了解到幼儿在家中的生活情况，有利于

---

① 卫生部妇幼保健与社区卫生司. 托儿所幼儿园卫生保健工作规范，2011年3月.

保教人员更好地做好当日的工作以及密切家园联系。

晨检工作应在幼儿每天早晨入园时进行，寄宿制幼儿园应在幼儿早晨起床以后进行。负责晨检工作的人员一般是医务保健人员，也可以是具有初步医学知识的保教人员。晨检内容包括"一看二摸三问四查"。一看，看看脸色是否正常，喉咙或扁桃体有没有发炎；二摸，摸摸额头是否发烫，淋巴结是否肿大；三问，询问幼儿在家中饮食、睡眠等情况，有没有身体不舒服；四查，查查有没有带危险物品或者小珠子之类的易导致气管异物的物品。

晨检中如果发现幼儿有身体不适或疾病迹象，应劝说家长带幼儿去医院检查，或暂时将该幼儿隔离，请保健医生进一步检查，然后再确定是否入班。

午检于午睡起床之后进行。

（2）全日观察

保教人员在对幼儿进行日常保育和教育的过程中，应随时观察幼儿有无异常表现，重视疾病的早发现。全日观察的重点是幼儿的精神状况、饮食状况、大小便状况、睡眠状况、体温等。

平时活泼爱动的幼儿，突然变得不爱说话、眼皮耷拉了，食欲好的幼儿不爱进食，甚至出现呕吐等现象，幼儿小便颜色加深、不肯如厕、便秘严重或肚子疼拉稀了，等等，都反映出幼儿的身体异常，应进一步对幼儿进行身体检查，以便及时发现疾病。

（二）工作人员的健康检查

为了保证幼儿的健康，幼儿园的工作人员必须按照《托儿所幼儿园卫生保健管理办法》，取得《托幼机构工作人员健康合格证》方能进入幼儿园中工作。

同时每年必须到指定的县级以上医疗卫生机构进行一次检查，并由体检单位按规定填写健康检查表。患有精神病者应当立即调离；在岗工作人员患结核，痢疾，滴虫性、霉菌性阴道炎，化脓性皮肤病等有碍儿童身心健康的疾病及乙肝表面抗原阳性者，要及时隔离和调离，待病愈后持指定医疗机构的健康证明方可恢复工作。

四、卫生与消毒制度

托幼机构是幼儿高度聚集、密切接触的场所，托幼机构的室内空气质量及有关公用设施和用具的卫生质量与幼儿的健康密切相关，做好托幼机构预防性消毒工作，同时加强健康教育，使幼儿具备较强的卫生意识，养成良好的卫生习惯，对防止疾病的传播有着极其重要的意义。

清洁消毒工作分为日常清洁消毒、定期清洁消毒、传染病流行期间清洁消毒。

（一）消毒方法

①机械消毒法：如刷洗或利用水的机械作用清洗、肥皂擦手冲洗等，操作简便、经济实惠。

②物理消毒法：开窗使空气流通，可减少呼吸道疾病的传染。一些不宜清洗消毒的玩

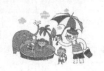

具、图书、被褥等，可放在阳光下曝晒，阳光中的紫外线有强烈的杀菌作用。

③热力消毒法：一种常用的、有效的消毒方法，常用的热力消毒法有消毒柜、流动蒸汽、煮沸消毒等，尤其适合餐具、茶具、毛巾等物品的消毒。

④化学消毒法：常用的化学消毒药品有含氯消毒液、次氯酸钠、过氧乙酸、漂白粉等，可用于门窗、地面、厕所、家具等的消毒。

⑤消毒灯消毒法：常见的为紫外线灭菌灯和臭氧消毒灯，适于房间空气消毒，不易产生死角。

（二）各种用品的消毒方法

消毒制度应严格执行，规范操作，专人负责，掌握好消毒用品的规范使用方法。

1. 餐具消毒

幼儿的餐具用完后要及时洗净，每日消毒一次。常用方法是煮沸，注意在发生菌痢或肝炎时，应适当延长煮沸时间；也可以使用消毒柜消毒。消毒后的餐具要注意保洁。饭桌在用餐前后均应擦干净。抹布必须专用，每次用后要洗净，再用开水烫。

2. 水果消毒

生食瓜果要用清水洗净，或用消毒剂浸泡后冲洗干净，然后去皮。

3. 被褥、衣物消毒

幼儿的被褥、衣物要勤洗勤换，并经常放置在阳光下曝晒，至少每月进行两次。必要时将衣物等煮沸或用消毒剂消毒。

4. 玩具、图书消毒

玩具应保持清洁并定期进行消毒，可用阳光曝晒、消毒剂浸泡、洗涤等方法。儿童书籍要定期在阳光下翻晒消毒。破旧书籍不宜再使用。

5. 空气消毒

除经常通风换气，保持儿童活动室、卧室等处空气新鲜外，在必要时还可采用紫外线灭菌灯照射进行空气消毒。

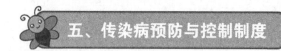

五、传染病预防与控制制度

托幼机构要贯彻"预防为主"的方针，做好经常性的疾病预防工作。

①督促家长按免疫程序和要求完成幼儿预防接种。接种前，要对家长和幼儿宣传预防接种的注意事项，并了解幼儿的健康情况。注射后，填写预防接种卡片，并注意观察幼儿接种后的反应（凡有禁忌证者不予接种或暂缓接种）。

②建立传染病管理制度。发现传染病疫情或疑似病例后，立即向区疾控中心报告，及时对患儿采取有效的隔离控制措施，做到早预防、早发现、早报告、早诊断、早隔离、早治疗。

③及时实施正确的检疫措施，对所在班级被传染病病原体污染的物品和环境实施随时性消毒与终末消毒，对接触传染病的幼儿立即采取必要的预防措施，并按各种传染病规定的检疫期进行检疫。

④班级老师每日登记本班幼儿的出勤情况。对因病缺勤的幼儿，应当了解其患病情况和病因。对疑似患传染病的，要及时报告给保健医生，并继续追查幼儿的患病情况和病因，以做到对传染病人的早发现。

⑤发生传染病期间，加强晨午检和全日健康观察。对发生传染病的班级要按要求进行医学观察，医学观察期间该班与其他班相对隔离。

六、常见病预防管理制度

学前儿童常见病管理制度是为了防止或减少常见疾病的发生，促进幼儿身体健康发展。幼儿常见的呼吸道、消化道疾病，营养不良，应列入常见病管理内容。

①根据季节变化、疾病多发的年龄制定相应预防措施；利用各种形式向教职员工和家长宣传常见病的预防知识；培养幼儿良好的卫生习惯；提供合理平衡的膳食；加强幼儿体格锻炼，增强儿童体质和对疾病的抵抗能力。

②定期开展幼儿眼、耳、口腔保健，对患贫血、营养不良、肥胖等营养性疾病的幼儿进行登记管理，对重度贫血和营养不良幼儿进行专案管理，对患先天性心脏病、哮喘、癫痫等疾病的幼儿，以及有药物过敏史或食物过敏史的幼儿进行登记，加强日常健康观察和保育护理工作。

③重视幼儿心理行为保健，开展幼儿心理卫生知识的宣传教育，发现有心理行为问题的幼儿及时告知家长到医疗保健机构进行诊疗。

七、伤害预防制度

幼儿园应将幼儿生命安全放在第一位。"幼儿园应当严格执行国家和地方幼儿园安全管理的相关规定，建立健全门卫、房屋、设备、消防、交通、食品、药物、幼儿接送交接、活动组织和幼儿就寝值守等安全防护和检查制度，建立安全责任制和应急预案。"[1] 伤害预防制度的内容应包括：

①清除室内外一切不安全因素及隐患。活动场所地面应平整、光滑。大型玩具每月进行检修，做好登记，经常检查电器、电线是否漏电。室内电器插座应安装在距地面 1.6 米以上，电线应用暗线以免幼儿接触。

②幼儿园应当把安全教育融入一日生活，并定期组织开展多种形式的安全教育和事故预防演练。在各项活动中，保教人员要关注幼儿的活动情况，随时消除不安全因素。老师组织外出时要做到两次清点人数（出发时与返回时），交接班时也要清点幼儿人数。

③幼儿园教职工必须具有安全意识，掌握基本急救常识和防范、避险、逃生、自救的基本方法，在紧急情况下应当优先保护幼儿的人身安全。

④药品必须妥善保管，吃药时要仔细核对，剧毒药品要有专人管理，并严禁放在班

---

①　中华人民共和国国家教育委员会. 幼儿园工作规程. 2015 年 12 月.

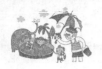

上。药品管理和服用应由保健老师负责。

⑤幼儿园应当投保校方责任险。

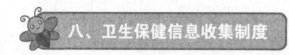

八、卫生保健信息收集制度

幼儿园要建立工作人员和幼儿的健康档案，应对出勤、晨午检及全日健康观察、膳食管理、卫生消毒、营养性疾病、常见病、传染病和健康教育等各项卫生保健工作进行记录，并及时归档；并能对幼儿健康检查、膳食营养、常见病和传染病进行统计分析，进行幼儿体格发育评价和膳食营养评估工作。

例如发生意外伤害时，保教工作人员要进行儿童伤害事故登记，记录表见表5-1。

表5-1 儿童伤害事故登记表 [①]

年 月 日

姓名		性别		年龄		班级	
发生的地点：			发生时的活动：				
损伤的部位：			损伤恢复时间：				
转归：			当班责任人：				
简述伤害事故发生经过：（对损伤过程作综合描述）							
医疗处理：（医院的最后诊断和治疗意见）。							
分析：（事故性质）							
园领导意见：							

注：

1.登记范围：在园内发生的伤害事故，包括各种中毒、溺水、触电、异物、烧伤、烫伤、其他外伤〔切割伤与裂伤（缝合者）、骨折、脱臼、脑震荡、血肿〕、窒息、死亡、走失、失明等。

2.转归：按痊愈、好转、后遗症、死亡分别填写。

---

① 卫生部妇幼保健与社区卫生司．托儿所幼儿园卫生保健工作规范，2011年3月．

124

‖‖‖‖‖‖‖‖‖‖‖ 第二节　学前儿童生活活动的卫生保健 ‖‖‖‖‖‖‖‖‖‖‖

何谓生活？何谓幼儿园一日生活？《幼儿园教育指导纲要（试行）》指出："幼儿园应为幼儿提供健康、丰富的生活和活动环境，满足他们多方面发展的需要，使他们在快乐的童年生活中获得有益于身心发展的经验。"幼儿园一日生活是幼儿园一天的全部经历、幼儿园生活的所有环节、幼儿园进行的所有活动，按照时间段或者活动内容可分为各种不同类型的活动，如日常生活活动、游戏活动、教学活动。学前儿童生活活动是一日生活的重要组成部分。

学前儿童生活活动是一日生活中占用时间最多的活动；生活活动渗透衔接一日生活的各个环节，一日生活才能顺利开展。

生活活动对学前儿童发展有重要意义：能培养良好的习惯与行为倾向，提升生活自理能力，为终身学习打下基础；能培养安全意识，形成自我保护能力；能激发积极的生活态度和良好的情绪情感体验，帮助适应集体，焕发生命的活力，获得有意义而快乐的童年。

生活制度是指根据学前儿童身心发展的特点，对他们在托幼机构内的主要活动，如入园、进餐、睡眠、游戏、户外活动、教育活动、离园等每个环节，在内容、时间、顺序、次数和间隔上的规定，是学前儿童生活活动的具体设计和体现。制定科学合理的生活制度，不仅能使儿童劳逸结合，充分满足生理和生活方面的需要，养成良好的生活习惯，提高各个生活环节的效率，同时也有利于托幼机构各项工作有计划、有步骤地进行。

一、托幼机构生活制度的制定

（一）制定托幼机构生活制度的意义

1. 合理的生活制度能促进神经系统的正常发育

合理的生活制度是较好遵循生物钟的规律，保证幼儿具有充足睡眠、按时进食和游戏以及健康成长的重要条件。合理的生活制度，将不同性质类型的活动穿插安排，动静交替，劳逸结合，有助于中枢神经系统的正常发育，避免大脑的过度疲劳。

2. 合理的生活制度能提供安全、有秩序的环境，培养幼儿的良好习惯

《幼儿园教师专业标准》明确要求："合理安排和组织一日生活的各个环节，将教育灵活地渗透到一日生活中。"合理的生活制度能够提供较稳定和安全、有秩序的环境，可以帮助幼儿形成初步的自理能力和良好习惯，使幼儿能够愉快、安全、健康地成长，例如生活自理、交往交流、自我保护、爱护环境，等等。

3. 合理的生活制度能保证幼儿有足够的进餐、游戏和户外活动时间

科学的一日生活、游戏和教学活动安排，能创设愉悦的进餐环境，保证幼儿定时定点进餐，能在制度上保障幼儿户外活动（常态下）时间2小时以上、户外体育活动时间1小时以上、游戏时间3小时以上。

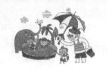

（二）制定托幼机构生活制度的原则

1. 根据学前儿童小、中、大班的年龄特点

学前儿童正处在生长发育时期，身体各器官、系统机能成熟程度不同，需要照顾的程度也不同，因此，应根据学前儿童不同阶段的年龄特点科学地安排一日生活和作息时间。如在睡眠方面，年龄越小睡眠的时间越长：1岁前每天14~16小时；2~3岁每天14~15小时；4~5岁每天12~14小时；5~6岁每天12~13小时。再如，根据幼儿的有意注意受大脑发育水平的局限的特点，小、中、大班幼儿有意注意的时间长短不同（小班幼儿3~5分钟，中班幼儿10分钟，大班幼儿15分钟），各年龄班开展活动的时间也不同，小班一般为10~15分钟，中班为20~25分钟，大班为25~35分钟，大班后期可延长到40分钟。

2. 根据大脑皮质机能活动特点

按照大脑皮质生物钟规律，一天24小时中大脑皮质机能以凌晨2~4点为最低，以后逐渐上升，9~10点达到最高峰，是最佳用脑时间。因此在幼儿园一日生活中，一般上午9~10点安排语言、数学、科学等教学活动，10点以后大脑皮质机能逐渐降低，可以安排游戏、音乐、美工、户外等较轻松的活动；14~15点大脑皮质机能下降到一天的平均线，以后又上升到第二高峰，故儿童需要午睡，午睡起来后又可以参与各类活动。

学前儿童生活有规律地进行，养成到什么时间做什么事的良好习惯，使大脑建立稳定的动力定型，能增强对生活的适应能力。

此外，根据大脑镶嵌式活动原理，生活制度安排要做到动静交替、劳逸结合，以使大脑皮质保持较长时间的工作能力，减少疲劳的发生。例如，在集体教育活动后，可安排自选游戏活动；在安静的活动后，可进行户外自由活动或体育活动等，这样大脑皮质各机能区域和身体的各器官、系统既能得到充分调动又能得到充分休息。

3. 根据地区特点和季节变化

我国地域辽阔，具有较大的南北气候差异以及东西时间差异，托幼机构应根据本地区的具体地理特征以及自身的实际情况，制定相应的生活制度。同时，还应考虑到不同季节的特点，例如，夏季昼长夜短，幼儿入园的时间可适当提前，寄宿制幼儿园早晨起床的时间也可以适当提前，而幼儿晚上睡觉的时间也可以适当推迟，为了保证幼儿每天有足够的睡眠时间，中午可适当地延长午睡时间等。对进餐和活动环节也可以进行适当的调整，如夏天做早操，冬天做课间操。

4. 根据家长需要

托幼机构的任务之一就是为家长解除后顾之忧。因此，幼儿园在制定生活制度时，还应该考虑幼儿家长的实际情况和需要，更好地为家长服务。例如，根据家长的工作特殊性适当地将幼儿入园时间提前，离园时间也可以适当地推迟，真正做到家园衔接、家园共育。

二、学前儿童一日生活各环节组织的卫生与保健要求

托幼机构一日生活制度的安排实际上是对学前儿童一日生活的各个环节科学合理地规定其时间分配和交替顺序。保教人员根据学前儿童不同年龄段生理和心理发展的需要，建

立科学的一日生活常规，既有利于形成集体生活秩序，又能满足幼儿个体的合理需要。保教人员应引导、支持和鼓励幼儿参与生活规则的建立，要既满足幼儿受保护的需要和独立的需要，又避免过度保护和包办代替。保教人员要在组织好各生活环节的同时，教会学前儿童生活的各种技能，做到保教结合，全面完成教育任务。

一日生活中主要环节的卫生保健要求如下。

（一）入园

①教师必须按时到园（值日老师提前到园），开窗通风，整理好卫生，准备好入园接待工作和晨间活动的准备工作。

②热情接待幼儿与家长，与家长进行简单的交流，听取家长的意见和要求，做好个别幼儿衣物、药品的交接工作，以热情、亲切的态度接待幼儿。教师的情绪、态度对幼儿有很大的感染作用，要使幼儿感到亲切、温暖，感到教师喜欢他、在等待他、欢迎他。最好鼓励幼儿自己进班，培养其独立性，避免让家长进入班级。

③观察幼儿精神面貌，做好个别幼儿的工作。查看幼儿出勤情况并做好记录。及时与未到园幼儿的家长取得联系，了解原因。

④组织幼儿开展观察、劳动、值日、自选活动等。

对幼儿的要求：按要求带齐当日所需的生活和学习用品；不带零食及危险品来园；着装整洁舒适、手（指甲）、脸、脖子、头发干净，逐渐养成每周剪一次指甲的习惯；按时、愉快入园，有礼貌地向老师、小朋友问好；愿意接受晨检，做到爱清洁讲卫生，身体不适能告诉保健员（教师）等；主动参加晨间活动。

（二）晨（午、晚）检

在幼儿早晨起床或入园时、中午起床及晚间入睡前（寄宿制幼儿园），应进行健康状况观察。如幼儿入园时，要询问有无发热、咽痛、咳嗽、腹泻等症状，是否接触过传染病患者；摸摸他们的额头、颈部、手心是否发烫，腮腺及淋巴结是否肿大；看看他们的神态、口腔、眼、皮肤等有无异常；查看他们口袋里有无不安全的东西，如别针、图钉等。

在观察中如发现儿童身体不适，应测量体温，发现可疑传染病者，应立即隔离观察。

（三）晨间锻炼

晨间锻炼有助于幼儿大脑皮质尽快进入兴奋状态，精力充沛地开始一天的生活。晨间锻炼形式要多样化，激发每一名幼儿积极参加锻炼的兴趣。晨间锻炼的运动量要适度，不宜过小和过大。过小会使幼儿感到乏味；过大则会使幼儿很快产生疲劳，影响一天的正常生活活动。

（四）进餐

进餐应严格按照规定的时间和地点进行，与一日安排中的时间相差不应超过 10 分钟。

①进餐前可组织幼儿进行安静的游戏，也可对当日的菜作简要介绍，激发幼儿的食欲，进餐前最好让幼儿先喝两口汤，但不宜多喝，鼓励幼儿不偏食、不挑食、餐前不吃零食。

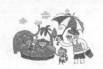

②培养幼儿饭前洗手，饭后漱口，保持桌面、地面和衣服清洁卫生的好习惯。

③饭前、饭后不做剧烈运动，饭菜应是温热的，教会幼儿正确地使用餐具。

④进餐时保持愉快的情绪，细嚼慢咽，不吃汤泡饭，不暴饮暴食，严禁催促幼儿快吃，在幼儿吃饭时不能进行批评。

⑤幼儿进餐时，保教人员应密切观察幼儿进餐情况，发现问题及时做恰当的处理。

（五）盥洗

盥洗是幼儿一日生活中的重要环节，可以使毛发、皮肤保持清洁，提高皮肤的各种功能，减少皮肤被汗液、皮脂、灰尘的污染，提高皮肤的抵抗力，维护身体健康。同时还可以培养幼儿爱清洁讲卫生的良好习惯，提高其生活自理能力。一般来说，在幼儿园的盥洗内容主要包括洗手、洗脸、刷牙。

老师应做好盥洗前的准备工作，搓好毛巾，放好洗漱用品，准备好流水。卫生间要清洁通风，定时打扫并消毒，特别要注意保持地面干燥，防止幼儿滑倒。教给幼儿洗手、洗脸、刷牙的顺序和方法，提醒幼儿不要拥挤和打闹，使其懂得节约用水。培养幼儿良好的盥洗习惯，早晚刷牙，进食后漱口，定时剪指甲，定期洗澡洗头。盥洗用具要专用，定期消毒。

案例

保教老师可以编儿歌让幼儿学习盥洗的技能，如挽衣袖：小袖子呀爬高山，一爬爬到胳膊中间，袖子高高露手腕，洗洗小手真方便；开水龙头：轻轻打开水龙头，哗啦哗啦水儿流，我用线儿拴住你，节约用水记心头；搓香皂：手心手心搓搓搓，手背手背搓搓搓，指缝指缝搓搓搓，大拇指呀搓搓搓，指尖指尖搓搓搓，手腕也要搓搓搓，泡泡白白多又多；冲香皂沫：小泡泡，滑溜溜，清清水，冲一冲，冲手心，冲手背，手腕也要冲干净；擦小手：小毛巾，手中拿，先擦小手心，再擦小手背，手腕、胳膊最后擦，再把毛巾送回家。

（六）喝水

应培养孩子主动饮水的习惯，确保幼儿每天饮用足够的水：1~3岁，110~155毫升／千克体重；3~7岁，90~110毫升／千克体重。特别提醒：剧烈活动后，应等幼儿身体恢复平静后再喝水。

具体要求：水温应符合幼儿的安全要求（以滴在成人手背上不烫为好）；水杯、杯柜、水桶要按规范进行消毒；取放水杯时，手要洗净，抓杯把；杯柜应用清洁的布帘遮挡；经常检查杯柜上的标签是否完好。

（七）如厕

应有计划、有步骤地培养幼儿每天按时排便的习惯，不强制幼儿大小便，不应让幼儿蹲或坐的时间过长，严禁以坐便盆惩罚幼儿。

引导幼儿做到：及时如厕，不憋屎尿，逐步养成定时大小便的习惯；到卫生间后再将裤子脱至大腿处，将大小便排入便池内；学会正确使用手纸，穿好裤子后再离开蹲位；便后洗手。

案例

　　保教人员可以将穿脱裤子、擦屁股编成形象的儿歌：两手抓裤腰，脱到膝盖处，内裤不再湿，宝宝舒服啦（穿裤子）。小裤腰，两手抓，请用力，向上拉，裤缝对准小肚脐，裤子整齐真舒服（提裤子）。卫生纸，手中拿，从前向后轻轻擦，叠一叠，再擦擦，小屁股，干净啦（擦屁股）。

　　保育老师每天要对盥洗室进行清洁和消毒，仔细观察幼儿排便情况，发现尿频、尿痛、血尿以及便秘、腹泻等问题，及时建议家长带孩子去医院检查。

　　培养幼儿良好的大小便习惯，不得限制幼儿便溺的次数、时间等，对中、大班的幼儿应教其自己学会料理。

（八）睡眠

　　卧室应该通风，夏季可开窗睡眠。拉上窗帘、使用空调时，应注意房间换气。睡前禁止给幼儿喝刺激性饮料或看惊险的故事片，教师和幼儿都应轻轻地进入卧室，给幼儿创造良好的睡眠环境。幼儿年龄越小，睡眠时间越长，幼儿园应安排午睡；一昼夜总的睡眠时间：托班13~14小时；小班和中班12~13小时；大班11~12小时。

　　根据季节气温的变化，及时更换被褥。被褥要常洗晒。注意培养幼儿按时入睡的好习惯，教会幼儿正确的睡眠姿势和穿脱衣服的方法。大班幼儿还要学会整理床铺，中、小班幼儿由老师帮助管理。

案例

　　保教人员可以采取儿歌的形式帮助孩子养成良好睡眠习惯：先开一扇门，躺下把脚伸，小门关关紧，被窝暖又亲（钻被窝）。小朋友，来帮忙，抓住小袖口，拽下小袖子，领口向上提，衣服脱下来（脱套头衫）。

（九）离园

　　晚饭前，教师应把幼儿的衣帽等准备好，放在幼儿能拿到的地方。幼儿离园前将桌、椅、玩具收放好，穿戴整齐后再离园。

　　教师应把幼儿直接交给家长，如幼儿当日或当周有身体不适或其他特殊情况，应当向家长汇报。等幼儿全部接走后，教师需把活动区收拾整齐。锁门前须到厕所、卧室等处巡视一遍，确认没有幼儿留下时，教师与其他工作人应将室内打扫干净，关闭电源、门窗，再锁门。个别晚接的幼儿，本班老师应亲自交给值班人员，不要让幼儿自己去找值班老师，以确保幼儿的安全。

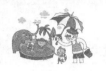

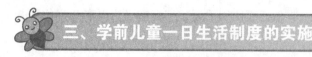
三、学前儿童一日生活制度的实施

（一）托幼机构生活制度执行的要求

1. 关注幼儿的个体差异，规则性与灵活性相结合

虽然对于幼儿来说，生活活动的每一个环节都有具体内容和明确要求，但是幼儿具有主动性，具有主动建构的能力，过分强硬和统一的要求会限制幼儿的主动性，忽视幼儿内心情感的需要，会让孩子感到压抑和不快乐。如在幼儿进餐环节中，规定"进餐不准讲话"，导致幼儿吃饭的气氛紧张，不利于幼儿愉快进食，可以改为"进餐时不大声讲话"；对于进餐慢的幼儿可以早些入座就餐，而进餐快的幼儿可以为他们提供一些为班级同伴服务的机会，当幼儿就餐完毕，可根据进餐速度的快慢随时进行餐后活动（图书室、科学室、班级区域角等）。在午睡环节中，如有体弱生病的幼儿可以让其多睡一会儿，不能强制同一时间起床，而对于精力充沛、睡眠少的幼儿可以引导他在不影响其他幼儿午睡的情况下自己做安静的活动，有睡意时再上床休息。

网上一则"5岁男童幼儿园午睡时死亡"的消息引起了广大家长的高度重视。

一天早上，5岁的小万吃了一份糯米鸡，外加一杯牛奶，就跟着妈妈去幼儿园了。中午吃饭的时候，林老师说小朋友不能浪费食物，一定要把饭菜吃完，小万是个乖孩子，老师说什么就是什么，于是大口大口把饭吃完了。午饭后，林老师就叫孩子们去睡午觉，唱完三首儿歌，林老师要求小朋友躺下睡觉，可林老师发现小万还在玩，便呵斥了几句。小万跟老师说他睡不着肚子还饱饱的，可林老师却强迫他一定要睡，说小朋友一定要睡午觉，不然会长不高。在老师的威严下，小万趴在枕头上睡着了。下午2:30的时候，大部分小朋友已经睡醒了，陆续回到教室，林老师见小万还没有睡醒，以为是迟睡的原因，因此并未叫醒他，20分钟后，林老师过去叫小万的时候，发现怎么叫他都没有反应，于是上前摸他额头才发现小万嘴唇发黑，嘴巴鼻子都有黑色污物，已经停止了呼吸，随后两位老师把小万抬到医务室，不久又让司机开车送往医院。等到达医院抢救时，已经无力回天了。医生诊断是孩子午餐时吃撑了，还没消化就直接入睡，导致食物倒流堵塞气管窒息死亡。

对于幼儿睡眠问题，要注意幼儿睡眠前饮食要适量，不宜吃得过多，否则会影响横膈肌的运动，加重心脏的负担，同时也会出现食物未消化倒流堵塞气管的问题，但也不要让幼儿空腹睡眠，临睡前也不要让幼儿大量喝水，否则都会影响幼儿的睡眠质量。幼儿园值班老师对幼儿睡眠个体差异必须细心了解、对症下药，根据幼儿的不同个性和需要，区别对待。同时老师要提高警惕，对幼儿睡觉时的举动异常，要及时发现及时处理，防患于未然。值班老师应该认真值班，并对幼儿的午睡情况进行了解，做好记录，杜绝意外事故发生。

2. 遵循大脑皮质中枢活动的特点，静态活动与动态活动相结合

一日生活制度的合理性及活动的有效性，取决于各类活动交替安排的科学性。在安排幼儿一日生活时，应该遵循动态活动与静态活动交替、户内活动与户外活动交替、集体活动与个别活动交替平衡的原则，满足幼儿身心发展的需要。如上午教学活动有一堂较为安静的语言活动课，那么可以穿插安排体育活动和音乐游戏，让幼儿肢体得到活动；如果上午的活动运动量大，幼儿一直保持紧张兴奋的状态，可以引导幼儿做一些较为安静的活动，以避免神经细胞或肌肉过度疲劳。一日生活安排中还应充分重视游戏与户外活动，在天气允许的情况下，保证每天户外活动时间不少于 2 小时；除了安排主要的集体活动外，还应给幼儿创造小组活动、个别活动的机会，多种形式相融合的生活活动才能满足幼儿多层次的需要。

3. 重视生活保健的同时，关注心理保健

《幼儿园教育指导纲要（试行）》明确指出，要树立正确的健康观念，在重视幼儿身体健康的同时，要高度重视幼儿的心理健康。主动与幼儿沟通、交流，关注幼儿的情绪情感的需要，创设"尊重、信任、理解、关爱、激励、愉快"的心理氛围；当幼儿存在不良情绪时及时疏通，有问题行为时及时干预和矫正，是心理保健的重要内容。

4. 积极培养幼儿的生活能力

要重视幼儿在园一日生活常规的教育价值，充分挖掘普通的生活环节中隐藏的教育契机，培养幼儿的生活能力。如午睡时会自己脱衣裤和鞋袜，并把衣裤、鞋袜放在固定的地方；起床时自己穿衣裤和鞋袜，能简单整理床铺。如 3~4 岁的小班幼儿进餐时要求使用小勺独立进餐。

5. 关注个体差异

幼儿之间存在着较大的差异，例如有的幼儿精力十分旺盛、睡眠的需要较少；而有的幼儿由于体质较弱等原因，往往需要比其他人更多的睡眠时间；再如有的幼儿吃饭的动作较慢，吃饭需要较长的时间等。因此，生活制度在具体实施的过程中，应该兼顾幼儿的个体差异，适当地加以区别对待，以适应不同幼儿的特点，满足幼儿的不同需要。

（二）执行一日生活制度应注意的事项

1. 避免照搬，不考虑本园实际情况

不能盲目照搬其他幼儿园的经验，要经常检查一日生活制度是否适合幼儿情况，根据本园实际（师资、设备、季节）进行调整。

2. 避免简单化、机械化，违背幼儿身心发展及幼儿教育的特点和规律

如对幼儿生活自理能力的培养方法不能过于单一，只停留在常规要求的层面，对于方法策略及常规要求的递进要在实践中进行深入细致的研究。进餐时，不再简单地以定时定量吃完为标准，而要关注孩子怎么吃、吃得怎么样，并尽可能满足孩子的一些需要。

3. 避免随意性，要严格执行，不能让制度流于形式

要严格遵守一日生活制度，不能随意变更，更不能半途而废，保证生活的规律性。

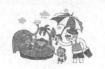

4. 避免保教脱节

要把一日生活的各个环节都当作课程对待，从一日生活的时间、内容、方法和空间着手，全方位整合各种教育因素。

幼儿在园的一日生活是一个教育整体，应充分发挥一日生活中各类活动（入/离园、教育活动、自由游戏、生活活动、户外活动）间的互补作用，做到在生活中学习、游戏中学习。

总之，不断地提高计划执行的灵活性、创造性，力求使一日活动的安排与实施"统而不死、活而有序"，从而促进幼儿生动活泼、健康和谐地发展。

‖‖‖‖‖‖‖‖‖ 第三节　学前儿童教育活动的卫生保健 ‖‖‖‖‖‖‖‖‖

幼儿是身心发展的统一整体，所以幼儿园的保育和教育工作是密不可分的。在幼儿园教育活动中也要渗透对幼儿的保育工作。

一、学前儿童教学活动的卫生与保育要求

（一）教学活动或者电化教学持续时间不宜太长

年龄越小的幼儿，身体和神经系统的耐力越弱，有意注意的时间也越短，在组织幼儿进行各种活动时，时间应随年龄增长而增加。

集体教学活动次数要适量，每天不超过 2 次；每次活动时间小班 15~20 分钟，中班 20~25 分钟，大班 25~35 分钟。

（二）创设安全、卫生、丰富的教学环境

给幼儿提供的教具、学具要恰当，数量要充足，要符合卫生标准，材料必须是无毒的。供教学用的电视荧光屏至少在 20 英寸[①] 以上。要根据活动类型设置便于幼儿活动与交流的桌椅位置。活动室等处的光线、色彩、温度、湿度、通风、防尘等要符合卫生要求。

为了丰富幼儿的教育教学环境，可以利用活动室、睡眠室、走廊、门厅及室外场地，提供、投放相应的设施和材料，为幼儿创设分区活动的场所等。

（三）运用直观的教学方法

由于幼儿具有无意注意占优势，知识经验贫乏，记忆、思维依靠具体形象等特点，要尽可能采用符合其思维和学习特点的直观手段和游戏方法，提供动手操作和探究的机会。

---

① 　1 英寸 =2.54 厘米。

二、学前儿童各项教学活动的卫生与保育

（一）游戏活动的卫生与保育

游戏最符合幼儿身心发展的特点，最能满足幼儿的需要，能有效地促进幼儿发展，具有其他活动所不能替代的教育价值，托幼机构应该以游戏作为基本活动。

托幼机构在安排幼儿游戏时，应注意以下卫生要求：

1. 场地、材料的卫生

游戏场地要通风良好、空气新鲜、采光或照明充足。一些活动量大的游戏，应尽量安排在户外进行，使幼儿在游戏时得到充足的阳光和新鲜的空气。所使用的玩具和材料要定期检查、维修和消毒，以防止意外伤害和疾病的传播。活动场地应平整、无危险物，附近也不存在会导致意外的物品。

2. 运动量和运动类型的选择

游戏或户外活动内容应生动多样，以避免单一的刺激造成幼儿疲劳。游戏或户外活动时间不要过长，以防幼儿过度兴奋。

3. 活动中安全与卫生的要求

户外活动时，要帮助幼儿做好户外活动的准备，如如厕、增减衣服、整理装束、系好鞋带等；要让幼儿在老师视线范围内活动，要注意户外场地有无凹坑、玻璃、碎砖，如有戏水池或带棱角的花坛，要让幼儿避开；不要让幼儿触弄带刺的植物或采摘小果子，以免扎伤或将小果子误入呼吸道发生意外；要观察幼儿的身体、情绪情况，随时提醒和帮助幼儿增减衣服、擦汗，必要时对体弱、肥胖及因身体不适不参加活动的幼儿给予个别照顾。

（二）阅读活动的卫生与保育

给幼儿的读物，应色彩鲜明、色调柔和，以图画为主，字迹清晰，字体大小适宜，纸质坚韧不反光。年龄越小的孩子，其读物的画面应越简单明了、字数越少或没有文字。幼儿阅读时间不宜太长，一般以 10~20 分钟为宜。阅读时要注意幼儿用眼卫生，光线必须从左上方射入，以免产生阴影。不要让幼儿在直射的阳光下阅读和作业。眼睛与书本的距离保持在 35~40 厘米，视线与阅读面最好呈直角，以免引起眼睛和颈部肌肉疲劳。

（三）绘画和书写活动的卫生与保育

在幼儿绘画和书写中要让其保持正确的坐姿——"一直一正二平"，即身体直、头正、肩平、腿平。脊柱要正直，头不过于前倾，不歪头，不耸肩，将大腿放平，足着地，使身体的重心稳妥落在坐骨和椅靠背的支撑点范围内，以减轻维持坐姿的肌肉疲劳。

要训练幼儿掌握正确的握笔方法，笔杆放在拇指、食指和中指三个指端之间，食指在前，拇指在左后，中指在右下，食指应比拇指低，指尖距笔尖约 3 厘米，笔杆和纸张应呈60°左右的倾斜。

绘画和写字持续时间不宜过长。绘画和写字是很精细的工作，需要手部小肌肉群的参与，幼儿手小，肌肉发育尚未完善，时间过长会造成疲劳。一般而言，持续绘画和写字的时间为 5~10 分钟。

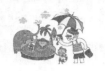

第四节　学前儿童体育活动的卫生保健

体育活动，即运用各种体育手段，结合自然力（日光、空气、水）和卫生措施，以发展身体、促进健康、增强体质、娱乐身心为目的的身体活动过程。体育活动能促进幼儿的生长发育，增强其体质，提高幼儿对疾病的抵抗能力，培养幼儿勇敢坚强的心理品质。

一、体育活动对学前儿童身体的影响

体育活动对学前儿童身体各器官各系统有广泛的影响。经常进行体育活动有利于身体的正常发育，使幼儿骨骼变得坚固，肌肉变得强健，关节变得稳固，肢体更加匀称、协调地发展；有助于身体各机能水平的提高，如心肌和血管的收缩功能增强，心脏血容量增大，代谢旺盛；提高肺的通气功能，进一步促进呼吸和胸廓的发育；增强消化功能，使人精神饱满、增进食欲。体育活动还可以增强幼儿对外界环境的适应能力。

二、学前儿童体育活动实施的卫生与保育

（一）学前儿童体育活动的身体保育

1. 活动量和强度要适宜

学前儿童的体育活动，应该与其身心发展特点相适应，注意控制运动量。一方面，不能流于形式，负荷过小、时间短，达不到锻炼的目的；另一方面，也不能负荷过大，不能超过身体所能承受的限度，防止过度疲劳和运动损伤。可选择运动强度适宜，能促进幼儿走、跑、跳、投掷、钻、爬、攀登等动作发展的运动项目，并合理安排每次活动的时间。表5-2为幼儿体育运动负荷参考数据。

表 5-2　幼儿体育运动负荷参考数据

项目 \ 班别	小班	中班	大班
活动前与活动后心率之差 /（次·分⁻¹）	35~45	40~50	45~60
活动的平均心率 /（次·分⁻¹）	130~140	135~150	140~165
运动密度	40%	45%~60%	50%~70%
心率恢复时间	5分钟内		

资料来源：郦燕君. 学前儿童卫生与保育［M］. 北京：高等教育出版社，2014.

2. 运动过程要循序渐进

学前儿童机能活动特点是在运动开始时，机能活动能力较低，所以首先应做身体准备活动，使肌肉和关节渐渐适应运动状态；运动结束时，要放松身体，使血液回流，身体能量逐渐恢复。在选择运动项目时，应从易到难，从简单到复杂，逐步提高练习难度和强度。

3. 需要照顾个体差异

教师应针对学前儿童体质、健康状况、运动水平等方面的发展差异情况，合理安排适宜的体育活动。特别是对于肥胖、体质弱和有疾病的儿童，选择运动类型时要区别对待，运动中如发现异常，要适当调整；对有心脏病及肾病的幼儿应停止活动。

4. 注意季节、气候的变化

夏天气温高，体育活动要适当降低运动量，早晨或上午进行体育活动比下午适宜，下午阳光强烈，要注意预防中暑。夏天活动出汗较多，要注意补充水分，要及时擦汗。寒冷的冬天，可适当增加体育活动的密度和运动量，活动时幼儿出汗，先用毛巾擦干再减少衣服。春季南方常下雨，湿度大，适合开展室内活动。

（二）学前儿童体育活动的心理保育

1. 激发幼儿参加体育活动的兴趣

在体育活动中，应考虑该年龄阶段幼儿的特点，以游戏的形式贯穿整个活动。活动的内容、形式、材料要丰富多彩，组织方式要灵活多变，着重参与，着重过程，着重交流与合作。活动能够引发幼儿的积极情感体验，有利于养成积极锻炼的习惯。

2. 让幼儿在活动中获得成功

成功的体验能培养幼儿对体育的追求与爱好。在开展活动中，老师提供可选择的难度不同的活动器材，每种器材要有三种以上不同的难度，供不同发展水平的幼儿选择。如练习跨跳，障碍物距离有远有近；平衡木有高有低、有宽有窄等。让每个幼儿通过看一看、想一想、试一试和增加难度的方法，在每次活动中都有成功的体验。

三、"三浴"锻炼中的卫生与保育

"三浴"锻炼是指利用空气、水和阳光等自然因素进行锻炼的运动项目，包括空气浴、冷水浴和日光浴。

（一）空气浴

空气浴是让身体暴露在新鲜空气中以进行锻炼的一种简便易行的方法，幼儿园要尽可能在户外游戏、上课、睡眠等，有条件的幼儿园可组织幼儿进行空气浴。

空气浴应在新鲜空气中进行，最好选择绿化较好、无日光直射的场所。空气浴最好从夏季开始，以使儿童逐步感受热、温、冷刺激。开始时可着衣，以后逐渐减少，直至仅穿一条短裤。开始在室内进行，逐步过渡到室外。每次持续的时间，开始时不超过 10 分钟，以后可根据具体情况，延长 5~10 分钟。温暖的天气，空气浴可持续 40~60 分钟，如果结合游戏活动进行，时间可适当延长。在寒冷的季节，可以在室内进行，进行之前要做好室

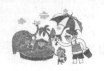

内通风换气。不同年龄的幼儿进行空气浴的限量不同，见表5-3。

表5-3　不同年龄的幼儿进行空气浴的限量

年　龄	1~3岁	3~7岁
最低气温/℃	20	18
第一次沐浴时间/分	5	10
最长沐浴时间/分	60	120

资料来源：郦燕君.学前儿童卫生与保育［M］.北京：高等教育出版社，2014.

幼儿患病时应停止锻炼。身体衰弱，患急性上呼吸道疾病、心脏病的幼儿应禁止锻炼。

（二）冷水浴

冷水浴是用低于皮肤温度的水，通过传统洗浴方式，刺激机体，实现锻炼身体、提高适应能力的方法。冷水锻炼的方式很多，常用的有以下几种：

（1）冷水盥洗

长期坚持冷水盥洗，有利于加强体内血液循环，特别是可以提高鼻黏膜对冷刺激的抵抗力，预防鼻炎和感冒。

冷水盥洗可从36°温水开始，每4天降低1°，逐步降低到冷水。应从夏天开始，先用冷水洗脸、洗手，习惯了冷水刺激后可用冷水洗颈部、肘部和腕部。盥洗后用干毛巾擦身。

（2）冷水擦浴

用冷水擦浴是较为温和的方法，不仅适合体质好的幼儿，也适合体质弱的幼儿，可用吸水性较强且质地厚密的毛巾进行摩擦，开始水温可在30℃左右，使幼儿心情愉快。如果开始水温过低，会使幼儿因怕冷而产生畏惧心理，影响锻炼的效果。以后每2~3天降低1℃，逐渐下降至16~18℃与室温相近为止，年龄较小或体弱幼儿降至20℃即可。每次摩擦1~1.5分钟，先用拧干的温毛巾按上肢 → 下肢 → 颈 → 胸 → 腹 → 背依次擦一遍，将皮肤擦红；再用浸在温水中的温毛巾擦一遍，然后用干毛巾擦干全身，将皮肤擦红。

（3）冷水淋浴

这是一种刺激性较强的锻炼方法，可以在幼儿适应了以上两种冷水锻炼方式后进行。具体的方法如下：淋浴前先用温毛巾擦遍全身，然后按上肢 → 胸背 → 下肢的顺序冲淋，冲洗的动作要快，不超过40秒钟，冲后用干毛巾擦全身至微红。幼儿冲淋时头可戴橡皮帽，淋浴的喷头不得高于幼儿头上40厘米，以免压力太大。淋浴时室温不能太低，3~7岁幼儿一般掌握在18~20℃，夏天可在户外进行。

（4）游泳

游泳是比淋浴更激烈的全身冷水锻炼，适合2岁以上的健康儿童。

游泳可在气温25℃、水温不低于23℃、无风时开始，一般空腹和饭后1.5小时内不宜游泳。3~5岁儿童每次可进行3~5分钟，6~7岁儿童每次8~10分钟。儿童离水后，要帮助其摩擦全身并穿好衣服，可稍做些跑步、跳跃动作，逐步过渡至进行安静的游戏。

（三）日光浴

日光浴是按照一定的方法使日光照在身体上，引起一系列的生理、生化反应的锻炼方法。利用日光的锻炼可在日常生活中进行，如在阳光下游戏、上课、活动等，夏天可在树荫下散射光中进行。

实施日光浴前，应进行一段时间的空气浴，先适应散射和反射的日光，5天后再开始日光浴。

日光浴的场地应选择清洁、平坦、干燥、空气流通及避风的绿化地带，最好是在房屋南侧或东南侧。场地应备有席垫，可供幼儿躺卧进行日光浴，附近最好有供水设备，以便幼儿锻炼后冲洗。

幼儿锻炼时头上可戴白色帽及太阳镜，穿三角裤，尽量让身体暴露在阳光下，躺在席垫上使身体按前→左→右→后的顺序轮晒。在阴凉处，气温 20~32℃为宜，北方在 9~11时、南方在 8~10 时进行最好。

日光浴开始时不超过 3 分钟，以后延长到 10~15 分钟。锻炼前作一次体检，体弱及患有结核病、胃肠功能紊乱、心脏病的儿童不宜参加锻炼。空腹和饭后 1.5 小时内不宜进行锻炼，浴后不宜立即进餐，每天只进行一次。为预防低血糖，锻炼前可让幼儿喝少量糖水。锻炼时教师应密切注视幼儿动态，如发现幼儿出汗过多、头晕、头痛、心跳加快、精神萎靡，应暂停锻炼。

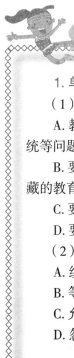

检测你的学习

1. 单项选择题

（1）以下关于幼儿园执行一日生活制度的说法，不正确的是（ ）。

A. 教师应增强对实施一日生活制度的认识，避免简单、粗浅、不够全面和系统等问题

B. 要重视幼儿在园一日生活常规的教育价值，充分挖掘普通的生活环节中隐藏的教育契机

C. 要关注幼儿的差异性

D. 要力求使一日生活的安排与实施统一而有序

（2）幼儿园一日活动中，孩子有如厕需求时，教师应回应（ ）。

A. 组织排队如厕

B. 等活动结束再如厕

C. 允许幼儿随时如厕

D. 忽视

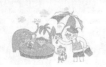

（3）3~4岁幼儿每天一般需要睡（　　　）。

A.10~11 小时　　　　　　　　　　　　B.12~13 小时

C.13~14 小时　　　　　　　　　　　　D.14~15 小时

（4）以下关于幼儿空气浴的说法，不正确的是（　　　）。

A. 空气浴与进餐时间应有一定间隔，一般应在进餐后 1.5~2 小时进行

B. 空气浴可从夏季开始，冬季有雾和刮风也可以在室内进行

C. 幼儿患病时应停止锻炼

D. 身体衰弱，患急性上呼吸道疾病、心脏病的幼儿应多进行空气浴

（5）以下关于幼儿体育锻炼的说法，不正确的是（　　　）。

A. 注意活动量和强度的大小，遵循由难到易、由快到慢、由复杂到简单的原则

B. 体育锻炼中要注意培养幼儿的自我保护能力

C. 要关注幼儿运动中的营养

D. 要注意体育活动场地的卫生条件

2. 简答题

（1）托幼机构的卫生保健制度包括哪些内容？

（2）什么是一日生活制度？制定托幼机构一日生活制度的依据有哪些？

（3）简述学前儿童一日生活各环节组织的卫生与保健要求。

（4）体育锻炼对学前儿童身体发展有怎样的影响？

（5）学前儿童绘画和书写活动有哪些卫生要求？

（4）学前儿童游戏和户外活动要注意哪些方面的卫生要求？

3. 材料分析题

小班夏季半日作息时间如下：

12：00~13：00	午睡
13：00~13：30	起床，吃点心
13：30~14：30	画画
14：30~14：50	喝水，上厕所
14：50~15：50	讲故事
15：50~16：45	室内自选游戏
16：45~17：00	盥洗
17：00~17：30	晚餐
17：30~18：00	离园

请运用幼儿园一日生活制度制定的有关知识，分析该半日作息制度是否合理，给出建议。

拓 展 阅 读 1

托幼机构环境和物品预防性消毒方法

（摘自《托儿所幼儿园卫生保健工作规范》）

消毒对象	物理消毒方法	化学消毒方法	备 注
空气	开窗通风每日至少 2 次；每次 10~15 分钟		在外界温度适宜、空气质量较好、保障安全的条件下，采取持续开窗通风的方式
	采用紫外线灭菌灯进行照射消毒，每日 2 次，每次持续照射时间 60 分钟		1. 不具备开窗通风空气消毒条件时使用 2. 应使用移动式紫外线灭菌灯。按照每立方米 1.5 瓦计算紫外线灭菌灯管需要量 3. 禁止紫外线灭菌灯照射人的体表 4. 采用反向式紫外线灭菌灯在室内有人的环境持续照射消毒时，应使用无臭氧式紫外线灭菌灯
餐具、炊具 水杯	煮沸消毒 15 分钟或蒸汽消毒 10 分钟		煮沸消毒时，被煮物品应全部浸没在水中；蒸汽消毒时，被蒸物品应疏松放置，水沸后开始计算时间
	餐具消毒柜、消毒碗柜消毒，按产品说明书使用		1. 使用符合国家标准规定的产品 2. 保洁柜无消毒作用，不得用保洁柜代替消毒柜进行消毒
		使用次氯酸钠类消毒剂消毒 使用浓度为 250 毫克/升的有效氯浸泡消毒 5 分钟	1. 对食具必须先去残渣、清洗后再进行浸泡消毒。 2. 消毒后用生活饮用水将残留消毒剂冲净
水果		使用次氯酸钠类消毒剂消毒 使用浓度为 100~200 毫克/升的有效氯浸泡消毒 10 分钟	1. 水果先清洗、后消毒 2. 消毒后用生活饮用水将残留消毒剂冲净

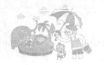

消毒对象	物理消毒方法	化学消毒方法	备 注
毛巾类织物	用洗涤剂清洗干净后,置阳光下直接照射晒干		曝晒时不得相互叠夹,曝晒时间不少于6小时
	煮沸消毒15分钟或蒸汽消毒10分钟		煮沸消毒时,被消毒物品应全部浸没在水中;蒸汽消毒时,被消毒物品应疏松放置
		使用次氯酸钠类消毒剂消毒 使用浓度为250~400毫克/升的有效氯浸泡消毒20分钟	消毒时将织物全部浸没在消毒液中,消毒后用生活饮用水将残留消毒剂冲净
抹布	煮沸消毒15分钟或蒸汽消毒10分钟		煮沸消毒时,抹布应全部浸没在水中;蒸汽消毒时,抹布应疏松放置
		使用次氯酸钠类消毒剂消毒 使用浓度为400毫克/升的有效氯浸泡消毒20分钟	消毒时将抹布全部浸没在消毒液中,消毒后可直接控干或晾干存放;或用生活饮用水将残留消毒剂冲净后控干或晾干存放
餐桌、床围栏、门把手、水龙头等物体表面		使用次氯酸钠类消毒剂消毒 使用浓度为100~250毫克/升的有效氯浸泡消毒10~30分钟	1. 可采用表面擦拭、冲洗消毒方式 2. 餐桌消毒后要用生活饮用水将残留消毒剂擦净 3. 家具等物体表面消毒后可用生活饮用水将残留消毒剂去除
玩具、图书	每两周至少通风晾晒一次		适用于不能湿式擦拭、清洗的物品 曝晒时不得相互叠夹,曝晒时间不少于6小时
		使用次氯酸钠类消毒剂消毒 使用浓度为100~250毫克/升的有效氯表面擦拭、浸泡消毒10~30分钟	根据污染情况,每周至少消毒一次

续表

消毒对象	物理消毒方法	化学消毒方法	备 注
便盆、坐便器与皮肤接触部位、盛装吐泻物的容器		使用次氯酸钠类消毒剂消毒 使用浓度为 400~700 毫克/升的有效氯浸泡 30 分钟或擦拭消毒	1. 必须先清洗后消毒 2. 浸泡消毒时将便盆全部浸没在消毒液中 3. 消毒后用生活饮用水将残留消毒剂冲净后控干或晾干存放
体温计		使用 75%~80% 的乙醇溶液浸泡消毒 3~5 分钟	使用符合《中华人民共和国药典》规定的乙醇溶液

备注:

1. 表中有效氯剂量是指使用符合卫生部《次氯酸钠类消毒剂卫生质量技术规范》规定的次氯酸钠类消毒剂。

2. 传染病消毒,根据《中华人民共和国传染病防治法》规定,配合当地疾病预防控制机构实施。

拓 展 阅 读 2

卫生保健资料登记统计表

(摘自《托儿所幼儿园卫生保健工作规范》)

表 1 儿童考勤统计分析表

托幼机构名称:_____

年份	月份	在册儿童数（1）	应出勤日数（2）	出勤情况			缺勤原因分析					
				应出勤人次数（3）	实际出勤人次数（4）	出勤率/%（5）	缺勤人次数（6）	因病	因事	寒暑假	长期占床	其他
	9月											
	10月											
	11月											
	12月											
	1月											
	2月											
	3月											
	4月											
	5月											
	6月											
	7月											
	8月											

注:

1. 出勤率（5）＝（4）×100%/（3）;缺勤人次数（6）＝（3）－（4）。

2. 各项百分率要求保留小数点后 1 位。

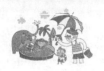

表2　学年（上、下）儿童健康检查统计分析表

托幼机构名称：_____

年龄组	在册人数	管理人数	体检人数	体检率/%	体格评价				血红蛋白			视力		听力		龋齿	
					低体重人数	生长迟缓人数	消瘦人数	肥胖人数	检测人数	轻度贫血人数	中重度贫血人数	检查人数	视力不良人数	检查人数	听力异常人数	检查人数	患龋人数
0岁~																	
1岁~																	
2岁~																	
3岁~																	
4岁~																	
5岁~																	
6~7岁																	
总计																	

注：管理人数：指在本园所内进行定期查体的儿童数。

表3　传染病发病统计表

托幼机构名称：_____

年份	月份	在册儿童数	传染病发病数	各类传染病发病人数									
				手足口病	水痘	流行性腮腺炎	猩红热	急性出血性结膜炎	菌痢	麻疹	风疹	传染性肝炎	其他
	9月												
	10月												
	11月												
	12月												
	1月												
	2月												
	3月												
	4月												
	5月												
	6月												
	7月												
	8月												
合计													

表 4　膳食营养分析表

一、平均每人进食量　　　　　　　　　　　　　　　　　　　　　　　　　　　　年　月

食物类别	细粮	杂粮	糕点	干豆类	豆制品	蔬菜总量	绿橙蔬菜	水果	乳类	蛋类	肉类	肝	鱼	糖	食油
数量 / 克															

二、营养素摄入量

项目	热量		蛋白质 / 克	脂肪 / 克	视黄醇当量 / 微克	维生素 A/ 微克	胡萝卜素 / 微克	维生素 B$_1$/ 毫克	维生素 B$_2$/ 毫克	维生素 C/ 毫克	钙 / 毫克	锌 / 毫克	铁 / 毫克
	千卡	千焦											
平均每人每日													
DRIs													
比较 /%													

三、热量来源分布

项目	脂肪		蛋白质	
	要求	现状	要求	现状
摄入量 千卡				
千焦				

四、蛋白质来源

项目	优质蛋白质		
	要求	动物性食物	豆类
摄入量 / 克			

五、膳食费使用:
当月膳食费: / 人

本月总收入:　　元
本月支出:　　元
盈亏:　　元
占总收入:　　%

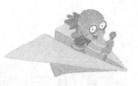

第六章 学前儿童营养与膳食

本章导航

　　本章在介绍现代营养观、机体需要的七大营养素及其食物来源的基础上，阐述了合理膳食的结构和学前儿童膳食的特点，重点介绍了学前儿童各阶段的合理膳食、饮食习惯的培养以及托幼机构的膳食管理与膳食卫生。通过本章的学习，有助于树立现代营养观，了解机体所需要的六大营养物质，并能根据学前儿童的膳食特点，为不同阶段的学前儿童提供合理的膳食。此外，本章内容还有助于了解并掌握在托幼机构工作中的膳食制度、计划、调查与评价等相关内容。

学习目标

通过本章学习，应该具备以下知识：
- 了解营养、营养素的概念及现代营养观；
- 掌握六大营养素及其食物来源；
- 掌握学前儿童膳食的特点以及各阶段的合理膳食；
- 了解学前儿童良好饮食习惯培养的重要性及方法；
- 掌握托幼机构的膳食制度、计划、调查与评价；
- 了解托幼机构膳食卫生的相关内容。

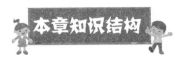

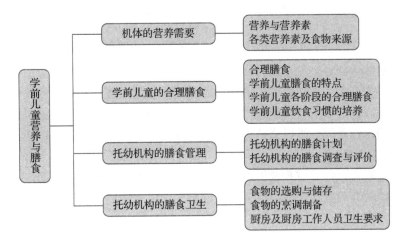

案例导入

　　中班的刘老师发现班上的一个小女孩佳佳好像又胖了。佳佳在班上本就属于偏胖的小朋友，最近一个月老师发现佳佳更胖了，于是找到佳佳家长了解情况。原来上个月佳佳外婆来了，每天都给佳佳做她最爱吃的红烧肉和糖醋里脊。外婆说："我外孙女喜欢吃，我就每天都做，看她吃得开心，我就高兴，吃肉多有营养啊，以前我们小时候还没的吃呢。"

　　随着社会的发展，学前儿童营养不良的状况得到明显改善，但是又出现营养过剩、饮食结构不均衡等新问题。在相关的调查研究中发现，跟佳佳外婆持一样观点的祖辈家长很多，他们普遍认为只有大鱼大肉才叫营养，加上学前儿童对高能量、高热量食物的偏爱，导致其摄入脂肪和热量偏高，而维生素偏少。这直接影响了膳食质量，引起某些疾病的发生，如学前儿童肥胖症比较多见。因此，改善不合理的膳食结构，为学前儿童提供合理的膳食营养十分重要。研究学前儿童的营养与膳食，是学前教育工作者和研究者的重要任务。研究学前儿童的营养与膳食的首要问题，就是要弄清楚人体需要哪些营养，这些营养从何而来。

第一节　机体的营养需要

　　人体营养的需要受年龄、性别、新陈代谢、生长发育活动量等诸多因素的共同影响。一般而言，年龄越小，生长发育越快，活动量越大，对营养的需求量就越大。本节重点讨

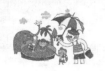

论人体所需的营养素、各种营养素的功能以及食物来源。

一、营养与营养素

（一）营养

营养是指机体从外界摄取食物，经过体内的消化吸收，或参与构建组织器官，或参与机体新陈代谢，或满足生理功能和体力活动必需的生物学过程，即食物在人体内消化、吸收、利用的过程。这是一个动态的过程。在营养这个过程中，只有那些被机体充分吸收和利用的食物才能称为营养；如果只是将食物吃进肚中进行了简单的消化，而没有被机体吸收利用，就不能称为营养。

合理的膳食营养，是学前儿童生长发育和保持健康的物质基础。学前儿童的营养，不仅补充生命活动和劳动过程中的消耗，而且满足生长发育的需要，因此每天必须从膳食中获得充分的营养物质。

（二）营养素

营养素是指食物中可给人体提供能量、构成机体以及具有组织修复和生理调节功能的化学成分。凡是能维持人体健康以及生长发育和劳动所需要的各种物质均称为营养素。现代医学研究表明，人体所需的营养素不下百种，其中一些可由自身合成，无法自身合成必须从外界摄取的有 40 余种，可概括为七大营养素：蛋白质、脂类、碳水化合物（糖类）、无机盐（矿物质）、维生素、水和膳食纤维。

1. 产能营养素与非产能营养素

各类营养素具有不同的生理功能。蛋白质、脂类、碳水化合物除参与细胞的构成外，还可以在体内氧化产生热量，因此这三种营养素被称为"三大产能营养素"。维生素、无机盐、水均不能产生热量，因此，它们被称为"非产能营养素"。

2. 宏量营养素与微量营养素

从人体需要的数量来看，碳水化合物、蛋白质、脂类这三种营养素在膳食中所占的比重大，每天生理需要量以克（g）来计，因此称它们为宏量营养素。而维生素和无机盐这两种营养素，人体需要相对较少，在膳食中所占比重也较小，每天需要量以毫克（mg）或微克（μg）来计，称为微量营养素。

3. 第七营养素

"第七营养素"是指在营养素中处在第七位的膳食纤维。虽然膳食纤维既不能被体内的消化酶所分解，也不能被机体吸收利用，但却是维护身体健康所必需的，因此，营养学将其列为蛋白质、脂类、碳水化合物、无机盐、维生素、水这六大营养素之外的"第七营养素"。

（三）营养观

营养观就是关于营养、养生方面的观念、认识。一个人营养观是否科学，直接影响其对食物种类的选择和饮食习惯，不科学的营养观在很大程度上影响着机体的健康。那么，科学的营养观应该是怎样的呢？简单来说，科学的营养观应该是对"质"与"量"的双重追求。

1. "质"

为了保证食物营养的"质"，应做到两点：

一是食物的多样化。食物的多样化是保证人体获得全面营养的基础。自然界没有一种食物能够具备所有的营养素，因此要保证人体所摄入的营养素种类齐全，食物就必须多样化。同时，食物的丰富多样，不仅能让人享受到更多的美味，还能通过不同的感官引起食欲。各种食物丰富的色彩、味道、形状等，可激发学前儿童饮食的主动性，避免养成挑食、偏食等不良饮食习惯；同时，只有选择丰富多样的食物，才能有效满足学前儿童生长发育过程中的营养需求。

二是营养的均衡。食物除了丰富多样，还要营养均衡。营养均衡，是指同时在四个方面使膳食营养的供给与机体生理需要之间处于大致平衡状态，即氨基酸平衡、热量营养素构成平衡、酸碱平衡、各种营养素摄入量平衡。学前儿童身体的每个器官在发育时都需要大量的营养物质，如果营养的结构不合理、不均衡，那么一些器官就有可能发育不完全，身体会出现疲倦、无力、抵抗力下降等症状，从而增加发病率。

2. "量"

科学的营养观，除了追求膳食的"质"以外，还强调膳食摄入要适"量"。适"量"主要体现在以下两个方面：

一是总量的适当。科学的营养观认为"吃是为了健康"，一日摄入的食物总量应控制在一个合乎生理需要的范围之内。学前儿童的食物摄入量，无论是不足还是过量，都不利于其健康成长。

二是能量的适当。人体所需的七大营养素，产生能量的是蛋白质、脂类和碳水化合物，这些产能营养物质是机体生命活动和生长发育的有效保障。但是，机体生命活动和生长发育对能量的需求不是无穷尽的，能量的过剩会导致高血压、高血脂、肥胖症等疾病，不利于人体的健康。因此，做到食物摄入适量是十分必要的。

二、各类营养素及食物来源

人每天摄入的各种食物，在体内经消化吸收转化为热量和各种营养素，再运送到身体的各个组织和器官各部分，参与机体细胞组织、器官的构建与代谢。如此周而复始，直至生命的结束。人体从食物中摄取的这些营养素主要有以下几类：

（一）蛋白质

蛋白质是生命活动最重要的物质基础，是一切细胞必不可少的组成部分，在人体内几乎无所不在，机体的生长代谢、繁衍遗传都离不开它。人体蛋白质总量大约占人体质量的18%（其含量仅次于水），接近人体干物质质量的一半。是人体含量第二多的营养素。

蛋白质的基本构成单位是氨基酸，构成人体蛋白质的氨基酸有 20 多种，其中有十几种氨基酸人体可以自身合成，或由别的氨基酸转化而来。有 8 种人体不能自身合成或合成

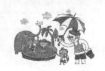

速度远不适应人体的需要，必须由外界食物蛋白提供，被称为人体必需氨基酸。对成人而言，必需的氨基酸有 8 种：异亮氨酸、亮氨酸、赖氨酸、蛋氨酸、苯丙氨酸、苏氨酸、色氨酸、缬氨酸；对儿童而言还多 1 种组氨酸，共 9 种必需氨基酸。

1. 蛋白质的生理功能

人体蛋白质种类繁多，仅一个细胞中就可包含多达上万种不同的蛋白质，但通常每种特定的蛋白质在人体内有某种特定的功能。概括起来蛋白质主要具有以下几种生理功能。

（1）构成和修补机体组织

蛋白质是构成一切细胞组织的基本物质，参与机体的每个细胞的构成，从细胞膜、细胞质、细胞核，到细胞内部的一些细微结构都需要一定的蛋白质，结构各异、功能不同的细胞又构成组织，各种组织的有机结构构成器官，因此蛋白质是人体生长发育以及细胞组织构成和修复更新十分必要的原材料。在儿童的生长发育过程中一旦蛋白质获取不足，儿童的身高体重就会增长变慢，甚至新陈代谢也会受到影响。

（2）调节机体生理功能

蛋白质是构成人体内的酶、激素、抗体等活性物质的基本原料。酶和激素是调节人体生长发育和新陈代谢速度的重要物质，如帮助肠道消化吸收的胃蛋白酶、胰蛋白酶、淀粉酶等，儿童身体发育需要的生长激素、甲状腺素和胰岛素等均是以蛋白质为主要原料构成的。人体内有各种各样的酶和激素，不同的酶可催化某种特定的生理反应顺利进行，对机体的新陈代谢活动发挥催化剂的作用；激素则通过腺体释放到血液中，促进酶的产生或激活酶，从而发挥调节机体代谢的作用。蛋白质还可调节细胞内、外液的渗透压和酸碱平衡。

（3）合成抗体增强机体免疫力

抗体指机体的免疫系统在抗原刺激下，由淋巴细胞或记忆细胞增殖分化成的浆细胞所产生的、可与相应抗原发生特异性结合的免疫球蛋白。抗体是保护机体免受各种病原体入侵的重要物质，具有保卫机体免受细菌和病毒的侵害、提高机体抵抗力的作用。人体抗体物质的成分主要是蛋白质，因此蛋白质作为维持机体正常免疫功能所必需的营养素一旦缺乏，人体抵抗力就会下降。

（4）供给机体热量

蛋白质是产能营养素，每克蛋白质在体内氧化分解，可释放 16.744 千焦的热量。人体每天所需热量的 10%~14% 来源于蛋白质。当碳水化合物和脂肪供给不足、能量缺乏时，体内蛋白质将作为人体热量的主要来源。

2. 蛋白质的分类

营养学根据食物蛋白质中所含有的必需氨基酸的种类数量比例，把食物蛋白质分为三类：完全蛋白质、半完全蛋白质和不完全蛋白质。

（1）完全蛋白质

完全蛋白质又称为优质蛋白质，其含有的必需氨基酸种类齐全、数量丰富，且比例接近人体蛋白质，这类蛋白质不仅能够满足成人生活工作的生理活动的需要，还能够满足儿童生长发育的需要。完全蛋白质的主要食物来源有鸡蛋、肉类、鱼、动物红色肉（瘦肉）等动物性食物，以及大豆、芝麻、花生等植物性食物。

（2）半完全蛋白质

半完全蛋白质中虽含必需氨基酸种类齐全，但其结构与数量的相对比例与人体的蛋白质有较大差异，不能被人体充分利用，不能满足人体合成蛋白质的需要。若长期将其作为人体蛋白质的唯一来源，只可满足成人生理活动的需要，不能满足儿童生长发育的需要。半完全蛋白质的主要食物来源有米、小麦、大麦、杂豆、干果等。

（3）不完全蛋白质

不完全蛋白质又称劣质蛋白质，所含必需氨基酸种类不全，缺少一种或几种人体必需氨基酸，难以满足人体生理活动的需要。若长期以其作为单一膳食蛋白质来源，不仅不能满足儿童生长发育的需要，而且难以满足成人生理活动的需要。不完全蛋白质的主要食物来源有豌豆、蚕豆、蹄筋、肉皮、玉米等。

3. 蛋白质的生物价和互补作用

（1）蛋白质的生物价

生物价（The biological valence）是一种评估蛋白质营养价值的生物方法，指每100克食物来源蛋白质转化成人体蛋白质的质量。它由必需氨基酸的绝对质量、必需氨基酸所占比重、必需氨基酸与非必需氨基酸的比例、蛋白质的消化率和可利用率共同决定。

蛋白质中氨基酸的构成越接近人体蛋白质，其生物的利用率越高，吸收的效果越好，营养价值就越高，反之则低。一般来说，动物蛋白质的生物价较高，利用率达 70%~90%，植物蛋白质的生物价较低，利用率只达 60%~65%。常见食物蛋白质的生物价见表6-1。

表6-1 常见食物蛋白质的生物价 %

食物	生物价	食物	生物价
鸡蛋	94	小米	57
牛奶	85	蚕豆	58
猪肉	74	大豆	57
牛肉	76	马铃薯	67
牛肝	77	白薯	72
鱼	76	高粱	56
虾	77	绿豆	58
大米	77	花生	59
面粉	67	白菜	76

（2）蛋白质的互补作用

蛋白质的互补作用是指两种或两种以上食物蛋白质混合食用，其所含的氨基酸互相取长补短、相互补充，从而提高食物蛋白质营养价值的作用。例如玉米、小米、大豆三者单独食用，其生物价分别为 60、57、64，如果按 23%：25%：52% 的比例混合食用，则可以提高到 73。如果在植物性食物的基础上再加少量的动物性食物，则互补作用往往更大，

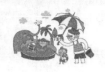

如小麦、小米、大豆、牛肉混合食用则蛋白质的利用率可高达89%。

食物搭配应遵循以下原则：第一，搭配食物种类越丰富越好，但要注意食物间的相克作用。第二，混合食物的生物属性越远越好。如动物性食物和植物性食物属性较远，故荤素搭配可取长补短。第三，食用时间越近越好。单个氨基酸吸收到体内，在血液中的停留时间约4个小时，然后到达各组织器官再合成机体蛋白质，只有蛋白质所需的各种氨基酸同时到达，才能更好地发挥互补作用。

4. 蛋白质的供给量

学前儿童生长发育旺盛，要求蛋白质的供给量相对比成人多，尤其是优质蛋白质供给量。学前儿童由蛋白质所供给的热量约占每日所需总热量的8%～15%，为了满足机体生长的需要，每日摄取的蛋白质最好有一半是优质蛋白质。

（1）蛋白质缺乏

当蛋白质摄入量长期低于该年龄儿童的推荐摄入量时，可能会导致蛋白质—能量营养不良症。根据WHO估计，目前世界上大约有500万儿童患有蛋白质—能量营养不良症。蛋白质—能量营养不良症可分为两种：一种是能量摄取基本满足，而蛋白质严重不足的儿童营养性疾病。主要表现为腹部和腿部水肿，虚弱，表情淡漠，生长停滞，头发变色、变脆、易脱落，易感染其他疾病。另一种是蛋白质和能量摄入均严重不足的儿童营养性疾病，也就是恶性营养不良。主要表现为消瘦无力、抵抗力低下、易感染其他疾病，严重时可导致死亡。

（2）蛋白质过量

当蛋白质摄入量长期超过该年龄儿童的推荐摄入量时，可能发生以下情况：第一，肝肾功能异常；第二，导致血液高渗性和继发的高张力性脱水；第三，使钙的排出增加，势必产生骨质疏松。第四，蛋白质的超量摄入常常伴有高能量摄入，容易造成单纯性肥胖症。

不同年龄儿童的蛋白质推荐摄入量是不同的。学前儿童每日膳食中蛋白质推荐摄入量表见表6-2。

表6-2　学前儿童每日膳食中蛋白质推荐摄入量

年龄/岁	蛋白质	年龄/岁	蛋白质
0~	1.5~3 克/千克体重	4~	50 克
1~	35 克	5~	55 克
2~	40 克	6~	55 克
3~	45 克	7~	60 克

资料来源：中华人民共和国卫生和计划生育委员会. 中国居民膳食营养素参考摄入量［C］. 2013.

需要指出的是，从维持机体营养平衡的角度考虑，膳食蛋白质在满足供给量的同时，应逐步提高动物性食物蛋白质的摄入量。一般来说，动物性蛋白质摄入量不应少于总蛋白质摄入量的三分之一。

5. 蛋白质的食物来源

含蛋白质的食物有两类，一类是动物性的，如鱼、肉、蛋、牛奶等，它们所含的蛋白质统称为动物蛋白；另一类是植物性的，如大米、面粉、杂粮、豆类、坚果等，它们所含的蛋白质统称为植物蛋白。动物蛋白与豆类所含植物蛋白的营养价值较高，被称为优质蛋白质，学前儿童膳食中应该尽量多选用。

（1）动物性食物

动物性食物主要有畜禽肉类、河海鲜类、禽蛋类、乳类及其制品。它们的蛋白质含量一般在 15% 以上，几乎均属完全蛋白质类食物。

（2）植物性食物

植物性食物以豆类的蛋白质含量最丰富，其中大豆的蛋白质含量高达 36%，被称为"优质蛋白质"。而谷类的蛋白质含量较低，一般在 10% 以下。但由于植物性食物蛋白质（豆类蛋白质除外）中必需氨基酸含量往往不足，构成比例与人体需要差距较大，加上其消化过程受植物纤维素影响，因此营养价值较低。

（二）脂肪

脂肪又称脂类或脂质，是中性脂肪和类脂的总称，是人体重要的组成部分。脂肪由脂肪酸构成，脂肪酸根据其饱和程度可分为饱和脂肪酸和不饱和脂肪酸。在不饱和脂肪酸中，有些是人体必不可少且不能自行合成的必须从食物中摄取的脂肪酸，叫必需脂肪酸，如亚油酸和亚麻酸。

1. 脂肪的生理功能

（1）参与人体细胞和组织的构成

脂肪参与人体细胞膜、神经髓鞘、血浆的构成，参与体内固醇类激素、胆汁等物质的合成，中性脂肪以脂肪组织的形式分布在皮下和内脏器官表面，起到保暖、保护和固定器官的作用。

（2）供给机体能量

脂肪是重要的产能营养素，每克脂肪在体内氧化，可产生 37.674 千焦的热量，是每克蛋白质产生热量的 2.25 倍，是人体供热的燃料库。因为脂肪产热量大，所占空间小，可在皮下、腹腔等处储存，当机体热量摄入不足时，储存的脂肪会分解产生热量，保证机体正常工作。

（3）保温和防护作用

脂肪分布于人体的皮下肠系膜及心、肾、肾上腺等器官的周围，如同软垫对器官进行保护和固定，使其免受撞击和减少震动；脂肪还是人体与外界环境的屏障，由于其导热性能差，能防止人体热量的散失，有助于御寒，具有保护体温的作用。

（4）促进脂溶性维生素的吸收

脂肪是脂溶性维生素（维生素 A、D、E、K）的良好溶剂，能帮助脂溶性维生素的消化吸收。如维生素 A 在肠道被消化吸收时，必须先借助脂肪溶解，机体才能吸收利用。一旦脂肪缺乏，容易发生脂溶性维生素的不足和缺乏，导致相应的缺乏症。

2. 脂肪的供给量

一般情况下，脂肪日供给量应占日热量需要量的 20%~30%，每日膳食中有 50 克脂肪即可满足需要量。若脂肪供给量太少，儿童体重下降，皮肤干燥，并可能发生脂溶性维生

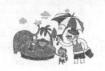

素缺乏症；若脂肪供给太多，则儿童胃排空时间延长，消化过程缓慢，引起消化功能紊乱，甚至导致肥胖症、心血管疾病等。

一般来说，1~3岁儿童脂肪供给量应占每日热量供给量的30%~35%，7岁以上儿童应占25%~30%。年龄不同，脂肪的每日推荐摄入量也有差异：3岁以下儿童为35~40克，3~6岁儿童为40~50克。

3. 脂肪的食物来源

脂肪按其来源可分为动物性脂肪和植物性脂肪。动物性脂肪来源有动物肉、内脏，蛋类，奶类等动物性食物；植物性脂肪的来源有豆类、花生、菜籽、橄榄、葵花籽等；很多谷类食物，如高粱、玉米、大米、红小豆等，也含有一定的脂肪。

（三）碳水化合物

碳水化合物也称为糖类，是自然界存在最多、分布最广的一类有机化合物，也是最主要、最经济、最易获得的能量来源。

1. 碳水化合物的生理功能

（1）构成机体组织

碳水化合物是组成糖脂、黏蛋白、糖核、脱氧核糖不可缺少的物质。糖脂是细胞膜的构成成分，也是神经组织的成分；黏蛋白是结缔组织的成分；核糖和脱氧核糖参与核酸的形成。此外，人体的肝脏、肌肉中含有肝糖原和肌糖原，正常细胞中含有2%~10%的糖类。糖类是构成人体组织的重要物质。

（2）储存和提供热量

碳水化合物具有经济、易消化吸收、产热快等特点。1克糖类在体内氧化可分解产生16.744千焦的热量，人体60%~70%的热量供给来源于此。碳水化合物能迅速释放并提供热量，满足机体心脏和神经系统活动的需要。

（3）促进消化与排泄

碳水化合物中的纤维素和果胶，尽管不能被人体吸收，但它可吸收保留水分，使粪便质软，利于消化和排便通畅，减少肠道对脂肪、胆固醇等物质的吸收，减少代谢废物在肠道内的停留时间，抑制肠内细菌繁殖，增加大便量，冲淡肠内毒素，起到预防直肠癌、结肠癌的作用。

（4）预防酸中毒

当糖类摄取不足时，机体不能通过正常途径利用脂肪。脂肪在被用作能量之前，必须先与糖类结合，所以当糖类摄取不足时，机体不能通过正常途径利用脂肪，其代谢的过程将产生降解物酮体，大量酮体的产生影响机体的酸碱平衡，严重者导致酸中毒。摄取充足的碳水化合物，还可以增加肝脏内肝糖原的储存量，进而增强肝脏的功能，葡萄糖、葡萄糖醛酸直接参与肝脏的解毒作用，使有害物质变成无害物质排出体外。

2. 碳水化合物的分类

食物中的碳水化合物可以分成两类：一类是可以被人体消化吸收的有效碳水化合物；一类是人体不能消化的无效碳水化合物，主要是膳食纤维。

（1）能被消化吸收的碳水化合物

能被人体消化吸收的有效碳水化合物，按其化学结构可以分为单糖、双糖和多糖。

单糖包括葡萄糖、果糖、半乳糖。单糖是组成糖类的最小单元结构，可直接被小肠吸收，快速融入血液中。

双糖包括蔗糖、乳糖、麦芽糖。双糖由两个分子单糖构成，在体内不能直接被吸收，须经消化酶分解成单糖后被吸收。日常所吃的白糖、红糖、冰糖等都属于双糖。

多糖包括淀粉、糖原、糊精、纤维素。多糖是由多个单糖分子组成的化合物，在体内血清消化分解成为单糖后再被小肠吸收。多糖在自然界中常见于谷类、豆类、坚果类、薯类以及蔬菜的根茎叶、花果、种。

（2）不能被消化吸收的碳水化合物

不能被人体消化吸收的碳水化合物主要是膳食纤维，又被称为"第七营养素"。膳食纤维虽不能被消化吸收，但它在人体的健康中扮演着十分重要的角色。膳食纤维可清洁消化道壁和增强消化功能；可稀释和加速食物中的致癌物质和有毒物质的移除，保护脆弱的消化道；可减缓消化速度和最快速地排泄胆固醇，让血液中的血糖和胆固醇控制在理想的水平；可预防心血管疾病、癌症、糖尿病以及其他疾病。

3. 碳水化合物的供给量

碳水化合物作为产热营养素，它的供给量受饮食中脂肪和蛋白质的量的影响，中国营养学会没有规定统一的碳水化合物供给量标准。一般认为人体热量的来源以碳水化合物为主，成人每天碳水化合物的供给量应占总热量的60%~70%，成人每天碳水化合物的摄入量应不少于100克。

需要提醒的是，糖类摄入量也要适当。如果儿童碳水化合物摄取不足，不仅会影响其生长发育的速度，导致生长发育减慢、体重下降，还会导致脑功能下降，包括注意力、记忆力的衰退。若摄入过多，多余的碳水化合物会转化为脂肪在体内堆积，导致肥胖以及由肥胖引起的一系列问题，且蔗糖摄入过多还会引起龋齿。

4. 碳水化合物的食物来源

日常生活中的碳水化合物主要来源为谷类食物、根茎类食物（红薯、山药、马铃薯等）、食糖以及蔬菜、水果。人们通常将大米、面粉、马铃薯等含糖量丰富的食物作为基础食物，从中获得机体所需要的基本热量，选择蔬菜水果作为纤维素和果胶的主要来源，调节机体消化系统功能，促进肠道蠕动，利于排便和预防便秘。几种常见食物中膳食纤维的含量如表6-3所示。

表6-3 几种常见食物中膳食纤维的含量　　　　克/100克

食物名称	膳食纤维含量	食物名称	膳食纤维含量
小麦（标准粉）	3.7	四季豆	4.7
馒头（强化粉）	4.4	荷兰豆	7.6
荞麦面	5.5	小红尖椒	14.6

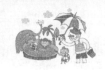
食物名称	膳食纤维含量	食物名称	膳食纤维含量
莜麦面	5.8	小红尖椒（干）	50.5
豆腐干	6.8	茶树菇（干）	15.4
玉米粒（黄、干）	14.4	裙带菜（干）	40.6
玉米糁（黄）	14.5	元蘑（干）	49.6
胡萝卜	3.2	无花果（干）	13.3
紫菜头	4.5	山核桃（熟）	20.2

表中数据引自：杨月欣. 中国食物成分表（2004.1）. 北京：北京大学医学出版社，2005.

（四）维生素

维生素，旧称维他命，是人和动物维持正常生命活动所需的多种有机化合物的总称。维生素是生物体所需要的微量营养成分，而一般又无法由生物体自己生产，需要通过饮食等手段获得。维生素在人体生长、代谢、发育过程中发挥着重要的作用。

1. 维生素的特点及分类

（1）维生素的特点

维生素种类繁多，结构各异，理化性质和生理功能也各不相同，但它们却有以下共同点：

①均以维生素原（维生素前体）的形式存在于食物中。

②不产能量，其主要作用是参与机体代谢的调节。

③大多数维生素人体不能合成或合成量不足，不能满足需要，必须经常通过食物获得。

④人体对维生素的需要量很小，日需要量常以毫克或微克计算。

（2）维生素的分类

根据维生素的溶解性，可分为脂溶性维生素和水溶性维生素两大类。脂溶性维生素有维生素 A、D、E、K 等，水溶性维生素主要包括 B 族维生素（维生素 B_1、B_2、B_6、B_{12}）、叶酸、维生素 C 等。脂溶性维生素在食物中常与脂类混在一起，在吸收过程中也与脂类相伴进行。水溶性维生素易溶于水，若在食物洗涤、加工、烹调过程中处理不当，会随水流失。

2. 人体几种主要维生素

（1）维生素 A

维生素 A，又名视黄醇，或抗干眼病维生素，主要的生理功能是：可以促进视网膜内感光物质的合成与再生，维持正常视觉；维持上皮组织的健全和结构完整；有助于人体细胞的繁殖和生长，提高机体免疫力。长期缺乏维生素 A，可导致夜盲症、干眼病、皮肤粗糙。

人体从食物中获得维生素 A 主要有两个来源。一是动物性食物，这些食物主要包括动物肝脏、鱼肝油、鱼卵、蛋黄、全奶、奶油等。二是植物性食物中的胡萝卜素，这些食物主要是指黄绿色、深绿色的蔬菜，如胡萝卜、菠菜、南瓜、红心甜薯、青椒、豌豆苗、苋菜、莴苣等，另外像芒果、杏、柿子等黄（绿）色水果当中胡萝卜素含量也较为丰富。

（2）维生素 B_1

维生素 B_1，又名硫胺素、抗脚气病维生素。其生理功能是参与糖类代谢、维持食欲和肌肉弹性、促进胃肠蠕动和消化腺的分泌。长期缺乏维生素 B_1 会引起脚气病（不同于"脚气"，脚气俗称脚癣，是由真菌引起的传染性脚病）。脚气病的症状为健忘、不安、易发怒，继而会出现四肢无力、肌肉萎缩和疼痛、下肢麻痹等，严重时会出现心力衰竭。

维生素 B_1 在植物中分布广泛，主要存在于种子的外皮和胚芽中。糙米、全麦粉、豆类等植物性食物和瘦肉、动物内脏等动物性食物中的维生素 B_1 的含量比较高。由于维生素 B_1 水溶性强，食物过分浸洗会导致其大量流失。

（3）维生素 B_2

维生素 B_2，又名核黄素、维生素 G。微溶于水，在中性或酸性溶液中加热是稳定的，但其在碱性环境中则易分解，受紫外线照射也容易被破坏。人体若维生素 B_2 含量不足，则会物质代谢紊乱，进而会出现一系列的症状，例如口角炎、唇炎、舌炎、口腔溃疡、脂溢性皮炎、阴囊炎等。

维生素 B_2 在动植物中广泛存在，常与维生素 B_1 共存。维生素 B_2 最主要的食物来源是动物性食物，尤其是脏器肉，例如动物的肝、心等；其次是禽蛋（尤其是蛋黄）、乳类等。另外，豆类和新鲜的蔬菜中维生素 B_2 的含量也较高。

（4）叶酸（维生素 B_9）

叶酸，也叫维生素 B_9，是一种水溶性维生素。叶酸是人体在利用糖分和氨基酸时的必要物质，是机体细胞生长和繁殖所必需的物质；叶酸对细胞的分裂生长起着重要的作用，是胎儿生长发育不可缺少的营养素；叶酸可引起癌细胞凋亡，故属于一种天然抗癌维生素。

孕妇缺乏叶酸有可能导致胎儿出生时出现低体重、唇腭裂、心脏缺陷等，还会引起胎儿神经管发育缺陷，从而增加裂脑儿、无脑儿的发生率。

叶酸广泛存在于自然界的普通食物中，主要包括以下几类食物：①绿色蔬菜——莴苣、菠菜、花椰菜、青菜、扁豆、豆荚、西红柿、胡萝卜、南瓜等；②新鲜水果——猕猴桃、橘子、草莓、樱桃、香蕉、柠檬、桃、李子、杏、杨梅、海棠、酸枣、山楂、石榴、葡萄、梨、胡桃等；③动物食物——动物的肝脏、肾脏、禽肉及蛋类等；④豆类、坚果类——黄豆、豆制品、核桃（包括核桃油）、腰果、栗子、杏仁、松子等；⑤谷物类——全麦面粉、糙米等。常见食物中叶酸的含量见表6-4。

表6-4 常见食物中叶酸的含量 微克/100克

食物	含量	食物	含量	食物	含量
猪肝	425.1	猪肾	9.2	鸡肝	1172.2
鸡蛋	70.7	鸭蛋	125.4	菠菜	87.9
韭菜	61.2	茴香	120.9	油菜	46.2
小白菜	57.2	蒜苗	90.9	辣椒	69.4
黄豆	181.1	豌豆	82.6	豇豆	66.0
扁豆	49.6	花生	107.5	核桃	102.6

资料来源：杨月欣. 中国食物成分表［M］. 北京：北京大学医学出版社，2005.

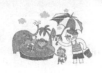

（5）维生素 C

维生素 C，又名抗坏血酸。维生素 C 促进胶原蛋白合成，有助于伤口愈合、止血，可促进膳食铁吸收，能增强机体免疫力，参与胆固醇代谢，有抗氧化作用。抗坏血酸在大多数生物体中可借由新陈代谢制造出来，但是人类是最显著的例外。维生素 C 易溶于水及乙醇，不耐热，易氧化，在酸性溶液中比在碱性溶液中稳定。

维生素 C 严重缺乏时，则会引起坏血病。坏血病开始的症状是四肢无力、精神抑郁、烦躁不安、皮肤易红肿；之后便会脸部肿胀、牙龈出血、牙齿脱落、口臭以及皮肤下大片出血；最后是严重疲惫、腹泻、呼吸困难、骨折、肝肾衰竭而致死亡。

膳食中维生素 C 的主要来源是新鲜的蔬菜、水果，特别是深色蔬菜，如韭菜、菠菜、青椒等，以及柑橘、柚子、山楂、鲜枣、猕猴桃、刺梨等水果中的维生素 C 含量极为丰富。一般来说，维生素 C 在蔬菜中的含量，细茎的比粗茎的高，新鲜的比枯萎的高；而在水果中，果实越成熟维生素 C 含量越高。

（6）维生素 D

维生素 D，又名抗佝偻病维生素、钙化醇、骨化醇，是类固醇的衍生物，其种类很多，其中最重要的是维生素 D_2 和维生素 D_3。维生素 D 的生理功能主要表现在参与人体钙磷代谢，促进骨质更新。

幼儿缺乏维生素 D，会影响钙和磷的吸收以及骨盐形成，造成骨质生长障碍和骨化不全，即佝偻病。而血钙下降则会出现手足抽搐、惊厥等症状。

维生素 D 的来源分为内源性和外源性。内源性维生素 D 主要是由皮肤的光照合成。外源性维生素 D 可从食物中获得，动物性食物如鱼肝油、蛋黄、乳类含有少量的维生素 D；植物性食物，如菌类、酵母等含麦角固醇，经紫外线照射后变为麦角骨化醇（维生素 D_2）。晒太阳是最经济、最主要的获取维生素 D 的方法；缺乏光照的地区，可有针对性地选择食物或根据医嘱选择保健品补充维生素 D。

虽然维生素是人体所必需的营养素，但是长期过量服用维生素 D 制剂会损害机体的健康。根据《中国居民膳食营养素参考摄入标准》，学前儿童每日膳食中主要维生素的推荐摄入量如表 6-5 所示。

表 6-5　学前儿童几种维生素每日推荐摄入量（RNI）

维生素	0~0.5 岁	0.5~1 岁	1~3 岁	4~6 岁
维生素 A/ 微克	400	400	500	600
维生素 D/ 微克	10	10	10	10
维生素 B_1/ 毫克	0.2	0.3	0.6	0.7
维生素 B_2/ 毫克	0.4	0.5	0.6	0.7
维生素 C/ 毫克	40	50	60	70
叶酸 / 微克	65	80	150	200

资料来源：杨月欣 . 中国食物成分表［M］. 北京：北京大学医学出版社，2005.

（五）无机盐

无机盐，又称为矿物质，是构成人体组织和维持人体正常生理功能必需的各种无机物的总称。目前人类发现的所需无机盐有20多种，人体内的无机盐按其含量的多少可分为常量元素和微量元素。常量元素有钙、磷、钾、硫、钠、氯、镁这7种，微量元素有铁、锌、硒、钼、铬、钴、碘等14种。无机盐广泛存在于食物中，对于幼儿来说，比较容易缺乏的常量元素主要是钙，微量元素主要铁、锌、碘等。

1.钙

钙是人体内含量最多的一种无机盐，是构成骨骼、牙齿的重要成分，人体99%的钙存在于骨骼、牙齿中，另有1%的钙存在于软组织、细胞外液和血液中。钙能维持细胞内胶质的完整性；维持机体正常的生理状态，如肌肉收缩、神经兴奋性维持及传递等；参与血液凝固过程；调节机体酶的活性等。

对学前儿童来说，若缺乏钙容易导致不易入睡、头发稀疏、智力发育迟缓、出牙晚或出牙不整齐等现象；严重时则会出现佝偻病；当血液中的钙过低时，神经肌肉的兴奋性增高，可发生手足抽搐症。若补钙过多，则会造成婴儿囟门过早闭合，形成小头畸形；产生厌食、恶心、便秘、消化不良，从而影响肠道对营养物质的吸收；长期补过多的钙会造成高钙尿症，还有可能形成泌尿道结石等疾病。因此，应该保持钙的适度摄入，禁止盲目补钙。

案例

盲目补钙导致幼儿体内结石如花生米大小

18个月大的闻闻因感冒到医院就诊，偶然查出输尿管下段有一个11毫米长、5.9毫米宽的结石，和花生米一般大小。才18个月大的孩子怎么会长出如此大的结石？原来，闻闻的家长担心他缺钙，给他补钙半年多，加上平时闻闻喜食含维生素C较多的水果及豆制品，专家分析，患儿的结石与饮食过度摄入钙和大量摄取维生素C有关。家长盲目给孩子用药物补钙，加之膳食中多为草酸类食物，草酸和钙就形成了草酸钙结石。

钙的食物来源广泛，奶和奶制品中的钙含量丰富且吸收率高，是从食物中补钙的最好来源。此外，钙还存在于虾皮、海带、紫菜等海产品及豆类（尤其是大豆、黑豆）与豆制品中。由于植物中含有植酸、草酸，豆类食物和蔬菜类食物中的钙容易与草酸、植酸结合形成不溶于水的钙盐，故豆类及其制品和蔬菜中钙的吸收利用率比较低。

2.铁

铁是人体必需微量元素中含量最多的一种元素，在成人体内约有4~5克铁，其中72%以血红蛋白、3%以肌红蛋白、0.2%以其他化合物形式存在，其余为储备。铁是制造体内血红蛋白的原料，具有维持机体正常造血功能的作用；参与体内氧的运输和利用；结合各类酶分解过氧化物，抑制霉菌；还可以提高机体的免疫力。

人体若铁摄入不足，易出现缺铁性贫血，常见症状为头晕、头痛、乏力、易倦、心悸、活动后气短、眼花、耳鸣等；若铁摄入过多，可引起呕吐、腹泻和肠损害，甚至累及肝脏，引发心脏病、肝硬化、脑铁沉积、认知功能障碍等疾病。

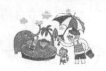

铁主要来源于动物性食物（动物血、动物肝脏、瘦肉、鱼类、蛋黄等）和植物性食物（发菜、黑木耳、紫菜、淡菜、芝麻酱、豆类、绿叶蔬菜等）。相对于植物性食物，动物性食物中的铁更容易被吸收。

3. 锌

锌是人体必需的微量元素之一，人体内约有 2~3 克锌，主要存在于骨骼、皮肤和头发中。锌参与多种酶及蛋白质合成，促进酶的活性；参与人体内胶原蛋白和角蛋白的合成；维持味觉及正常的免疫功能；维持头发和皮肤的健康，促进创伤组织愈合。

如果学前儿童锌摄入不足，会出现食欲减退、厌食、抵抗力下降等症状，还会表现出生长发育迟缓，导致身材矮小，严重时甚至会出现侏儒症或者异食癖。如锌摄入量过多，会导致胃肠不适、呕吐、腹泻等症状，严重者会引起锌中毒，胃溃疡、出血，甚至穿孔。

爱吃墙皮的童童

3 岁的童童看上去和其他小朋友没啥区别，不过他却有一个很奇怪的爱好，那就是抠墙皮吃。刚开始童童的妈妈看孩子喜欢抠墙以为是抠着玩，但让她万万没想到的是，孩子竟然把抠下来的墙皮吃掉了。不管家人怎么劝，他都戒不掉这个"爱好"。后经医生诊断，童童是由于缺锌导致的异食癖。

锌最好的食物来源是海贝类食物，例如牡蛎、扇贝、文蛤等，而且其利用率也比较高。其次为牛肉、动物肝脏、蛋类、乳类、鱼类、其他动物性海产品。另外，蘑菇、坚果、豆类等含锌量也较高。需要提醒的是，与钙、铁等一样，食物（主要是植物性食物）中的植酸、草酸等会降低锌的吸收率。

4. 碘

碘是人体含量极少的微量元素，成人体内碘含量为 20~50 毫克。碘是合成甲状腺素的主要原料，甲状腺素主要参与能量代谢，能促进机体的生长发育、智力发育，影响神经、肌肉组织功能和各营养素的代谢。

如果机体碘摄入不足，会造成甲状腺素合成不足，引起甲状腺肿大，生长发育停滞，智力低下，痴呆。儿童严重缺碘，会患呆小症（主要表现为聋哑矮傻）。若碘摄入过多，则会出现甲状腺功能亢进，甚至患甲状腺肿瘤。

碘主要来源于海产品，如海带、紫菜、海鱼、海虾、海贝、海蜇等。内陆地区的土壤和水中含碘量低，因此 1995 年我国采用食盐加碘的方法来预防缺碘。随着物流运输和海产品的普及，内陆地区的人们选择摄入碘的途径增多，为避免碘摄入过量，选择非碘盐成了新的趋势。

根据《中国居民膳食营养素参考摄入量》的标准，学前儿童每日膳食中以上几种无机盐的适宜摄入量见表6-6。

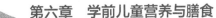

表6-6　学前儿童几种无机盐的每日适宜摄入量（AI）

无机盐种类	0~0.5 岁	0.5~1 岁	1~3 岁	4~6 岁
钙 / 毫克	300	400	600	800
铁 / 毫克	0.3	10	12	12
锌 / 毫克	1.5	8.0	9.0	12.0
碘 / 微克	50	50	50	90

资料来源：杨月欣．中国食物成分表［M］．北京：北京大学医学出版社，2005．

（六）水

水是生命的源泉，是人体第一需要的营养素，也是人体成分中含量最多的物质，又是维持生命最重要的物质。水有以下几种生理功能：①输送营养，是人体中各种物质的载体；②参与体内各种物质的代谢；③调节体温，体内能量代谢产生的热，通过体液传到皮肤，再经蒸发或出汗来调节体温，保持体温的恒定；④滋润人体皮肤，润滑机体组织、器官之间的摩擦（如眼泪、唾液是相应器官的润滑剂）；⑤水在细胞内构成介质，人体内所有的生化反应都依赖水的存在。

人体若水分摄入不足，会出现细胞缺水、人体脱水，影响正常代谢，出现口渴、皮肤干燥脱皮、心情烦躁、精神不集中、乏力等症状。人体内水分流失过多，超过体重的20%时，会引起死亡。若水分摄入过量，容易导致水分在人体内过度堆积，组织液回流受阻，容易发生水肿，严重时甚至引起水中毒。

人体内的水有三个来源：饮水约占50%；食物中的水为40%左右；体内代谢产生的水占10%左右。对于水的需要，不同的年龄阶段和不同的个体差异较大，学前儿童体内水的比例随着年龄增长而减少，新生儿约占80%，婴儿约占70%，幼儿约占65%。年龄越小，对于水的需求量越大，具体见表6-7。

表6-7　学前儿童每日每千克体重水的需要量　　　　　　　　毫升

年龄	1 岁以下	2~3 岁	4~6 岁
需要量	120~160	100~140	90~110

资料来源：中华人民共和国卫生和计划生育委员会．中国居民膳食营养素参考摄入量［C］．2013．

‖‖‖‖‖‖‖‖‖‖‖　第二节　学前儿童的合理膳食　‖‖‖‖‖‖‖‖‖‖‖

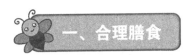

一、合理膳食

（一）合理膳食的概念

合理膳食，就是指食物种类齐全、数量充足、各种营养素比例合理的膳食，是符合

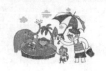

人体需要、能达到营养均衡的膳食。我国早在 2 000 多年前的《黄帝内经》中，就对合理膳食有完整而科学的论述，提出"五谷为养，五畜为益，五果为助，五菜为充"的饮食模式。

对学前儿童来说，合理膳食是指根据学前儿童对热量和营养素的需要及各类食物的营养价值，通过合理的食物调配和营养供给，保证食物种类多样，营养素齐全、数量充足、组合比例适合的膳食，以此使人体的营养需要与膳食供给之间建立平衡关系，达到合理营养。

（二）合理的膳食结构

膳食结构是指膳食中各类食物的数量及其在膳食中所占的比重。由于影响膳食结构的这些因素是逐渐变化的，所以膳食结构不是一成不变的，通过适当的干预可以促使其向更有利于健康的方向发展。合理的膳食结构应该具有以下特点：

1. 具有不可或缺的五大类食物

根据"中国居民平衡膳食宝塔"，合理的膳食结构为五层宝塔状，根据人体健康需要，每一层膳食的种类和数量不同。

第一层是粮食类，主要为谷类、薯类和豆类，是热量的主要来源。一般轻体力劳动者每天的摄入量以 250~400 克为宜，其余的热量由副食品供给。粮食类食物占热量供给量的60%~70%，约占膳食总量的 32%。此外，人体每天约需摄入 1 200 毫升水。

第二层是蔬菜、水果类。蔬菜、水果是人体维生素、无机盐和膳食纤维的主要来源。每人每天约需食用蔬菜 300~500 克、水果 200~400 克。蔬菜和水果的品种繁多，所含的维生素、无机盐等营养素的种类和数量有较大差异。因此，在选择蔬菜和水果时，要注意品种搭配。

第三层是畜禽肉类、鱼虾类和蛋类。这些食物富含动物蛋白质，而人体对动物蛋白质的吸收率高于植物蛋白质，较为理想的蛋白质摄入比例应是动物蛋白质占 1/4、豆类蛋白质占 1/4，其余 2/4 则由粮食供给。因此，营养专家建议，每人每天应摄入畜禽肉类 50~70克，鱼虾类 50~100 克，蛋类 25~50 克，这三类食物应占膳食总量的 13%。

第四层是奶类、大豆类及其制品。豆类富含蛋白质、不饱和脂肪酸和卵磷脂等，其蛋白质氨基酸的组成接近人体需要，不饱和脂肪酸是人体不可缺少的脂肪酸，而卵磷脂有血管的"清道夫"之称。每人每天应补充豆类 30~50 克，奶类及其制品约 300 克。

第五层是油脂类。油脂类可供给热量，促进脂溶性维生素的吸收，供给不饱和脂肪酸。植物油所含的必需脂肪酸比动物油高，而动物油的饱和脂肪酸多，脂肪熔点也比较高，因此不易为人体消化吸收，故应少吃动物油，多吃植物油。营养学家建议油脂的摄入比例为饱和脂肪酸与多不饱和脂肪酸及单不饱和脂肪酸各占 1/3。油脂每人每天约需摄入25~30 克。

"中国居民平衡膳食宝塔"如图 6-1 所示。

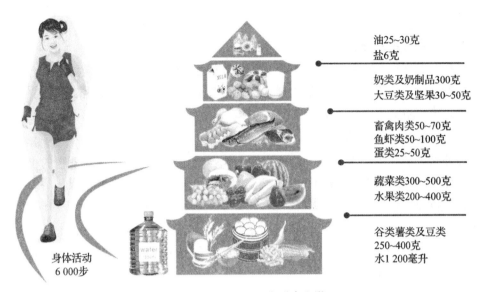

油25~30克
盐6克

奶类及奶制品300克
大豆类及坚果30~50克

畜禽肉类50~70克
鱼虾类50~100克
蛋类25~50克

蔬菜类300~500克
水果类200~400克

谷类薯类及豆类
250~400克
水1 200毫升

身体活动
6 000步

图6-1 中国居民平衡膳食宝塔
资料来源: http://www.58pic.com/shiliangtu/13904135.html.

2. 保证各类营养素齐全

合理的膳食结构要保证各类营养素齐全，而且比例合适，不过多或过少摄取某一种营养素，根据各类营养素的饮食来源、食物中的含量以及"中国居民平衡膳食宝塔"，合理地摄取营养素。另外，除了蛋白质、脂肪、碳水化合物、无机盐、维生素和水这六大营养素，人每天都应摄取一定量的被称为"第七营养素"的膳食纤维，以维持身体健康。

3. 食物要合理搭配

由于不同的食物所含的营养素种类及数量不同，同一种食物由于其成熟度、新鲜度等不同，食物的营养素和含量也存在差异。因此，如何选择食物的种类和数量来搭配膳食，实现平衡膳食，是非常重要的问题。为实现平衡膳食，应注意以下几点要求：①种类多样；②数量适宜；③主副食、荤素菜、粗细粮等合理搭配。

二、学前儿童膳食的特点

（一）从奶类食物逐步过渡到接近成人膳食

学前儿童的消化系统随其年龄的增长而不断地发育成熟，食物的种类和食物的结构，也应不断地发生变化。婴儿的膳食以乳类为主、其他食物为辅；1~3岁的幼儿逐步过渡到以其他食物为主、乳类为辅，膳食种类越来越多样化；3~6岁幼儿的膳食种类和膳食结构慢慢接近成人膳食。

（二）膳食中优质蛋白比例较高

由于学前儿童在生长发育中，需要大量的蛋白质，尤其是优质蛋白质，因此，优质蛋白质摄入量不能低于蛋白质总量的50%。优质蛋白质的主要来源为蛋、奶、肉、鱼及

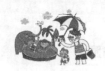

豆制品。

（三）食物选择及烹饪方式易于消化

虽然学前儿童的食物种类与膳食结构慢慢接近成人膳食，但仍然要注意不宜让学前儿童食用辛辣、刺激、腌制、熏制类食物，且学前儿童食物的烹饪应做到清淡易消化，避免高温油炸、烤、烙等，以碎、细、烂、软、嫩为烹饪原则。

（四）食物的色香味俱佳

学前儿童的膳食除了考虑各种营养素和消化吸收之外，还应该注意食物的丰富多样、色香味俱佳，让饭菜做得"有滋有味"，使孩子看到、闻到就产生吃的愿望。

（五）餐次较多

根据学前儿童的消化特点，其膳食应做到少吃多餐。0~6 个月的婴儿坚持按需喂哺，一般为每天 6~8 次；添加辅食后，6~12 个月的婴儿一般为两顿辅食加 3~4 次奶；1 岁以后为三餐两点，点心以水果、饼干和奶类为主。

三、学前儿童各阶段的合理膳食

学龄前儿童的饮食，根据其不同的年龄阶段和消化吸收特点，应按照不同的要求搭配。婴儿出生后第一年的饮食非常特殊，因为婴儿生长发育迅速，对各类营养素的需求量很大，但同时因为其消化系统发育不完善，很多食物不能消化，因此解决好婴儿需求的营养和消化能力之间的矛盾，选择恰当的食物和正确的喂养方法是婴儿喂养的关键。根据学前儿童消化系统的特点及营养的需求，1 岁内的膳食还可以细分为 0~6 个月和 6~12 个月的膳食，这是因为一般婴儿在 6 个月时开始萌生第一颗乳牙，食物的性质可以从流质逐步过渡到半流质、半固体；1~3 岁的婴幼儿饮食逐渐由半固体食物过渡到固体食物，所能接受的食物越来越多；3~6 岁幼儿的饮食几乎与成人一致，但仍有自己的特点。

（一）0~6 个月婴儿的合理膳食

1. 提倡母乳喂养

母乳是母亲给予宝宝天然的最理想的食物，特别是 6 个月以内的婴儿，应采用母乳喂养的方式。《生命知识》第 3 版明确指出："与其他液体食物喂养方式相比，母乳喂养的儿童，患病较少，营养也更丰富。如果全球所有的儿童在出生后 6 个月内都用母乳喂养，那么每年将约有 150 万名婴儿的生命能被挽救，还会有数以百万计的其他儿童的健康和发育状况能得到改善。"母乳作为婴儿的最佳食物，具有其他奶制品所不具备的功能和优点。

（1）母乳喂养的优点

①母乳营养丰富且容易吸收。

母乳营养全面、丰富，是 6 个月内的婴儿的最佳食物。母乳中有最适合婴儿需要的各种营养素，而且容易被消化吸收。如母乳中含有优质蛋白，遇到胃酸分解后容易消化吸收；而牛乳蛋白，则会凝成硬块不易消化。

②母乳中含有多种有益健康的营养物质。

母乳中含有其他奶制品所没有的多种有益健康的营养物质，如促进大脑发育的牛磺酸，促进机体代谢的各种活性肽和酶类等。母乳中还有一种黏多糖，间接对大肠菌有抑制作用，因此母乳喂养的婴儿很少发生腹泻和呼吸道感染两种常见的感染性疾病。

③母乳中含有大量免疫物质。

母乳具有较强的增强婴儿抗感染能力的功能，母乳中含有初乳免疫球蛋白、吞噬细胞、溶菌霉等免疫物质，这些物质具有杀灭进入婴儿体内的细菌和病毒的作用，从而增强婴儿的抵抗能力。母乳中的免疫物质以初乳（初乳是母亲分娩后最初几天分泌的乳汁）含量最多，婴儿应尽早通过母乳喂养获得并增强抵抗能力。

④母乳食用方便、卫生、温度适宜

母乳中几乎没有细菌，直接喂哺能免受细菌污染；母乳温度合适，婴儿可直接食用；母乳喂哺方便、经济，又安全。

⑤有利于增强母子感情。

母乳喂养有利于增强母子感情，使新生儿的情绪稳定、愉快，同时也可以激发母爱。

⑥有利于母亲产后恢复。

在分娩后，婴儿吸吮乳汁，刺激母亲体内催产素的释放，从而促进子宫收缩，减少产后出血，促使子宫快速复位；同时，能减少妇科疾病的发生，如乳腺癌和卵巢癌等。此外，母乳喂养促使孕期储存的大量脂肪被消耗，有利于母亲的体重尽快复原，可预防产后肥胖。

（2）母乳喂养的注意事项

在母乳喂养的过程中，有以下几点注意事项：

①早开奶。

选择纯母乳喂养的母亲，应把握好早开奶的原则。早开奶不仅可以让孩子获得初乳，还能促使母亲泌乳。初乳对婴儿来说十分珍贵，其营养价值高于过渡乳和成熟乳，尤其蛋白质含量高，免疫活性物质丰富，对婴儿防御感染和促进免疫系统的建立意义重大。婴儿出生便有觅食和吸吮的本能，因此分娩后，应尽早将新生儿放在母亲身边，让其吸吮母亲乳头获得初乳。

②按需哺乳。

按需哺乳是指母乳喂养过程中不要严格地限制喂奶的间隔时间，尤其在孩子出生后的头几周。按需哺乳是母乳喂养取得成功的关键因素之一，不仅仅适用于新生儿期，也应当贯穿于整个婴儿喂养时期。及时、恰当地满足婴儿的需要是养育生理心理都健康的婴儿的必需条件，也能建立婴儿对母亲的信任，为今后对孩子的教育打下坚实基础。

③注意维生素 D 的合成和补充。

母乳中虽然蛋白质、脂肪等较为丰富，但是维生素 D 含量较低，加之婴儿的户外活动时间少，阳光合成维生素 D 的机会较少，单纯靠母乳喂养，不能满足婴儿对维生素 D 的需要，容易发生维生素 D 缺乏症，严重时可导致佝偻病。纯母乳喂养的婴儿可出生后 1~2 周开始每天补充维生素 D 400~800 国际单位；南方的婴儿在梅雨季节，北方的婴儿在寒冬季节，每天均需补充维生素 D 400~600 国际单位；早产儿也要每天补充维生素 D

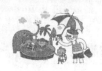

600~800 国际单位。

④及时补充适量维生素 K。

维生素 K 是人体需要量少、新生儿却极易缺乏的一种维生素，是促进血液正常凝固及骨骼生长的重要维生素。新生儿及 6 月龄内的婴儿对维生素 K 的需求量较大，因为其自身合成的维生素 K 不能满足其生长发育的需求，而且母乳中维生素 K 的含量很低，容易导致婴儿维生素 K 缺乏，出现相关出血性疾病。孕妇和乳母要适当多食用富含维生素 K 的食物，使胎儿及婴儿从母体或母乳中获得较多的维生素 K。对于母乳喂养的婴儿，从出生到 3 月龄，可每日口服 25 微克维生素 K；也可于出生后口服维生素 K 12 毫克，然后到 1 周和 1 个月时再分别口服 5 毫克维生素 K，共三次。

2. 人工喂养

人工喂养是指改用其他食物代替母乳喂养，一般使用较多的代乳品有配方奶粉、鲜牛奶、鲜羊奶等。营养学家主张无法采用母乳喂养的新生儿和较小婴儿，以配方奶粉代替为宜。配方奶粉是参照母乳的成分，对牛奶或羊奶中的营养成分进行调整和改造，并补充婴儿所需要的多种微量维生素，使其在性能成分和含量上接近母乳的奶制品。

人工喂养应注意以下几点：

（1）关注每天的饮奶量

饮奶量的计算公式：一日饮奶量（毫升）=100×［110×体重（千克）］/86，简便的算法就是一日饮奶量（毫升）=128×体重（千克）。

（2）根据婴儿的月龄选择合适的配方奶粉

一般来说，市面上的配方奶粉根据不同月龄可分为一段奶粉、二段奶粉、三段奶粉。通常一段奶粉适合 0~6 个月的婴儿，二段奶粉适合 6~12 个月的婴儿，三段奶粉适合 1 岁以上的婴儿。部分品牌配方奶粉细分到了每个月龄。

（3）及时关注过敏情况

如果婴儿对牛奶中的蛋白过敏，则应选择羊奶配方的奶粉。如果婴儿对牛奶和羊奶中的蛋白均过敏，则应选择部分水解或完全水解蛋白奶粉。

对牛奶过敏的康康

康康的妈妈休完产假后，准备开始上班了。由于工作单位较远，于是打算白天上班时，让康康喝配方奶粉冲调的牛奶。可谁知，康康喝完牛奶后，出现了恶心、呕吐、腹痛、腹泻等症状，而且皮肤发痒，还出了疹子。到医院检查，医生说康康是因为对牛奶过敏而引发的过敏性胃肠炎，建议给康康换成水解蛋白奶粉。

水解蛋白奶粉，就是将奶粉中的蛋白质先进行处理，经水解过程让原来的蛋白质分子变小，蛋白质分子变小容易吸收，体内的免疫系统就不会对其产生作用，也就不会有过敏症状产生。水解蛋白奶粉可分为部分水解和完全水解蛋白奶粉，完全水解蛋白奶粉口感较差无奶粉味，主要适合于对牛奶蛋白严重过敏者，一般婴儿很难接受；部分水解蛋白奶粉水解程度在 5~7 成，口感比完全水解的奶粉好很多，婴儿较易接受。

3. 混合喂养

混合喂养是指母乳喂养和人工喂养同时进行，通常是母乳不足或不能按时给婴儿哺乳时，每日需加 2 次或 2 次以上代乳品哺喂婴儿。混合喂养一般应首先安排婴儿吃母乳，母乳不足，再用配方奶粉来代替。

（二）6¯12 个月婴儿的合理喂养

婴儿在 6 个月后，在母乳喂养的基础上，应逐步小心地为其添加辅助食物，以保证其营养的需要，并使婴儿逐步适应母乳以外的食物。但是，6~12 个月的婴儿，母乳仍然是主要食物。

1. 继续母乳喂养

奶类仍然是 6~12 月的婴儿营养的主要来源，建议每天哺喂 600~800 毫升母乳，以保证婴儿的营养需要。如果母乳不能满足婴儿的需要，可使用二段婴儿配方奶粉予以补充。

2. 合理添加辅食

世界卫生组织提倡 6 月龄以上的婴儿逐渐添加辅食；若母乳不足，添加辅食的时间可提前至 4 月龄。添加辅食的目的：一是补充奶类的某些营养素的不足，如母乳中维生素 A、维生素 D、铁等含量较少。对较大的婴儿而言，辅食的添加还可以补充奶类中营养素的量的不足。二是给婴儿提供学习探索的机会，帮助婴儿锻炼咀嚼能力、吞咽食物的能力以及手眼协调能力。三是刺激婴儿唾液和消化液的分泌，增强消化酶的活性，使其胃肠道逐渐适应消化各种食物，为婴儿过渡到吃固体食物做准备。四是让婴儿尝试不同食物的口味，刺激味觉的发育，同时预防婴儿偏食和挑食，培养其良好的饮食习惯。

婴儿的辅食类型多样，包括果汁、菜汁等液体食物，米粉、菜泥等糊状食物，软饭烂面等碳水化合类食物，切成小块的水果、蔬菜等固体食物。在添加辅食的过程中，应遵循以下原则：

（1）循序渐进

辅食的添加从婴儿 6 个月开始，过早添加辅食容易诱发过敏。添加辅食应循序渐进，由少到多，由一种到多种，由稀到稠，由细到粗。

（2）不强迫进食

在给婴儿试食一种新食物时，婴儿常有拒食、不合作的现象。通常这是婴儿的防御本能，当婴儿不愿意接受某种新食物时，切忌强迫喂食。可通过改变食物的进食时间和制作方法，让其接受。

（3）关注过敏反应

食物过敏的高发年龄在 1 岁以内，特别是刚开始添加辅食的时候。婴儿辅食过敏一般表现为湿疹和腹泻，为了避免出现过敏现象，添加辅食最好不要先加蛋黄，有 3% 的婴儿食用蛋黄会出现过敏现象，添加辅食最好从米粉开始。

（4）食物种类逐渐多样化

随着月龄的增加，可以根据婴儿的需要，逐步增添食物的品种和数量，调整进餐次数，从每日一餐辅食过渡到每日两餐辅食。至 11~12 月龄，可增加到每天三餐辅食。

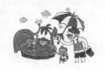

（5）少糖、无盐、不加调味品

糖的摄入量与龋齿的发病率呈正相关，添加辅食时应少放糖或不放糖，预防龋齿；盐的摄入量与高血压的发病率呈正相关，婴儿的辅食应遵守无盐的原则；婴儿的味觉对调味品的刺激较为敏感，调味品过多容易造成婴儿挑食或厌食。因此，给婴儿添加辅食时，应坚持少糖、无盐、不加调味品。

（6）逐渐让婴儿自己进食，培养良好的进食习惯

对 6~10 个月的婴儿，建议用小勺喂食，同时允许其用手抓握食物吃；到 10~12 个月，鼓励婴儿自己用勺进食。

（三）1~3 岁幼儿的合理喂养

1~3 岁的幼儿处于快速生长发育时期，对各种营养素的需求量比婴儿期要多。但是这个时期幼儿的消化系统还不够成熟，而且对外界不良刺激的防御性能仍然较差，因此，1~3 岁的幼儿的膳食还不能与成人完全相同，还需要根据其生长发育的需求和消化系统的特点特别关照。

1. 给予母乳或其他乳制品喂养

世界卫生组织建议母乳喂养可以持续到幼儿 2 岁，同时可以每日给予一定量的幼儿配方奶，但仍然不宜直接选用成人奶粉和大豆蛋白粉。如果幼儿不能摄入适量的奶制品，则需要通过其他途径补充优质蛋白质和钙质，例如用 100 克左右的鸡蛋或者用经过适当加工的豆制品代替。

当幼儿满 2 岁时可逐渐停止母乳喂养。根据幼儿牙齿发育的情况，添加细、碎、烂、软、嫩的食物，食物种类不断丰富，食物数量不断增加。

2. 选择营养丰富、易消化的食物

1~3 岁幼儿的食物选择应该遵循营养丰富、易消化的原则。一是增加优质蛋白质的摄入，以保证幼儿生长发育的需要；二是增加铁质的供应，预防铁缺乏和缺铁性贫血的发生；三是增加维生素 A 的供应量，防止夜盲症的发生。

1~3 岁的幼儿每日膳食，建议要有蛋类、鱼虾、瘦畜禽肉等 100 克，米和面粉等谷物类食物 100~150 克，新鲜绿色、红色、黄色蔬菜和水果 150~200 克。不宜直接给幼儿喂坚硬的食物、熏制品、腌制品、油炸食品。

3. 选用适当的烹饪方法，单独加工制作

由于幼儿的消化系统特点，幼儿膳食的烹饪方法较为特殊，应将食物切碎煮烂，特别注意要完全去皮、骨、籽、核等。

幼儿的膳食应专门单独加工烹饪，不宜与成人食物同时加工。这是由于幼儿的膳食宜用蒸、煮、炖、煨等方法制作，不宜采用油、炸、烤、烙等方法，口味清淡为好，不宜过咸过油，更不宜辛辣刺激，尽可能少用或不用鸡精、味精、色素、糖精等调味品。

4. 创造良好的进餐环境和培养幼儿良好的进餐习惯

要创造良好的进餐环境，包括物质环境和精神环境。良好的进餐物质环境是指进餐场所安静不吵闹，桌椅舒适且适合幼儿的身高，餐具能引起幼儿的兴趣、激发幼儿的食欲。良好的进餐精神环境是指营造一个轻松愉快的进餐氛围，切勿强迫幼儿进餐。

幼儿良好进餐习惯的培养，主要包括以下几个方面：①鼓励和引导幼儿自主进餐；②定时、定量、有规律地进餐，不要随便改变幼儿的进餐时间和进餐量；③专心进餐，在进餐过程中应暂停其他活动（不宜边看电视边进餐或边玩游戏边进餐等）；④家长以身作则，不偏食、挑食，避免幼儿模仿。

5. 足够的户外活动

为了幼儿健康成长，每日应安排幼儿 1~2 个小时户外活动时间。保证足够的户外活动时间是幼儿健康成长的重要条件。①接受日光照射，促进皮肤中维生素 D 的合成和钙的吸收；②通过体力活动实现对幼儿体能的锻炼，增强幼儿身体抵抗力；③维持能量的平衡，避免儿童瘦弱或肥胖。

6. 合理安排饮食

虽然 1~3 岁幼儿已不像婴儿那样要按需哺乳（进食），但他们也不能像成人那样只一日三餐。由于幼儿胃容量小，每次摄入的食物量少，再加上此时他们新陈代谢旺盛，活泼好动，对营养和热量的需求大，因此应合理安排饮食。1~3 岁幼儿的饮食主要为"三餐三点"，"三点"主要为奶、水果和细软面食。一般来说，上午、下午各安排一次水果、面食，晚上安排一次奶。

7. 足量饮水，少喝饮料

幼儿新陈代谢旺盛，对水的需要量较大。同时，幼儿活泼好动，出汗较多，又因肾功能还不是非常完善，容易出现缺水现象，因此幼儿应每天足量饮水。1~3 岁幼儿，每日每千克体重约需水 125 毫升，一天总需水量为 1 200~2 000 毫升。幼儿需要的水除了来自代谢生成的水和食物中所含的水分外，主要是通过直接饮水来满足，饮水为每日 600~1 000 毫升。幼儿最好饮用白开水，不宜喝含糖饮料和碳酸饮料。

8. 确保饮食卫生，严格餐具消毒

幼儿胃肠道抵抗能力极为有限，需特别注意饮食卫生，减少幼儿肠道细菌、病毒及寄生虫感染的机会。饮食卫生要从食材的选择、烹饪过程等多方面做起。一要选择清洁、卫生、不变质的食材；二要在烹饪过程中注意清洁卫生；三是不给幼儿吃隔夜饭菜。此外还应注意选用半成品或成品主食时，应彻底加热后再给幼儿食用；养护人员切勿用口给幼儿喂食。

（四）3~6 岁幼儿的合理膳食

与 3 岁前相比，3~6 岁幼儿生长速度减慢，器官逐渐成熟，但是仍处于生长发育的重要阶段，新陈代谢旺盛，对各种营养素的需求量高于成人。

3~6 岁幼儿的消化系统逐渐发育成熟，乳牙已经全部出齐，咀嚼能力和消化能力较 3 岁前有所增强，其膳食种类已与成人基本相同，食物的烹调制备也无须像以前那样过于细致。此时幼儿的膳食已属于向成人膳食过渡阶段，饭可以不用做得很软，肉和菜不用切得很细很碎，但其膳食仍需注意要易于消化吸收，同时尽量做到色香味俱备、避免辛辣刺激等。具体来说，3~6 岁幼儿膳食应注意以下几点：

1. 种类多样

人类的食物是多种多样的，各种食物所含营养成分不尽相同。3~6 岁幼儿的膳食基本

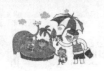

接近成人，因此食物的种类和范围较3岁前更加丰富多样。根据"中国居民平衡膳食金字塔"，3~6岁幼儿可选择谷薯类、蔬菜水果类、畜禽肉类、蛋类、奶类等多类食物，保证营养的充分摄入和均衡摄入。

2. 合理搭配

任何一种天然食物营养素的分布及含量均有差异，都不能提供人体所需的全部营养素。因此，食物种类的合理搭配，能提高营养素的价值和含量。俗话说的"合理搭配，营养翻倍"就是这个道理。具体来说，食物的合理搭配要遵循以下几个原则：

（1）粗细搭配

粗细搭配是指主食要做到粗粮和细粮合理搭配。所谓细粮就是经过精加工的大米、白面等；那些没有经过精加工的谷类，保留了谷粒较硬的外层，口感粗糙，则被称为"粗粮"。一般来说，精加工过的细粮口感好；粗粮则保留了谷物的胚、外层，甚至外皮，这些部位含有丰富的膳食纤维、维生素（如维生素 B_1、维生素 B_2、烟酸等）和矿物质（如钙、锌等）。因此，将粗细粮搭配着吃，既能提高食物的营养价值，又能兼顾到幼儿的食欲。

（2）荤素搭配

动物性食物（荤食）富含优质蛋白质，味道鲜美，但超量摄入会增加肝肾负担，导致尿酸增高、痛风、肥胖、心脑血管疾病等；素食则能改变荤食含饱和脂肪酸与胆固醇过高的弊端，弥补荤食缺乏膳食纤维和某些水溶性维生素的缺陷，膳食纤维能帮助荤菜中的胆固醇排出体外。因此，荤素搭配不仅能使营养更加均衡，同时能减少某些疾病的发病率，有利于身体健康。

（3）生熟搭配

由于有些食物在烹饪过程中会导致营养素，尤其是维生素的大量流失，因此，能够生吃的蔬菜，可以选择生吃，来保证其营养素的充分利用。在炎热的夏季，黄瓜、西红柿等生吃有利于解渴和开胃，但要特别注意卫生。

（4）五色搭配

营养学家认为，蔬菜和水果中维生素的含量与其颜色有一定的关系，经常食用不同颜色的蔬菜和水果，营养才能均衡。

绿色果蔬含有丰富的维生素C、维生素 B_1、维生素 B_2、胡萝卜素及多种微量元素，这些果蔬对高血压及失眠者有一定的镇静作用，同时能保护视力，预防癌症。黄色果蔬富含维生素C、维生素E和胡萝卜素，能减少皮肤色斑，调节上皮细胞的分裂和再生，可延缓皮肤衰老。红色果蔬，如西红柿、红辣椒、樱桃等，富含花青素和番茄红素，既有强抗氧化功能，又对子宫癌、肺癌细胞有抑制作用，还能减轻疲劳、稳定情绪。紫色为主的果蔬富含维生素P，能增强身体细胞之间的黏附力，提高微血管的强力，可以降低脑血管栓塞的发生概率。黑色果蔬能刺激人的内分泌和造血系统，促进唾液的分泌及肠胃蠕动。

（5）米面搭配

米和面是我国居民热量的主要来源，虽然两者在碳水化合物含量和产能上相差无几，但是维生素、矿物质等的含量却有较为明显的差异。大米中脂肪、钾、镁、锌的含量明显高于面。面中维生素 B_1、维生素 B_2、维生素 E 的含量以及钙、磷、钠、硒等无机盐的含量均高于大米。米面各有所长，应搭配食用，以取长补短。

（6）干稀搭配

从幼儿对水和热量的需求，以及消化系统的特点来看，幼儿的每餐主食最好有干有稀、有菜有汤，这样干稀搭配能让幼儿吃得舒服，既不至于太干不好下咽，又能及时补充一定的水分。常见的干稀搭配的做法有面包配牛奶、馒头配豆米粥、发糕配汤面等，这样可以同时满足幼儿对水分和热量的需要。

3. 利于消化

虽然 3~6 岁幼儿消化系统功能较 3 岁之前有了很大提高，但跟成人相比，其消化系统仍然发育不完善，特别是各消化腺所分泌的消化液量少质差（即消化液中所含消化酶少），再加上幼儿牙齿的咀嚼能力相对较差、胃肠道的蠕动能力弱，因此，3~6 岁幼儿的膳食依然要做到软硬适中，以利于消化。

4. 餐次合理

一般来说，3~6 岁幼儿的膳食采用"三餐两点"制比较合适。晚饭后除吃水果外，逐渐做到不再进食，特别是睡前禁食甜食，预防龋齿。同时，应控制高热量零食和无营养价值的零食的摄入量。

 四、学前儿童饮食习惯的培养

（一）培养良好饮食习惯的重要性

婴幼儿期是培养良好饮食习惯的起点，良好的饮食习惯一旦养成，对其一生的健康都有很好的促进作用。良好的饮食习惯不但会对生长发育阶段的体格生长和功能发育具有重要意义，而且对成年后的健康以及患慢性病的概率产生深远影响。

研究表明，许多学前儿童的营养不良是由不良饮食习惯造成的，尤其是偏食、挑食而导致营养素摄取不均衡或者营养素摄入量不达标。同样，也有多项研究表明，不良饮食习惯已成为成年人慢性疾病的重要致病因素，如肥胖、高血压、糖尿病等。因此，培养良好的饮食习惯既是预防学前儿童营养不良的重要措施，也是减少成年后慢性疾病发病率的重要措施。

（二）培养良好饮食习惯的具体内容

大量研究显示，幼儿对食物的喜好、进食的快慢、吃零食的喜好等饮食行为，很大程度上受到家庭和周围成人的影响。在学前阶段有意识地培养其良好的饮食习惯非常重要。幼儿良好饮食习惯的培养主要包括以下内容。

1. 独立进餐

对食物的自主选择和自主进餐，是幼儿早期个性形成和良好习惯养成的一个标志，培养幼儿独立进餐能力，有助于手眼协调能力和自我照顾能力的发展。大多数儿童从 1 岁开始对餐具表现出浓厚的兴趣，喜欢摆弄餐具。父母可在适当时机循序渐进地训练孩子自主

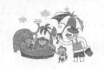

进餐。常见的训练进餐的方式如下：

（1）熟悉餐具

引导孩子熟悉每一件餐具的用途，掌握不同餐具的用法。

（2）鼓励孩子独立进餐

即便是孩子撒落的饭菜可能比吃进去的饭菜还多，也要尽量满足孩子自己进餐的兴趣，并将其看作有益的探索和实践活动，逐步养成其独立进餐的习惯。

（3）营造良好的进餐氛围

成人要鼓励幼儿主动进食，使其充分认识到主动摄取各种食物是关系到自己身体健康的重要事情。

（4）不哺喂、不追喂

对于不愿吃饭或进餐量较少的孩子，无须追着喂食，也不用补餐，可以等到下顿饭再让其进食。

不会自己吃饭的妞妞

妞妞3岁了，马上就要上幼儿园了。幼儿园老师提前来家访，发现妞妞还需要奶奶喂饭。老师从妞妞的妈妈那里了解到，妞妞从开始吃米饭起，每天都是奶奶喂饭，妞妞不仅不能自己独立进餐，甚至连喂饭的人都必须是奶奶，换个人喂饭妞妞就不肯吃，还会大发脾气。这让妞妞的妈妈很担心，上了幼儿园吃饭的问题怎么解决呢？

2. 有规律地进餐

有规律地进餐是指吃饭定时、定点、定量。培养幼儿有规律地进餐，有助于其形成良好的条件反射，刺激其中枢神经兴奋和胃肠道消化液分泌，从而产生食欲，并有利于食物的摄取和消化。有规律地进餐应做到以下几点：

（1）相对固定进餐时间

每天"三餐两点"的时间要相对固定，不要随意调整。

（2）合理安排进餐时长

幼儿进餐应有大致的时间限制，成人既要提醒其细嚼慢咽，但又不要拖得时间太久。一般一餐饭的时间控制在20~40分钟比较合适。

（3）不暴饮暴食

"三餐两点"的食物种类和营养素应根据幼儿生长发育的特点和需求科学配置，不能让其暴饮暴食，要科学合理地摄入营养素。

（4）严格控制零食

成人要注意控制学前儿童吃零食，千万不能以零食代替正餐；避免在吃饭前让其吃零食，那会影响其食欲。总之，有规律地进餐就是做到定时、定点、定量，并严格控制吃零食。

3. 专心进餐

幼儿进餐时务必让其专心致志，这样有助于对食物的充分咀嚼和消化，成人要与孩子

"约法三章"：①暂停其他一切活动，不允许边吃边玩或边吃边看电视；②不可在进食时嬉笑打闹；③准备儿童餐椅，帮助其养成坐下来吃饭的好习惯，不允许进餐时跑来跑去。

4. 不偏食，不挑食

偏食和挑食不仅影响幼儿的健康，而且形成固定的口味以后，长大成人后也很难再适应多样化的膳食，可能导致某些营养素摄入不足，进而影响到自己的健康。

培养幼儿不挑食、不偏食的习惯，成人要做好榜样，自己不挑食、不偏食；同时成人要经常给幼儿讲解各种食物的好处，培养他们对各种食物的兴趣。

5. 餐前洗手、餐后漱口

餐前洗手、餐后漱口也是良好饮食习惯的内容之一。餐前洗手，可以避免将有害细菌带进身体里导致疾病；饭后漱口可以有效地防止龋齿，同时还可以保持口气清新。这样的饮食卫生习惯一旦养成，将会使幼儿终身受益。

6. 就餐礼仪的培养

就餐礼仪是社会礼仪的一部分，也要从小培养。良好的就餐礼仪包括进餐时要有礼貌，餐桌上不挑拣饭菜，吃干净自己碗中的食物，不剩饭，不浪费，等等。

第三节　托幼机构的膳食管理

一、托幼机构的膳食计划

托幼机构的膳食计划是指有计划地按照幼儿营养的需要，选择食物的种类，计算出每一种食物所需数量，以满足幼儿每日对营养素的需求。膳食计划的制订是托幼机构为幼儿提供合理膳食的重要环节，科学的膳食计划能有效地为幼儿提供满足其身心发育需要的营养物质和适宜的用餐条件，促进幼儿的身心健康。

制订膳食计划要依据学前儿童的年龄特点以及对各种营养素的需要，还有不同的饮食习惯、市场的供应情况、气候条件和伙食标准等。从某种意义上来说，膳食计划是膳食制度的细化，而编制食谱是膳食计划的细化。一般来说，托幼机构膳食计划主要包括以下两个方面。

（一）计划每日所需食物的种类和数量

计划幼儿每日所需的食物种类及其数量时，要着眼于为幼儿提供平衡、合理的膳食，主要从幼儿对各种营养素的需求量考虑，兼顾幼儿的伙食标准、当地供应情况、饮食习惯等实际情况。

（二）编制食谱

食谱是膳食计划的具体体现，是托幼机构卫生保健中科学性较强、极其细致的一项工作。在托幼机构中，工作人员将含有各种营养素的食物按名称、数量和烹调方法编成饭谱、菜谱、汤谱，分配到一日各餐及点心中，形成每日食谱。在每日食谱的基础上，再编

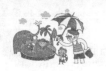

制一周的食谱。

托幼机构的食谱编制应遵循以下几个要点：第一，膳食安排要合理，幼儿以"三餐两点"为宜；第二，要满足幼儿生长发育及一日活动需要的能量、蛋白质和脂肪；第三，各营养素之间的比例要合适；第四，食物的搭配要合理（可进行荤素搭配、干稀搭配、甜咸搭配、粗细搭配等）；第五，食物的选择要品种多样，以增进幼儿的食欲。

二、托幼机构的膳食调查与评价

为了及时了解幼儿的营养状况，了解编制的食谱是否有利于幼儿的生长发育，检查膳食的安排是否合理，幼儿各种营养素的摄入是否达到标准，托幼机构应定期对膳食进行调查与评价。

（一）托幼机构的膳食调查

膳食调查是根据每日摄入食物的种类和数量，计算出所摄入的各种营养素的数量，并参照国家规定的相应年龄儿童营养素供给量的标准，评价其膳食平衡状况。常用的膳食调查有以下三种方法。

1.记账法

记账法也叫查账法，具体做法是：先查阅过去一段时间托幼机构食堂的食物消耗总量；再根据这段时间进餐的幼儿人数，计算出平均每人每日各种食物的摄取量；然后再查食物成分表，计算出每人每日所摄取的各种营养素和热量。这种方法简便，但是获取的数据不够准确。

2.称量法

称量法，顾名思义就是对食物进行称量，从而计算出每人每日的营养素摄入量。调查时间至少是七天，具体的做法是：先将被调查的托幼机构一天中每餐各类食物在烹调前的生重、烹调后的熟重及幼儿吃剩的重量都加以称量记录；然后将七天内各种所消耗的食物加以分类与综合，按进餐人数求得每人每日的各种食物的消耗量；最后按照食物成分表中可食部分进行计算，所得结果即为七天内平均每人每天所摄取的各种营养素的含量和热量。

3.询问法

通过询问家长或教师了解幼儿每日的食物，以食物出现的频率来估算其每日摄取的营养素的含量和热量。

（二）托幼机构的膳食评价

为了检查和督促托幼机构为幼儿提供合理均衡膳食，一般每年在3月、6月、11月对膳食进行三次营养测算，而示范幼儿园则要求每个月进行一次营养成分测算。营养测算的主要指标有各种营养素的摄入量、一日总热量摄入、优质蛋白质的比例、三大产能营养素的供热比例、三餐提供的热量比例等。

1.各种营养素的摄入量

计算托幼机构中幼儿每日各种营养素的摄入量，可通过称量法、记账法等调查方法。

在算出摄入量的基础上，配合查食物成分表，即可得出每人每日摄取的各种营养素，再与幼儿每日参考摄入量标准作比较，即可对幼儿每日各种营养素的摄入量进行评价。

2. 一日总热量的摄入量

幼儿一日摄入总热量＝蛋白质的摄入量（克）×4＋脂肪摄入量（克）×9＋碳水化合物摄入量（克）×4

一般寄宿制幼儿园要求达到参考摄入量的 90% 以上，全日制幼儿园达到参考摄入量的 80% 以上。

3. 优质蛋白质的比例

将动物性蛋白总量和大豆蛋白总量相加，得出优质蛋白质总量，除以一日食物中所获得的总蛋白量，再乘以 100%，即可得出优质蛋白质占总蛋白质的比例。优质蛋白质一般不应低于蛋白质总量的 50%。

4. 三大产能营养素的供热比例

碳水化合物、蛋白质、脂肪是三大产能营养素，人体的能量由这三种产能物质提供。因此计算出蛋白质、脂肪和碳水化合物的供热比例，也是衡量食谱制定科学与否的一个标准。通过计算，将得出的三大产能营养素的供热比例与膳食中应占的供热比例进行比较，即可对一日总热量的摄入量进行评价。蛋白质、脂肪和碳水化合物供热比例的计算公式为：

蛋白质的供热比例＝［蛋白质摄入量（克）×4/热量总摄入量（焦）］×100%

脂肪的供热比例＝［脂肪摄入量（克）×9/热量总摄入量（焦）］×100%

碳水化合物的供热比例＝［碳水化合物摄入量（克）×9/热量总摄入量（焦）］×100%

5. 三餐提供的热量比例

每餐摄入的热量除以一日总热量，即可得到各餐热量所占的比例，然后与三餐应占的一日总热量进行比较。每日早餐、午餐、晚餐热量的分配分别为 30%、40% 和 30%。

通过以上计算，可评价托幼机构的膳食供给状况是否符合幼儿的实际需要。在利用所得到的数据进行评价时，除了关注各种营养素的摄入量、优质蛋白质比例等，还应该结合幼儿在生长发育过程中的个体差异、体检情况、心理发育情况以及平时进餐情况进行综合分析，并根据具体情况对膳食做出相应调整。

第四节 托幼机构的膳食卫生

托幼机构的膳食卫生对保障幼儿身体健康至关重要，托幼机构应重视膳食卫生的管理工作，在食物选购、储存及食物烹调等各个环节确保食物的新鲜和卫生。同时，还要加强对厨房卫生的监督，保证炊事人员无传染病，确保幼儿的身体健康。

一、食物的选购与储存

托幼机构选购食品，除了要根据幼儿的需要选择营养丰富、能保证热量供给而又易消

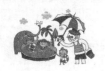

化吸收的食物，还要保证食物的新鲜与卫生。同时储存时要注意食物的保质期，防止放置时间过长食物变质，产生对人体的有毒有害物质。食物的选购与储存是托幼机构膳食卫生管理的重要环节。

（一）安全的食物选购

托幼机构选购食物，应注意以下几点。

1.从正规渠道选购食物

选购成品食物（如米、面、油、调味品等）时，应到大型商场、超市或联系知名厂商直接提供；选购果蔬等，应到管理正规的农贸市场或联系生产基地直接提供。

应特别注意食物的包装是否完整，检查食物的生产日期和保质期，仔细观察食物的颜色、形态等是否正常，有无异味，有无霉变等；对于商家定期提供的食物，应认真检查其新鲜程度，防止腐烂、霉变、不新鲜食物掺杂其中。

2.排除幼儿不宜的食物

选购食物时应排除不利于幼儿健康的食物，主要包括以下几类：①强刺激性食物，如酒、咖啡、浓茶等。浓茶和咖啡中所含的大量茶碱和咖啡因可兴奋中枢神经，从而引起心跳加快、心律失常，使心肌耗氧量增加，易引起心绞痛；含酒精的食物和饮料更不适合幼儿食（饮）用。②熏制、烘烤和腌制的食物，这些食物大多含有致癌因子。熏制的食物，如熏肉、熏肝、熏鱼、熏蛋、熏豆腐干等含苯并芘致癌物，常食易患食道癌和胃癌；咸鱼所含的二甲基亚硝酸盐，在体内可以转化为致癌物质二甲基亚硝酸胺；虾酱、咸蛋、咸菜、火腿同样含有致癌物质，应尽量少吃。③有毒食物，如发芽的马铃薯，芽孔周围含有大量有毒的龙葵素，食入 0.2~0.4 克就会引起食物中毒。

3.警惕食物中含有违法添加剂

选购食物时，应注意食物中是否有违法添加物。违法添加物和食品添加剂不同，食品添加剂是为改善食品色香味等品质，以及为防腐和加工工艺的需要而加入食品中的人工合成或者天然物质；而违法添加剂是指国家禁止在食品生产中使用的添加物或用非食用物质生产的复配食品添加剂。一定要高度警惕，严防含有违法添加物的食物进入托幼机构。

（二）科学的食物储存

食物储存的目的是保持新鲜、避免污染。托幼机构进行食物储存时，应根据食物产品说明书的要求进行科学储存。一般而言，除基本的米、面、油、调味品等，其他食物原材料应根据膳食计划和食谱来选购，做到每天基本无剩余。米、面、油、调味品等在常温下储存，要求储存场所清洁卫生、阴凉、干燥，避免高温、潮湿，无蟑螂、鼠害等。

二、食物的烹调制备

托幼机构食堂在进行食物的烹调制备时，应尽量保存食物中的营养素，以使幼儿能从定量的食物中得到尽可能多的营养素，避免在烹调过程中产生有害物质，要按照幼儿的消化特点进行烹调制备，最大限度地使食物呈现良好的感官性状，增进幼儿食欲。

（一）减少营养素的流失

各类食物中营养素的数量一般是指烹调前的含量，大多数食物经过加工和烹调会损失一部分营养成分，因此，不但要认真选择食物，还要科学合理地加工和烹调食物，才能最大限度地保留食物中的营养素。不同种类的食物，制作方法不同，营养素的损失程度也不同，如蔬菜中的营养素经过烹调往往会损失一部分，保持蔬菜营养价值的好方法是尽可能减少加热的时间和高温烹调。对于需要加热烹调的蔬菜，一般来说应先洗后切、旺火速炒、开汤下菜、炒好即食。

（二）避免烹调过程中产生有害物质

食物烹调要避免采用烘烤、烟熏的方法。这类方法会使食物中的蛋白质、脂肪和碳水化合物焦化，产生变性氨基酸、有毒多环芳香烃等致癌物质。避免使用铁锅煮酸性食物或用铁器盛酸梅汤、山楂汁等酸性食物，因为酸会溶解大量的铁，食用后可导致呕吐、腹痛、腹泻等中毒症状。

（三）烹调方式要适合学前儿童的消化特点

幼儿膳食应专门单独加工、烹制，并选用适合的烹调方式和加工方法。总体而言，烹调时需要注意将食物切碎煮烂，以便于幼儿咀嚼、吞咽和消化，同时特别要注意处理好食物的皮、骨、刺、核，以免幼儿被卡住或出现吞咽困难。烹调宜采用蒸、煮、炖、煨、炒等方式，而不宜采用油炸、烘烤、煎烙等方式，尽量不用或少用味精、鸡精、色素、糖精等。口味以清淡为好，不宜过咸或过于油腻，更不宜辛辣。

（四）最大限度地保持食物良好的感官性状，增进幼儿食欲

食物的色香味形俱佳，能充分调动幼儿的食欲。幼儿在进餐时对食物感兴趣，才会有旺盛的食欲，才能使食物营养被更好地消化吸收。

三、厨房及厨房工作人员的卫生要求

（一）厨房的卫生要求

托幼机构要自觉接受当地卫生部门的卫生监督，申领《卫生许可证》，并积极根据相关法规做好厨房卫生工作。调查发现，目前托幼机构中发生集体食物中毒事件的大多数原因是厨房的卫生不达标，因此做好厨房卫生工作意义重大。厨房的卫生包括厨房设备卫生、厨具餐具卫生、厨房环境卫生。

1. 厨房设备的卫生要求
①保证充足的照明，以便清理室内污物；
②有良好的通风条件和通风设备；
③有清洁的水源和排除污水措施；

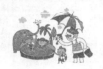

④及时清理垃圾；

⑤做好排烟、排气、防尘、防鼠等工作；

⑥厨房的地面、墙壁和顶面都要采用无毒无害且适合在高温、油烟环境中使用的环保建筑材料。

2. 厨具餐具的卫生要求

①严格做到生熟食用具、餐具分开；

②每餐使用过的用具和餐具应及时清洗和消毒；

③炊具及时清洗，防止生锈发霉。

3. 厨房环境的卫生要求

①每天做好保洁工作，定期进行厨房大扫除；

②厨房内严禁无关人员进入；

③严禁厨房工作人员在厨房内吸烟等。

厨房银耳发霉，导致孩子肚子疼

最近，青青的爸爸发现青青晚上总是喊肚子疼。一开始，青青的爸爸以为青青是吃了什么不消化，也没太在意。晚上青青的爸爸在家长微信群里看到，有家长也说孩子经常肚子疼，还有的家长说孩子回家后发生了呕吐。通过聊天，大家觉得孩子肚子疼不是个别问题。第二天，家长们去幼儿园了解情况，发现幼儿园厨房里杂乱无章，还发现了发霉的调料、银耳以及发霉的砧板。不仅如此，家长们还发现孩子平时吃的麦片一打开包装竟飞出小虫子。这让众多家长很气愤，他们立即向当地食品监管部门进行了投诉。

（二）厨房工作人员的卫生要求

1. 定期进行健康检查

厨房工作人员每年必须进行健康检查，接受卫生知识培训，培训合格和检查合格取得健康证者方可上岗。凡患有痢疾、伤寒等肠道传染病，病毒性肝炎，活动性肺结核，化脓性或者渗出性皮肤病以及其他有碍食品卫生的疾病的人员，不得接触直接入口的食品。厨房工作人员的家人患传染病时，该工作人员应暂时离开厨房工作，直至隔离期满才能上岗。

2. 个人卫生要求

①上岗前洗手、换工作服、戴好帽子；

②做到勤洗头、勤洗澡、勤换衣、勤剪指甲；

③工作时不化妆、不涂抹指甲油、不戴首饰等；

④在进行烹调操作前用温水和肥皂洗净双手；

⑤在烹调过程中使用专用筷子或汤匙品尝食物味道，而不能用炒勺尝味或直接用手拿；

⑥在烹调或分饭菜过程中，不能对着饭菜咳嗽、打喷嚏或说话等；

⑦如厕前要脱下工作服，便后及擤鼻涕、处理生肉和垃圾后要用肥皂（洗手液）洗手。

 检测你的学习

1. 单项选择题

（1）具有保护和固定内脏器官功能的营养素是（   ）。

A. 脂类　　　　　B. 蛋白质　　　　　C. 碳水化合物　　　D. 微量元素

（2）患有夜盲症的人可能是体内缺乏维生素（   ）。

A. A　　　　　B. B_1　　　　　C. C　　　　　D. D

（3）缺乏下列哪种维生素会导致脚气病（   ）。

A. 维生素 A　　　　B. 维生素 B_1　　　C. 维生素 B_2　　　D. 维生素 C

（4）幼儿膳食计划应力求各营养素之间有合理的比值，其中蛋白质所提供的热能占总热量的（   ）。

A. 12%~15%　　　B. 15%~20%　　　C. 20%~30%　　　D. 50%~60%

2. 简答题

（1）六大营养素（不包括膳食纤维）的生理功能及食物来源是什么？

（2）3~6 岁学前儿童的合理膳食特点是什么？

（3）如何对托幼机构的食谱进行调查与评价？

（4）简述托幼机构膳食卫生的要求。

3. 材料分析题

请结合幼儿园膳食配置的原则评析某幼儿园的一周食谱（见表6-8）。

表6-8　一周食谱

餐次\日期	早餐	午餐			餐点
		汤、粥	菜	面食	
周一	菜末肉丁、鸡蛋面条	葡萄干小米粥	白菜炒肉、炖鸡蛋、黄豆芽炒肉	五香油卷	糖包、苹果
周二	火腿肠、油饼、大米稀饭	红小豆小米粥	芹菜炒鸡蛋、土豆蘑菇炖肋排	蒸油饼	南瓜饼、牛奶
周三	水饺、玉米粥	梨丁玉米粥	胡萝卜冬瓜片炖肉、绿豆芽炒豆腐皮	锅饼	蛋糕、香蕉
周四	菜末鸡蛋、疙瘩汤	地瓜小米粥	大葱肉馅炖豆腐、绿豆芽炒火腿	糖包	葱油卷
周五	菜末肉丁、鸡蛋面条	山药玉米粥	白菜炒肉炖粉条、芹菜炒肉	精肉蒸包	饼干、橘子

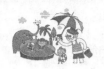

拓展阅读 1

当前我国学前儿童常见的膳食问题

一、过度重视优质蛋白质

有调查显示，现代家庭过于重视膳食中蛋白质的供给，尤其是优质蛋白质的供给过高，而谷物、豆类及豆制品摄入不足，而且碳水化合物提供的能量不足，没有达到推荐量。主要原因是很多家长总是认为大鱼大肉才有营养，炒菜放油过多。因此，幼儿往往摄取的肉类较多，蔬菜较少、粗粮较少。

二、用水果代替蔬菜，饮料代替水

水果和蔬菜虽属同类，但它们的营养成分不同，是不能互相替代的。用饮料代替水更不可取，这会使幼儿营养单一、不全面，影响其生理功能。《中国居民膳食指南》中指出：饮料多种多样，需要合理选择。乳饮料和纯果汁饮料中含有一定量的蛋白质、维生素和膳食纤维成分，适当饮用可以作为膳食的补充。有些饮料由于添加了矿物质和维生素，仅适合热天户外活动时和运动后饮用。而有些饮料只含糖、香精、香料等添加剂，营养价值不高。经常饮用含糖碳酸饮料，是一种不利于健康的习惯和行为，应当及时纠正。

三、餐次安排问题

三餐安排不合理，如早上吃得过少、过于匆忙，晚餐则是大鱼大肉。有的孩子一日三餐，还外加三次奶、两三次点心，餐次过多；有的家庭孩子一日三餐和大人吃的一样，没有考虑到儿童的生理特点，使得孩子营养不良或造成孩子积食没有食欲。

四、零食选择问题

所谓零食，是指非正餐时间食用的各种少量的食物和饮料。从营养与健康的角度来说，学前儿童的食物摄入要以正餐为主、上下午两次点心为辅，零食不可以代替正餐。然而根据有关调查显示，现在学前儿童的零食，过多选用虾条、薯片等膨化食品，以及薯条、雪糕、果冻、蜜饯、冰激凌等高糖食品，很容易造成孩子偏食厌食，甚至营养不良。并且食用零食还有食用时间不合理的问题，如饭前吃零食、睡前吃零食等，影响孩子的正常饮食和睡眠。

（引自：史慧静．学前儿童卫生与保育［M］．上海：复旦大学出版社，2013.）

拓展阅读 2

中国儿童青少年零食消费指南

本指南适用于3~17岁的城乡儿童、青少年。从营养与健康的角度，本指南强调食物摄入要以正餐为主，零食不可以代替正餐。如果有吃零食的需要，则可参照以下不同年龄儿童、青少年的零食消费分类指南。

本指南对于零食的定义是：非正餐时间食用的各种少量的食物和饮料（不包括水）。

（一）3~5 岁儿童

3~5 岁学龄前期是培养良好饮食行为和生活方式的重要时期。此时期的儿童常常模仿家长和教师，因此，家长、教师应该以身作则，教育和引导儿童正确认识食物的特点，帮助儿童建立有益健康的饮食行为。

1. 零食应是合理膳食的组成部分，不要仅从口味和喜好选择零食

学龄前儿童在定时定量吃"三餐两点"或"三餐一点"的基础上，还可以选择适当的零食作为正餐必要的营养补充。选择零食时，不要一味满足儿童的口味和喜好，以防止儿童养成乱吃零食、只吃零食、不吃或少吃正餐的习惯。

2. 选择新鲜、易消化的零食，多选奶类、水果和蔬菜类的食物

奶类食物含丰富优质蛋白质和钙，新鲜水果蔬菜类零食含有多种维生素、矿物质和膳食纤维。多选此类食物有益儿童的健康。

3. 吃零食不要离正餐太近，不应影响正餐的食量，睡觉前半小时避免吃零食

每次吃零食的量应以吃完零食后不影响规律正餐的食量为准，不要养成睡觉前吃零食的习惯，以免影响肠胃及牙齿的健康。

4. 少吃油炸、含糖过多、过咸的零食

经常吃油炸的零食易导致儿童肥胖；含糖过多的零食容易引起龋齿；常吃含盐高的零食会增加患高血压的危险。应注意引导他们少吃此类零食。

5. 多喝白开水，少喝含糖饮料

含糖饮料含有较多的能量，经常饮用容易引起儿童超重和肥胖，并可腐蚀牙齿。应引导学龄前儿童少喝含糖饮料，多喝白开水。

6. 吃零食前要洗手，吃完零食要漱口

吃零食时应注意卫生，养成吃零食前洗手的好习惯。吃完零食后还要漱口或刷牙，以防发生龋齿。

7. 注意零食的食用安全，避免豆类、坚果类等零食呛入气管

选择零食时要注意零食的性状，其大小、硬度和形状等应符合学龄前儿童的生理特点，食用时要注意安全，防止由于食物呛入呼吸道引发的危险。如吃烤豆、花生米、瓜子和核桃等零食，应在家长的看护和指导下进食，切忌一边玩耍一边吃，或在孩子哭闹时给予零食。

（引自：《中国儿童青少年零食消费指南》，2007 年 8 月）

拓 展 阅 读 3

食品中可能违法添加的非食用物质和易滥用的食品添加剂品种名单

食品中可能违法添加的非食用物质和易滥用的食品添加剂品种名单包括 17 种非食用物质和 10 种易滥用的食品添加剂。17 种非食用物质包括：吊白块、苏丹红、王金黄（块黄）、蛋白精（三聚氰胺）、硼酸与硼砂、硫氰酸钠、玫瑰红 B、美术绿、碱性

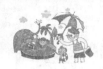

嫩黄、酸性橙、工业用甲醛、工业用火碱、一氧化碳、硫化钠、工业硫黄、工业染料、罂粟壳。10种食品加工过程中易滥用的食品添加剂品种和行为包括：

1. 在渍菜（泡菜等）中超量使用着色剂胭脂红、柠檬黄等，或超范围使用诱惑红、日落黄等。

2. 水果冻、蛋白冻类食品中超量或超范围使用着色剂、防腐剂，超量使用酸度调节剂（己二酸等）。

3. 腌菜中超量或超范围使用着色剂、防腐剂、甜味剂（糖精钠、甜蜜素等）。

4. 面点、月饼馅中超量使用乳化剂（蔗糖脂肪酸酯等），或超范围使用乙酰化单甘脂肪酸酯等。

5. 面条、饺子皮的面粉超量使用面粉处理剂。

6. 糕点中使用膨松剂过量（硫酸铝钾、硫酸铝铵等），造成铝的残留量超标准，或超量使用水分保持剂磷酸盐类（磷酸钙、焦磷酸二氢二钠等）、增稠剂（黄原胶、黄蜀葵胶等）及甜味剂（糖精钠、甜蜜素等）。

7. 馒头违法使用漂白剂硫黄熏蒸。

8. 油条过量使用膨松剂（硫酸铝钾、硫酸铝铵），造成铝的残留量超标准。

9. 肉制品和卤制熟食超量使用护色剂（硝酸盐、亚硝酸盐）。

10. 小麦粉违规使用二氧化钛、超量使用过氧化苯甲酰、硫酸铝钾等。

（引自：http://www.nhfpc.gov.cn）

拓展阅读 4

幼儿食物中毒紧急处理

在托幼园所中，保教人员一旦发现有多个幼儿发生上吐下泻、腹痛等食物中毒症状，不要惊慌失措，在紧急送医的过程中，要针对引起中毒的食物以及吃下去的时间长短，先采取应急措施，争取救治时间。

一、催吐

食用时间在2小时内采取催吐方法。

1. 食盐20克，加开水200毫升，冷却后一次喝下，如不吐多喝几次，迅速催促呕吐。

2. 鲜生姜100克，捣碎取汁200毫升温水冲服。

3. 用手指等刺激咽喉，引发呕吐。

为防止呕吐物阻塞气道造成窒息，中毒人员要侧卧，便于呕吐物吐出。呕吐时不要喝水，但呕吐停止时要尽早补充水分，预防脱水。出现脱水症状，及时就医，用塑料袋子保留好呕吐物，以备医院检查，利于诊断。

二、导泻

食用时间超过两小时，且精神尚好，可服用泻药，促使有毒食物尽快排出，其方

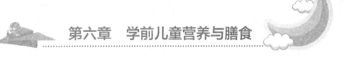

法是：大黄 30 克，一次煎服。用塑料袋子保留好大便样本，以备医院检查，利于诊断，及时补充水分，预防脱水。

三、解毒

如果是吃了变质的鱼蟹虾等引起的食物中毒，可利用解毒的方法：

1. 食醋 100 毫升，加水 200 毫升，稀释后一次服用。

2. 紫苏 30 克、生甘草 10 克，一次煎服。

3. 若误食了变质的饮料或防腐剂，最好的急救办法是用鲜牛奶或其他含蛋白质的饮料灌服。这些物质可起到保护胃黏膜、延缓吸收的作用。

（引自：史慧静.学前儿童卫生与保育［M］.上海：复旦大学出社，2013.）

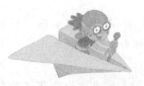

第七章 学前儿童身体疾病及其预防

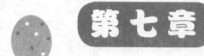

本章导航

　　本章阐述了如何观察并及时发现学前儿童生病的迹象，怎样对一般常见疾病进行初步辨别，介绍了疾病的基本的护理技能；同时阐述了学前儿童常见疾病的病因、症状和护理预防措施；阐述了传染病的相关知识，介绍了学前儿童常见传染病的一般症状，明确提出托幼机构在不同传染病流行时期应采取的相应预防措施。本章可为学生初步掌握有关学前儿童疾病的一般知识和技能提供理论依据和实践指导。

学习目标

　　通过本章学习，应该具备以下知识：
• 学会观察并发现学前儿童生病的迹象；
• 能对学前儿童疾病的一般症状进行初步辨别；
• 掌握对患病儿童的基本护理技术；
• 掌握学前儿童常见疾病的发病原因、症状和预防护理方法；
• 理解传染病的特性及流行规律，掌握传染病的一般预防方法；
• 掌握学前儿童常见传染病的一般症状，能针对不同的传染病采取相应的预防措施。

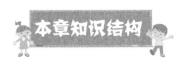
本章知识结构

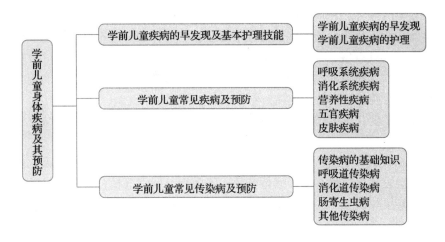

案例导入

辰辰最近夜里常常惊醒、哭闹，已经是冬天了，睡觉还老是不停地出汗，连枕头都汗湿了。妈妈听朋友说，这是由于缺钙造成的疾病，于是，给他买来钙片，想给他好好补钙。但是，半个月过去了，辰辰的症状丝毫没有减轻。

辰辰这是得了什么病呢？什么原因造成的呢？有什么症状？怎样才能预防？在补了钙之后，症状为什么没有减轻呢？让我们带着这些问题来学习学前儿童疾病的相关知识吧。

学前儿童由于其各系统各器官的发育很不完善，机体免疫能力处于发育不成熟阶段，对外界环境的变化较成人敏感，极易受到不良环境的伤害，容易发生各种疾病。托幼机构是儿童集中生活的地方，一旦发生传染病极易造成流行。因此，积极预防、及早发现、妥善处理，是托幼机构卫生保健工作中的重要任务。

‖‖‖‖‖ 第一节 学前儿童疾病的早发现及基本护理技能 ‖‖‖‖‖

学前儿童年龄小，抵抗力差，生活自理能力不强，容易生病且病情变化快，患病后往往不能正确地自述身体的不适。因此，家长、教师对学前儿童健康的观察是早发现疾病的关键。

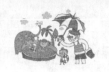

（一）学前儿童生病的迹象

由于学前儿童年龄较小，大多数情况下对于自己身体的不适不可能清楚准确地表达出来，只有成人细心地观察，才能及时发现生病的迹象。学前儿童生病了，往往会在精神、脸色、体温、食欲、睡眠、大小便、囟门等方面出现异常。一旦发现有生病迹象，应予以重视，并及时送医院诊治。

要想早发现学前儿童生病的迹象可从以下方面观察和检查。

1. 精神

学前儿童活泼好动，爱玩，对周围环境和事物的兴趣浓厚，眼神灵活，看上去有精神，而患病后会表现出烦躁不安、疲倦嗜睡、不爱玩、哭闹等精神方面的异常，并且有眼神呆滞、尖声啼哭等现象。

2. 面色

健康的儿童面色红润。

（1）若面色苍白或发黄，翻开下眼皮也明显缺少血色，则可能是营养不良性贫血。

（2）若皮肤与眼虹膜同时染黄则说明是黄疸。

（3）若面色红中带微紫表示有高热。颊部、口唇、鼻尖等处发绀，可见于某些先天性心脏病。

（4）若面色苍白，皮肤有暗黄色斑块，巩膜部位有蓝斑，可能体内感染了蛔虫。

3. 体温

正常儿童腋下体温为 36~37.4℃，若测得幼儿体温在 37.5~37.9℃为低烧，体温在 38~38.9℃为中烧，体温在 39℃以上为高烧。

发烧是疾病最常见的症状，是机体的一种积极防御反应。体温升高可促进体内抗体生成、促进吞噬细胞的活动，有利于消灭细菌、病毒。但如果是高烧会引起许多不舒服的感觉，并使体内的能量消耗增加、心率加快、消化能力减弱。婴幼儿因神经系统发育不完善，高烧还可引起抽风，因此当孩子发高烧时应采取降温措施。

儿童突然发高烧，常见的疾病见表7-1。

表7-1 可致高烧的常见疾病

与高烧相伴随的症状	可能患的疾病
鼻塞、流涕、咳嗽、咽红	感冒
嗓子痛、扁桃体红肿	急性扁桃体炎
发烧3~4天后退烧，出现皮疹	幼儿急疹
嗓子痛，呕吐，猩红色小米粒大小皮疹，杨梅舌	猩红热
冬春季：头痛，喷射性呕吐，皮肤上有出血点	流行性脑脊髓膜炎（流脑）
夏秋季：头痛，喷射性呕吐，嗜睡，抽风	流行性乙型脑炎（乙脑）
有食用不洁食物史，抽风，可有脓血便	中毒性痢疾

4. 饮食

（1）食欲不振

①平时食欲好，突然不想吃饭，尤其厌食油腻，并伴有恶心、呕吐，常是传染性肝炎的表现。

②食欲逐渐减退，脸色渐渐失去红润，应检查血红蛋白是否正常。

③长期摄入过量的维生素 A 和维生素 D 引起中毒，主要表现为厌食、头发脱落、骨头痛等。

（2）食欲亢进

如果幼儿吃得多、喝得多、尿得多，即"三多"症状，同时皮肤常生疮生疖，应该检查是否患有糖尿病。

（3）异嗜癖

若幼儿对非食物表现出不可自制的食欲，如喜食泥土、煤核、纸张、墙皮等，则患有异嗜癖，常见于体内锌、铁严重缺乏的幼儿，在我国南方也可见于钩虫病。

5. 睡眠

正常幼儿上床后应很快入睡，睡得安稳，无鼾声，身上可有微汗。如果以往入睡很快，现入睡困难或睡眠不安，常见于佝偻病及心理紧张或兴奋；如表现为嗜睡，常见于严重贫血或是脑炎、脑膜炎等疾病的早期。

6. 大小便异常

（1）大便异常表现

①脓血便：便次多，刚便完又想去，总有排不尽大便的感觉，并伴有发烧，大便为脓血样，为细菌性痢疾的表现。

②"红果酱样"大便：幼儿阵阵腹痛，频频呕吐，大便呈"红果酱样"（为血和黏液），可能为肠套叠，2 岁以下幼儿多见。

③"白陶土样"大便：粪便呈"白陶土样"，同时尿色加深，多为患黄疸性肝炎。

④"柏油样"大便：假如未流鼻血，大便呈"柏油样"，表示消化道出血，应立即诊治。

⑤"蛋花汤样"大便：常见于腹泻，病人常伴有脱水表现。

（2）尿颜色异常

正常的尿液清晰透明，淡黄色。如果尿的颜色出现明显异常，则是疾病的信号。

①红色尿：尿像洗肉水，同时眼皮浮肿，可见于急性肾炎。

②橘黄色尿：尿色加深呈橘黄色或棕绿色，可见于肝、胆疾病。但服用某些药物，如痢特灵、维生素 B_2 等，尿也会呈橘黄色。

③乳白色尿：若泌尿道感染，尿内有脓，可使尿呈乳白色，同时有尿急、尿频、尿痛的现象。

④结晶尿：似米汤样，多为寒冷天气饮水不足所致。

（3）尿量及排尿次数异常

①尿量明显减少，眼皮浮肿，常是肾脏疾病的表现。

②腹泻伴有尿量明显减少，是脱水的表现。

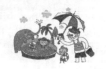

③排尿次数明显增加，一点儿也憋不住尿，常是泌尿道感染的症状。

7.囟门

（1）前囟凹陷：前囟未闭的幼儿，可以因脱水而囟门松弛、凹陷。

（2）前囟鼓出：幼儿于坐位时，前囟绷紧、鼓出，主要见于脑膜炎、脑炎等颅内压增高的疾病。维生素中毒也可出现这种现象。

8.其他

如眼睑肿胀、下垂或出血，结膜充血；拉动外耳时有痛感，耳道有耵聍、脓液；鼻腔出现慢性黏脓性分泌物，可能预示着鼻窦炎；有口臭，口腔黏膜干燥、发红或出血、有溃疡，扁桃体肿大、吞咽困难等。

（二）学前儿童疾病一般症状的辨别

患者的异常感觉（如头痛、腹痛等）以及体征（如黄疸、肝大、皮疹等）称为症状。婴幼儿患病，会出现若干症状，略知一些症状的辨别要点，有助于初步判断疾病的轻重缓急。

1.哭喊

由于婴幼儿缺乏语言表达能力，"哭"就是他们表达要求和痛苦的一种方式。

哭喊常见的原因：

（1）非疾病所致

新生儿时期，"哭"是一种本能的反应，并不表示身体有异常的改变；相反，新生儿患病时常有不哭、不吃奶等表现。婴儿哭闹多因饥饿、口渴、睡眠不足、过冷、过热、尿不湿、衣服紧、蚊虫叮咬等引起。幼儿则情绪色彩更浓，常为要挟性哭闹。非疾病所致的哭闹均无发热表现，哭声洪亮正常，精神、面色正常，当满足需要或清除不良刺激后，哭闹即停止。

（2）疾病所致

凡能引起婴幼儿不适或疼痛的任何疾病都可引起哭闹不安，以腹痛最为常见。以下仅举出以哭闹为突出表现的常见疾病。

①肠道急性感染或消化不良：可因肠痉挛致阵发性腹痛，如伴脱水则哭声无力或嘶哑，肠套叠可引起阵发的号叫不安，伴以脸色苍白、呕吐、血便。

②神经系统疾病：如颅内出血、颅内感染等，除引起哭闹，常伴有喷射性呕吐。

③哺乳时婴儿耳部贴近母亲则啼哭，或哭时摇头，应考虑外耳道疖或中耳炎。

④大便时哭闹，可能为肛裂；小便时哭闹，多为尿道感染。

⑤卧位时安静，抱起时或触动肢体时哭闹，应考虑肢体痛，可能因骨折、脱臼所致。

⑥蛲虫所致哭闹多在夜间，伴肛周痒。

⑦喂奶或进食时哭闹，应考虑鼻堵塞、咽炎、口腔炎等。

⑧夜间哭闹、多汗，人称"夜哭郎"，应检查有无佝偻病。

⑨婴儿湿疹、荨麻疹、痱子等痛痒难忍，均可致烦躁哭闹。

2.食欲不振

食欲不振的常见原因：

（1）精神因素

常因家长不了解婴幼儿生长发育的规律和个体之间的差异，过多地干涉强迫婴幼儿多吃，引起婴幼儿情绪上的反感，发展为厌食。

（2）饮食习惯不良

吃零食过多，尤其是甜食；边吃边玩，不能专心进食；饮食不定时，不能形成促进食欲的"动力定型"。

（3）疾病所致

消化系统疾病均可使消化功能紊乱而导致厌食。各种感染，尤其是传染性肝炎，突出表现为食欲不振。贫血、缺锌等营养障碍常影响食欲。

3. 腹痛

较大儿童可自诉，但诉说的部位和性质往往不准确。婴幼儿如出现烦躁不安、剧烈或阵发性哭闹、两下肢蜷曲、面色苍白、出冷汗等应考虑到腹痛的可能。

腹痛的初步鉴别：

①疼痛部位在上腹正中：急性胃炎、急性胰腺炎。

②疼痛部位在右上腹部：胆管蛔虫及肝、胆疾病。

③疼痛部位在左上腹部：脾创伤。

④疼痛部位在脐周围：蛔虫症、急性肠炎。

⑤疼痛部位在右下腹部：急性阑尾炎。

⑥疼痛部位在左下腹部：痢疾，粪块堵塞。

⑦疼痛部位在腰部：肾盂肾炎。

无论是什么原因引起的腹痛，均应先到医院作出初步诊断后，再用止痛药，以免影响诊断，延误治疗。

4. 呕吐

由于食管、胃或肠道呈逆向蠕动，并伴有腹肌强力痉挛性收缩，迫使食管或胃内容物从口、鼻腔涌出，称为呕吐。

不同年龄，呕吐发生的原因往往不同。

①新生儿：常因分娩时吞入羊水引起呕吐，经多次呕吐将胃内容物吐净可自行缓解；消化道畸形，脑部产伤，可致喷射性呕吐，常伴有尖声哭叫。

②婴儿期：喂养方式不当，奶瓶孔太大，喂奶过急；各种感染，如咽炎、化脓性中耳炎、支气管炎、肺炎等；中枢神经系统疾病，如化脓性脑膜炎；肠套叠，伴腹痛，血性黏液便。

③幼儿期：除上述原因外，还可因滥用维生素 A 或维生素 D 制剂发生中毒，引起呕吐等症状。胃肠道感染最易引起呕吐，其他如呼吸道、泌尿道感染等，以及中枢神经系统疾病，各种中毒、蛔虫症所致的并发症均有呕吐症状。

5. 便秘

大便干硬、量少，排便困难，称为便秘。

小儿发生便秘的主要原因：

①摄入的食物及水分不足。奶液中含糖量少，消化后仅有少量残渣，使大便量少。

②饮食成分不恰当。饮食中蛋白质含量过高，大便呈碱性、干燥。饮食中含钙过多也

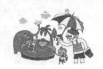

会引起便秘，如牛奶含钙较人奶多，用牛奶喂养比用母乳喂养容易发生便秘。

③排便习惯不良。

④大脑皮质可在一定程度上兴奋或抑制脊髓的排便中枢，如果产生便意后经常受到大脑皮质的抑制（常因幼儿贪玩），使直肠对粪便的压力刺激失去正常的敏感性，粪便在肠道内停留的时间过久，水分被吸收，粪便就会变得干硬。

⑤肠道畸形，如先天性巨结肠等。

⑥肛周炎症、肛裂，由于排便疼痛致便秘。

6. 咳嗽

咳嗽是一种防御性反射。小儿呼吸道血管丰富，气管、支气管黏膜较嫩，易发生炎症，故咳嗽为多见的症状。

（1）引起咳嗽的常见原因

①呼吸道原因：急慢性呼吸道感染，包括伴有呼吸道炎症的急性传染病，如麻疹、风疹、百日咳等；变态反应，如支气管哮喘；异物及其他刺激，如异物落入气管、支气管；牛奶、鱼肝油等油质吸入肺内；寒冷、干燥的空气刺激等。

②呼吸道以外原因：胸腔内炎症、邻近器官的压迫等。

（2）咳嗽的性质

痉挛性阵咳，应考虑百日咳；突然在进食或口中含有小物件的情况下一阵呛咳，应考虑异物落入气管、支气管；犬吠样咳，听起来像狗叫，伴有呼吸困难，应考虑急性喉炎；咳嗽伴有哮喘，应考虑支气管哮喘。

7. 多汗

汗腺分泌过多，可因生理或病理因素引起。

（1）生理性多汗

见于天气炎热、穿盖过多、剧烈运动等，出汗为机体调节体温的机制。由于代谢旺盛，在夜间睡眠中，也可见小儿有汗珠沁出。

（2）疾病所致多汗

①佝偻病：患儿多汗与室温、季节无关。白天活动后、哺乳后，晚上入睡后均可因多汗而浸湿衣被，深睡后汗渐消失。

②活动性结核病：不仅前半夜多汗，后半夜天亮前也多汗，故称"盗汗"。

③风湿热：发病年龄以5~15岁多见，发热、多汗、多发性关节痛。

④低血糖：头晕、出汗、脉快等。

⑤使用解热药物后可见全身出汗。

⑥汞中毒、铅中毒、有机磷中毒等可致全身多汗。

⑦休克早期交感神经兴奋，可见多汗，伴面色苍白、肢端发凉等。

二、学前儿童疾病的护理

常言道"有病三分治，七分养"，学前儿童年龄小、抗病能力差，病后的护理更为重要。精心的护理可减少疾病对儿童健康的危害，促进康复。因此，掌握常用护理技术，是做好护理工作所必需，也是幼教工作者的职责。

（一）测量体温

1.测量方法

测量体温要使用体温表。体温表有腋表、口表和肛表三种，分别用腋表、口表和肛表所测得的体温可能略有差异，一般依次递增0.5度。这三种体温以肛温最准确。

（1）口表

适用于大、中班幼儿，每次用前用75%的酒精消毒，将水银线柱甩至35℃以下。

使用方法：将口表水银端放在幼儿舌下，让幼儿抿住嘴巴，用手扶住体温表测量3分钟，然后取出读数。

（2）肛表

适用于年龄较小的托班幼儿，例用前使用后用肥皂和清水洗干净，表头水银柱为椭圆球形。

使用方法：将表头涂上润滑油、凡士林或植物油，将表轻轻插入幼儿肛门内1/2至2/3深处，测量3分钟，然后取出读数。

（3）腋表

腋下测温安全卫生，可运用于任何年龄的儿童，包括新生儿。

使用方法：先将腋窝擦干，将消毒好的体温表放在幼儿腋下，让幼儿曲臂夹紧并放于胸前，注意水银端不能伸出腋窝外，5分钟后取出读数。

（4）注意事项

①无论是使用口表、肛表还是腋表，在进食、进水、洗浴后，剧烈运动后，须间隔30分钟再测量，以免不准确。

②测量前要检查体温表是否完整，水银线是否已甩至35℃以下。

③测量时要有老师陪伴。

（5）体温的判断

正常腋下体温为36~37.4℃，37.5~37.9℃为低烧，38~38.9℃为中烧，39℃以上为高烧。

（二）物理降温

发热为机体的一种生理性保护反应，当体温略有升高（低烧）时，可刺激机体免疫系统，增强机体抵抗力，但当体温升至中烧以上时，会对机体造成伤害，应当采取相应的措施。

1.物理降温的方法

当儿童体温过高时，要给其松解衣服，让其多喝水，同时可采取以下物理降温的方法：

（1）头部冷敷：头部冷敷适合婴幼儿的一般发烧。将小毛巾折叠成几层，浸在凉水中，拧成半干，敷在前额上，也可敷在颈部、耳后、额头、腋下、腹股沟、腋窝等大血管通过的部位。每5~10分钟换一次毛巾。也可将冷水或碎冰灌进热水袋，制成冷水袋、冰袋敷在额头上或枕在脑后（冷敷除有降温作用以外，还可起到收缩血管、促进止血的作用）。

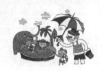

（2）温水擦浴：温水擦浴适合高烧患儿的降温，方法是用32~34℃的温水擦拭患儿的皮肤，在腋窝、腹股沟、腘窝等血管丰富的部位擦拭时间可稍长一些，以助散热。胸部、腹部等部位对冷刺激敏感，最好不要擦拭。出疹的孩子发烧不要用温水擦浴降温。

2. 注意事项

进行物理降温要注意避风。物理降温配合药物降温时，要注意药物的作用机理，否则会适得其反影响药效，甚至对机体造成伤害。物理降温可以单独使用，也可配合药物降温一起使用。

另外，在高烧初起的时候，皮肤血管收缩，常常打寒战，这时候要保暖，不要降温，寒战过去了，体温迅速上升，就要采取降温措施，使体温降至38℃左右。烧退后，要及时把汗擦干。

（三）测量脉搏

脉搏是心脏收缩、血液流经动脉时所产生的跳动。脉搏次数与心率相一致，日常生活中往往通过测量脉搏来了解心率。

测量脉搏常选择较浅表的动脉，最常选择的动脉是腕部的桡动脉。

因脉搏或心率易受身体活动和情绪变化的影响，为减少误差，需在安静15分钟以后再测量。

测量方法：让被测者取卧位或坐位，检查者将食指、中指、无名指并拢置于被测者腕部桡动脉处，测量1分钟内脉搏的次数。如果感觉到动脉波动有时不够规则，为准确起见，可重复测量1~2次。

正常成人的脉搏在60~100次/分，小于60次/分提示心动过缓，大于100次/分提示心动过速，脉搏不规则提示心律不齐。学前儿童的脉率要比成人快，年龄越小越明显。脉搏平均值：6~12个月约124次/分；2~3岁约为108次/分；5~7岁约为91次/分。

（四）观察呼吸频率

2岁前儿童呈腹式呼吸，2~7岁逐渐出现胸式呼吸，表现为腹胸式混合呼吸，以腹式呼吸为主。因此，观察学前儿童的呼吸频率，不能像观察成人一样观察胸部运动，而应注意观察腹部的起伏。一起一伏即一吸一呼，计算为一次呼吸。

正常成人的呼吸频率为16~20次/分，学前儿童的呼吸频率比成人快，年龄越小，呼吸频率越快。呼吸频率平均值：1岁以内为30~40次/分，1~3岁为25~30次/分，4~7岁为20~25次/分。在安静状态下呼吸频率明显变快，可见于肺部疾病以及心脏疾病、严重贫血患者等。

（五）热敷法

热敷是利用温热刺激皮下毛细血管扩张的机制，活血化瘀，达到局部消炎、消肿的目的。该法适用于疖肿初起时，陈旧性瘀血、瘀斑难以吸收时。

热敷方法：

①准备40~45℃温热水，将毛巾浸湿，折叠后置于患处。

②待热量部分散发后更换毛巾，重复多次，每次持续20~30分。

③也可将热水装入热水袋中，将袋内气体排出，拧紧盖子，用毛巾裹好，放在需要热

敷的部位。热敷一般用于扭伤所致局部肿胀在 24 小时后、皮肤感染疖肿初起时、眼结膜炎等。

（六）喂药

（1）给小婴儿喂药

可将药片研成粉末，溶在糖水、果汁等香甜可口的液体中喂服，或用奶瓶像喂奶一样喂入。

（2）给 1 岁左右的婴儿喂药

1 岁左右的婴儿常常又哭又闹拒绝服药，有时需要灌服。灌服的方法：

①将药片压成粉末放在小勺里，加点糖和少许水，调成半流状。

②固定婴儿头部，使头偏向一侧，左手控制其下颌，趁其哭闹张口时，右手将勺尖紧贴其嘴角将药送下。

③待药咽下后，松开左手，立即让其喝水，以去除口中苦味。

（3）给 2 岁以上幼儿喂药

对 2 岁以上的幼儿，应讲明道理，鼓励他们自己服药，不宜再采用灌服的方法。甜药先吃，苦药后吃，老师、家长必须陪伴其把药吃下。

（七）滴眼药水

首先必须正确用药，用前认真核对药名，看清用药方法，以免造成不良后果。

用药方法：

①操作者将手洗净，让幼儿取仰卧位或使其头部稍后仰，并偏向患侧，先用清洁毛巾或纱布擦净眼分泌物。

②操作者用左手食指、拇指轻轻分开上下眼睑，嘱咐幼儿眼向上看，右手持眼药瓶，将药液 1~2 滴滴入眼内。

③让幼儿轻轻闭上眼睛，保持原姿势 3~5 分钟，以免药水流入鼻腔。

④操作者用拇指、食指轻提眼睑，并嘱咐幼儿转动眼球，使药液均匀布满眼内。

眼药膏宜在睡前涂用，操作者分开其上下眼睑，将眼药膏挤入眼内，让其闭上眼轻轻地揉匀即可。

（八）滴鼻药水

让幼儿仰卧，肩下垫枕头，使头后仰、鼻孔向上；或坐在椅子上，背靠椅背，头尽量后仰，这样可避免药液通过鼻咽部流到口腔里。操作者右手持药瓶，在距幼儿鼻孔 2~3 厘米处将药液滴入鼻孔，每侧 2~3 滴，然后轻轻按压其鼻翼，使药液均匀接触鼻腔黏膜。滴药后保持原姿势 3~5 分钟。

（九）滴耳药水

要求幼儿侧卧，患耳向上，擦净外耳道脓液，一手牵拉耳廓，一手滴药，一般滴 2~3 滴或 3~4 滴，滴后轻轻按揉耳屏，并让其保持原姿势 5~10 分钟，使药液进入耳道深处。要严格掌握适应证。

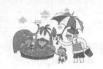

（十）简便通便法

1. 肥皂条通便法

将普通肥皂削成或捏成圆锥形，蘸少许温水，使之适当变软并使其表面光滑。将尖端在前慢慢塞入幼儿肛门，利用肥皂的机械刺激，引起排便。

2. 开塞露通便法

开塞露的主要成分是甘油，使用前将管端封口处平行剪开，挤出少许液体润滑管口，然后缓慢插入肛门，用力挤压塑料壳后端使药液射入肛门内，激发排便。

3. 手抠干大便法

如幼儿长时间不能排便，大量干硬大便堆积在直肠内，用以上方法通便均无效时，可戴橡皮手套，用油脂润滑手指后，动作轻柔地插入肛门，一点一点抠出积存在肛门中的硬粪块。注意应根据幼儿年龄选用不同手指，防止手指损伤肛门黏膜。

‖‖‖‖‖‖‖‖‖‖‖ 第二节　学前儿童常见疾病及预防 ‖‖‖‖‖‖‖‖‖‖‖

学前儿童年龄小，身体抵抗力弱，很容易生病，保教人员需了解学前儿童常见疾病的病因、症状，能够及时辨别并采取相应的护理措施，最重要的是能够防患于未然，采取有效的预防措施，让儿童远离疾病。

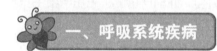

一、呼吸系统疾病

> **案例**
>
> #### 点点感冒了
>
> 　　4岁的点点早上高高兴兴地去上幼儿园，中午气温骤降，点点晚上回家后出现了发烧、鼻塞、打喷嚏、流鼻涕等症状。妈妈带她去了医院，经过详细检查后，点点被诊断为上呼吸道感染。

（一）上呼吸道感染

上呼吸道感染简称"上感""感冒"，是学前儿童较常见的疾病，一年四季均可发生，冬春季节多见。

1. 病因

上呼吸道感染是由病毒、细菌引起的感染性疾病，病毒感染占90%以上，尤其是在感染前期。气候突变，身体受凉、受热、过于疲倦，贪食油腻厚味食物，空气污浊等均可导致此病的发生。体弱婴幼儿常反复发生。

2. 症状

①一般症状为鼻塞、打喷嚏、流鼻涕，继之出现咽部疼痛、吞咽困难、声音嘶哑、咳嗽、乏力，可有不同程度的发烧等，病程由一两天到10余天不等。

②3岁以下儿童可出现高烧、食欲不振、精神萎靡、呕吐、腹泻等症状，有的婴幼儿在病初高烧（体温达39℃以上）时可出现惊厥。

③若高烧持续不退，咳嗽厉害，出现喘、憋等症状，应考虑并发肺炎，应急送医院诊治。

3. 治疗及护理

①高烧时需进行降温处理。可用物理降温法，用凉湿毛巾敷在病儿前额部位，同时再用凉湿毛巾擦颈部、耳后、手心、脚心等处。亦可服退烧药，用法应遵医嘱，不可因急于退烧而盲目加大药量或缩短服药间隔，避免用药过量使病儿体温骤降、大汗淋漓，甚至发生虚脱。

无论采用何种降温方法，一般应使病儿体温降至38℃左右，再缓慢降至正常。

②发烧时，脉搏增快，心脏负担加重，应让病儿卧床休息。因出汗增多、呼吸加快，机体失水量增加，应让病儿多喝温开水。此时，胃肠功能减弱，而机体却消耗较多的营养物质，饮食要富于营养、清淡易消化，用淡盐水漱口。

③若病儿因鼻塞而影响吮乳和睡眠，可于喂奶、入睡前在每个鼻孔点1~2滴滴鼻液，但不可久用，避免产生不良反应。

④呼吸道疾病在病初时均可采用雾化疗法，其效果尚可。但建议3岁以上儿童使用，且要有成人监护。

（二）扁桃体炎

1. 病因

因溶血性链球菌侵入扁桃体窝而感染。婴幼儿因受凉、疲劳或感冒，机体抵抗力下降而易发病。多见于10岁以下儿童，可反复发作，一年四季均可发生。

2. 症状

①急性扁桃体炎：起病急，高热，畏寒，婴幼儿可因高烧而发生惊厥、咽痛、吞咽困难、两侧扁桃体红肿增大，有的可见淡黄色或白色脓点，病儿头痛、全身不适等。

②慢性扁桃体炎：急性扁桃体炎治疗不彻底而反复发作，可致慢性扁桃体炎。扁桃体窝内的细菌不断释放毒素，可使病儿经常头痛、疲倦，常有低烧、咽部不适、异物感、发干、发痒、疼痛等，易并发风湿热、急性肾炎等变态反应性疾病。

3. 治疗及护理

①患急性扁桃体炎后，应让病儿卧床休息、多喝开水，及时彻底治疗。治疗的药物以抗生素为主，首选药物为青霉素，应在彻底消除炎症后，方可停药，密切观察过敏情况。

②慢性扁桃体炎尚无确切有效的保守疗法，中药、扁桃体局部用药、冷冻、理疗等皆有人试用。过去，为防止扁桃体病灶引起严重并发病，扁桃体切除术甚为普遍。后来由于认识到扁桃体具有免疫功能，对切除扁桃体是否有益存在争议，故手术已较前有所减少。

（三）支气管肺炎

肺炎可分为多种类型，如大叶性肺炎、节段性肺炎、间质性肺炎等，婴幼儿最常见的

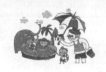

为支气管肺炎，属小叶性肺炎。

1. 病因

由细菌或病毒引起。常见细菌有肺炎双球菌、金黄色葡萄球菌、溶血性链球菌、流感嗜血杆菌及某些革兰阴性杆菌等。常见病毒有合孢病毒、流感病毒、副流感病毒、腺病毒等。

2. 症状

支气管肺炎绝大多数是由上感或气管炎向下蔓延而来，故先有上感和气管炎的一般症状，如发烧、咳嗽、气喘等。发展到肺炎阶段，病情轻者可有上述症状的加重，重者则出现呼吸困难和缺氧的表现，如面色发灰、口周青紫、鼻翼翕动、呼吸费力、心率加速、精神差等。肺炎不同于气管炎和支气管炎之处在于听诊肺部有中小水泡音，X 线检查有片状阴影。新生儿肺炎可仅表现为口周围发青、吃奶困难等症状。

3. 治疗及护理

肺炎是一种较严重的疾病，应尽早住院治疗，视病情应用抗生素或抗病毒药物。患儿房间要保持空气清新，温湿度适宜，室温最好维持在 18~22℃；穿衣盖被不可太厚，防止加重气喘；饮食要清淡好消化；多喝水，防止痰液黏稠难以排出；经常变换卧床姿势，防止痰液积存不利于炎症消散。

（四）呼吸系统疾病的预防

①让幼儿多到户外锻炼，以使其增强体质，提高对环境冷热变化的适应能力。

俗话说"若要小儿安，常带三分饥和寒"，这里讲的"寒"，就是平时不要给幼儿穿得过厚，要养成少穿衣的习惯，但要注意其腹部、足部保暖，避免受凉。

②季节变化时，要注意幼儿的冷暖，及时给其增减衣服。

③保持室内空气清新，夏季可开窗活动和睡眠，冬季也要注意定时通风。

④合理安排幼儿的每日生活，提供均衡膳食。

⑤在发病季节，少带幼儿去公共场所。工作人员患上呼吸道感染时，应避免与幼儿接触。

⑥在发病期间，有条件的园所可采用紫外线灭菌灯给房间消毒，但需在幼儿不在的情况下进行。

二、消化系统疾病

（一）疱疹性口腔炎

1. 病因

由单纯疱疹病毒引起，多见于 1~6 岁儿童。

2. 症状

起病时可有发热等上呼吸道感染症状，典型病变为口腔黏膜充血，早期病例在口唇、舌缘、颊内侧、上腭等处可见散在或成簇的黄白色透明小疱疹，直径 2~3 毫米，疱疹很快破裂，故在稍晚期病例可见到大多是破裂后形成的小溃疡，表面覆有黄白色纤维素渗出物，局部有痛感，因进食刺激而加重。病程 1~2 周，可自愈。

3. 治疗及护理

主要为对症治疗和局部处理。溃疡处可涂龙胆紫或撒锡类散等。宜进流质或半流质食物，不宜太烫。

牛牛怎么了

今天，牛牛来园比往常迟些，奶奶送来时，小朋友们都在做早操了。教学活动刚开始不久，王老师发现牛牛有些不对劲，一直用手捂着肚子。紧接着牛牛去了好几次卫生间，大便为黄色稀便，还伴有恶心呕吐。王老师急忙通知牛牛的家人，并送牛牛去医院做详细检查。后经医生诊断为腹泻（轻型）。经了解得知牛牛是饮食引起的腹泻：他早上起晚了，来不及吃早饭，奶奶在送他来幼儿园的路上让他吃了路边小摊上的早餐。

（二）急性腹泻

在未明确病因前，大便性状改变与大便次数比平时增多，统称为腹泻。

急性腹泻为婴幼儿最常见的消化道疾病，特指发病在 2 周之内的病例（2 周 ~2 个月为迁延性腹泻，2 个月以上为慢性腹泻）。发病年龄多在 2 岁以下，1 岁以下约占半数。重症者表现为严重脱水、电解质紊乱、酸中毒，可危及生命。本病不包括痢疾和引起慢性腹泻的其他疾病在内。

1. 病因

①非感染因素：可因喂养不当引起，如食物量过多或质不当，受凉特别是腹部受凉引起肠蠕动过快，受惊吓引起自主神经功能紊乱等。

②感染因素：包括肠道内感染和肠道外感染。前者多因致病性大肠杆菌、变形杆菌、葡萄球菌等细菌，也可由于轮状病毒、柯萨基病毒等病毒所致。后者见于上感、肺炎、中耳炎、败血症等，可能是肠道的继发感染、对原发病的过敏反应或者是原发病导致的自主神经功能紊乱。

2. 症状

病情轻者一日泻数次，大便可呈蛋花汤样或水样，可有发烧、食欲差等一般症状。病情重者一日泻 10 余次甚至几十次，导致机体脱水、电解质紊乱及酸中毒，出现前囟和眼窝凹陷、口唇干裂、口渴明显，尿量明显减少或长时间无尿以及精神萎靡等。

3. 治疗及护理

腹泻病的治疗原则为预防和纠正脱水，继续饮食，合理用药。对病情轻者给予抗菌药物控制感染，重在饮食调理和护理。对病情重者，需及时纠正脱水和电解质紊乱及酸中毒，轻、中度脱水者可采用世界卫生组织（WHO）推荐的口服补液盐（ORS）进行口服补液疗法，重度脱水患儿和新生儿腹泻宜静脉补液。

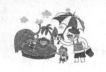

（三）肠套叠

肠套叠是一部分肠管套入相邻的肠管中，婴幼儿发病率较高，主要由饮食改变和辅食刺激引起。

1. 病因

婴幼儿期是肠蠕动规律处于较大变化的时期，易发生肠蠕动紊乱，诸如增加辅食、食物性质的改变、环境与气温的变化、肠炎等因素都会引发肠套叠。

2. 症状

患儿阵发性哭闹、屈腿、面色苍白、拒食，每次发作数分钟，过后患儿全身放松，处于安静或入睡状态，约数十分钟后再发作。腹痛发作后不久频频呕吐。8~12小时后出现"红果酱样"便。

3. 治疗及护理

在为婴儿添加辅食时，要逐步进行，并随时观察其大便是否正常，如出现"红果酱样"便，应及早进行灌肠复位。

（四）消化道疾病的预防

①培养幼儿良好的卫生习惯，饭前便后要洗手。

②注意喂养方式和饮食卫生，不喝生水，不吃腐败变质的食物，不暴饮暴食。

③注意气候变化，防止婴幼儿受凉或过热。

④让患儿多喝水，防止脱水。

⑤搞好环境卫生，注意消灭苍蝇和蟑螂。

三、营养性疾病

（一）佝偻病

佝偻病是3岁以下儿童常见的营养缺乏性疾病。由于维生素D缺乏，导致钙、磷代谢失常和骨骼发育障碍，严重者产生骨骼畸形。

1. 维生素D缺乏的病因

①接触日光不足：人体所需要的维生素D_3主要通过皮肤接受日光中紫外线照射后由7-脱氢胆固醇转变而来。如果缺乏户外活动，则会造成该维生素不足而致本病发生。

②饮食摄入不足：乳类含维生素D_3极少，并且牛乳含磷过多，钙磷比例不当。

③生长速度过快：生长越快的婴幼儿越容易缺维生素D，特别是早产儿、双胞胎儿，体内储存不足，出生后生长迅速，更易缺乏。

④疾病的影响：如长期腹泻或肝胆疾病均影响维生素D的吸收或体内转化。

2. 症状

（1）一般症状

①神经精神症状：易怒、烦躁、不活泼，对周围环境缺乏兴趣。睡眠不安，夜间常易

惊醒哭闹。由于血钙降低，致交感神经兴奋性提高，患儿明显多汗，多汗与气候无关，常于睡眠时汗液浸湿枕头，因汗液刺激枕部而与枕头摩擦，致枕部环秃。

②出牙迟：牙齿的钙化因缺乏维生素 D 而受影响，使牙釉质发育不全，牙萌出较晚。

（2）骨骼改变

①头部：颅骨软化，早期可见囟门加大，颅缝加宽、边缘软，囟门闭合延迟。7~8 个月时可出现方颅。

②胸部：婴儿期可出现肋软骨区膨大，以第 5~8 肋软骨部位为主，因几根相连的肋骨都有隆起，故呈"串珠"样突起。如"串珠"向胸内扩大，可使肺脏受压造成局部肺不张。肋骨软化后，因受膈肌附着点长期牵引收缩，造成肋缘上部内陷，肋缘外翻，形成肋膈沟。在第 6~8 肋骨与胸骨柄相连处内陷时，可使胸骨前凸，形成鸡胸。有的以剑突为中心内陷，称漏斗胸。

③四肢：7~8 个月以后的佝偻病儿，四肢各骺部均显膨大，在腕关节的尺、桡骨远端常可见钝圆形环状隆起，即佝偻病"手镯"；在踝关节部位的钝圆形环状隆起，即佝偻病"脚镯"。幼儿开始行走以后，由于骨质软化及肌肉、关节松弛，下肢常因负重而弯曲造成"O"形腿或"X"形腿。"O"形腿小儿立位，两足跟靠拢时，两膝关节间距离在 3 厘米以下者为轻度，3~6 厘米者为中度，6 厘米以上者为重度；"X"形腿幼儿两膝关节靠拢时，两踝关节间距离在 3 厘米以下者为轻度，3~6 厘米者为中度，6 厘米以上者为重度。

④其他部位：活动性佝偻病患儿久坐后可引起脊柱后弯，偶尔有侧弯者，重症者骨盆的前后径变短形成扁平骨盆。

（3）动作、语言发育迟缓

这类幼儿大脑皮质兴奋性降低，条件反射形成缓慢，动作、语言发育迟缓。坐、站立、行走均较正常幼儿延迟。此外，极个别幼儿可因血清钙降低而发生惊厥。

3. 治疗及护理

应合理补充维生素 D 和钙制剂。病儿不易久坐、久站、多走，以防骨骼畸形。要多带病儿做日光浴。

4. 预防

①安排幼儿多在户外活动，多晒太阳，接受阳光中紫外线的照射。

②提倡母乳喂养，及时添加蛋黄、肝等辅食，多食用富含维生素 D 和钙质的食物。

③如果食物中含钙不足或早产、体弱，应按医嘱补充维生素 D 和钙制剂。

④及时治疗某些疾病，如影响维生素 D 和钙吸收的胃肠道疾病及影响维生素 D 转化的肝、肾疾病。

（二）营养性贫血

血液中红细胞成分贫乏，红细胞计数在 4.0×10^{12}/升以下，或血红蛋白浓度在 120 克/升以下（6 岁以下幼儿为 110 克/升以下），称为贫血。由于营养物质中铁和维生素 B_{12} 及叶酸缺乏而导致的贫血，称为营养性贫血。铁缺乏所致者称为缺铁性贫血，因血液检查显示红细胞体积较正常为小，故又称小细胞性贫血。维生素 B_{12} 及叶酸缺乏所致者称为巨幼红

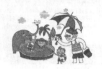

细胞性贫血，因血液检查红细胞体积较正常为大，故又称大细胞性贫血。

1. 缺铁性贫血

（1）铁缺乏的原因

①先天储铁不足：主要见于早产、双胞胎和母亲患严重贫血的婴儿。

②饮食中缺铁：乳类含铁量不多，不及时添加含铁丰富的辅食或偏食，可致缺乏。

③生长发育过快：可较早将体内储存的铁用尽。

④疾病的影响：长期腹泻可致铁的吸收利用障碍，钩虫病可造成长期失血，铁随失血而流失。

（2）症状

①由于红细胞或血红蛋白低于正常值，面部以及睑结膜、口唇、耳垂、指甲床等处缺少血色，表现为苍白或苍黄。

②呼吸、脉搏频率加快，活动时心慌气促。

③由于脑组织缺氧，患儿常有烦躁不安、精神不振、对周围环境不感兴趣、易疲倦、注意力不集中、理解力降低、反应迟钝的表现。长期贫血可影响智力发育。

④胃肠蠕动及消化酶的分泌功能均受到影响，患儿出现食欲缺乏、恶心、腹胀等症状，少数患有异食癖。

⑤造血器官异常，肝、脾轻度增大等。

（3）治疗及护理

按医嘱补充铁剂。注意中、重度贫血幼儿的活动量不易过大。

（4）预防

①妊娠后期，孕母需增加含铁的食物或服用补血药物。

②坚持母乳喂养，如不能母乳喂养，可选用铁强化配方奶喂养。

③合理喂养，注意含铁食物如动物血、肝脏等的添加，注意添加富含维生素 C 的食物。

④及时治疗各种感染性疾病和钩虫病。

2. 巨幼红细胞性贫血

（1）维生素 B_{12} 及叶酸缺乏的原因

①摄入量不足：单纯母乳喂养未添加辅食或偏食，均可致摄入量不足。

②疾病：尤其胃肠道疾病，可影响维生素 B_{12} 和叶酸的吸收利用。

（2）症状

同缺铁性贫血的一般表现。此外，尚有一些神经精神症状，如表情呆滞、嗜睡、对外界反应差等。可出现肢体、头部、口唇甚至全身无意识的颤抖。可有智力和动作发育迟缓或倒退现象，如从原来的会笑、能坐、能爬等转变为不会不能。

（3）治疗及护理

按医嘱补充维生素 B_{12} 和叶酸。有明显神经精神症状者，以补充维生素 B_{12} 为主。病情较重或以缺乏叶酸为主者，加用叶酸。注意中、重度贫血幼儿的活动量不宜过大。

（4）预防

及时添加辅食和合理搭配膳食，注意补充富含维生素 B_{12}（如肝、肾、肉类、乳制品、鱼等动物蛋白）和叶酸（如绿叶蔬菜和新鲜水果）的食物，以及富含维生素 C 的食物。以羊奶为主食者，更需补充叶酸。

（三）肥胖症

肥胖指身体中脂肪堆积过多。如果体重超过同年龄、同身高儿童体重的 20% 以上，可诊断为肥胖症。

病理性肥胖较为少见，可见于一些中枢神经系统疾病、内分泌紊乱以及一些原因不明的综合征。其特点为脂肪分布不均匀，并伴有一些其他方面病变的临床表现。以下所说肥胖症，特指"单纯性肥胖症"。

肥胖症的危害：研究证明，成人的一些慢性病，如高血压、冠心病、2 型糖尿病、高血脂等的发病均与肥胖有一定关系，许多肥胖儿童的血压、糖耐量、血三酰甘油（甘油三酯）等指标也明显超出了正常水平。令人担忧的是，随着物质生活水平的不断提高，超重或肥胖的成人和儿童越来越多。这些肥胖者有些已经成为上述慢性病病人，有些正处在上述慢性病的早期，特别是儿童肥胖者，已构成上述慢性病的"后备大军"，肥胖正日益成为一个公众非常关心的严重社会问题。控制肥胖也要从儿童抓起。

1. 病因

①多食。进食高热量食物过多，摄入的热量超过消耗，剩余的热量即转化为脂肪贮存在体内。这是最主要的病因。

②缺乏适当运动。由于运动时心肺负荷过重，绝大多数肥胖儿童都不喜欢运动，造成剩余脂肪不能消耗而大量堆积，致使肥胖加重，运动负荷更大，更不喜欢运动，如此形成恶性循环。

③遗传因素。肥胖儿童的父母往往也显示肥胖症状。若父母二人都超过正常体重，子代中 2/3 会出现肥胖。

④内分泌功能异常。

此外，心理因素、某些疾病也可引起肥胖。

2. 症状

食欲旺盛、食量超常。懒动、喜卧、爱睡。体格发育较正常儿童迅速，体重明显超过同年龄同身高者。脂肪呈全身性分布，以腹部为著。智力发育正常。心肺负荷过重。

3. 治疗和预防措施

①加强饮食管理：提倡平衡膳食，合理搭配蛋白质、脂肪、碳水化合物和水果、蔬菜的供应，控制总热量。

②适当运动：提高儿童对运动的兴趣，坚持每天必要的锻炼，并持之以恒。

③遵循循序渐进的原则：无论是控制饮食、增加运动量，还是减轻体重，都不应急于求成。要制定科学的进度指标，一步一步逐渐达到目标。

④及时治疗疾病。疾病引起的肥胖应及时治疗原发病。

⑤定期进行体重监测，若超重应及时采取措施。

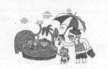

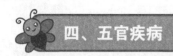

牙齿上为什么会有黑洞

3岁的瑶瑶这几天食欲不大好，没吃几口饭就捂住嘴巴说疼，妈妈检查她的口腔，发现她的牙齿上有个大大的黑洞。

（一）龋齿

残留在口腔中的食物残渣，在乳酸杆菌的作用下，发酵产酸，腐蚀牙釉质，形成龋齿。龋齿的病变过程比较缓慢。乳牙因牙釉质较薄，牙本质松脆，牙髓腔较大，更容易患龋齿。

1. 病因

（1）牙齿本身缺陷

①牙釉质发育不良：牙釉质的发育与钙、磷、氟等矿物质及维生素D的供给量有关。氟是增进抗龋能力的最主要的微量元素。牙釉质内氟达一定含量时，才具有较强的抗腐蚀能力，含氟低则容易受酸腐蚀。

②牙齿排列不齐：不易刷净，使食物残渣和细菌容易存留。

（2）食物残渣的存在

儿童不注意口腔清洁卫生，睡前进食，或口含食物睡觉，滞留在牙面牙缝上的食物残渣，尤其是含糖量高的食物残渣，为细菌的发酵提供了条件。

（3）口腔中细菌的发酵作用

口腔内的乳酸杆菌将残留食物发酵产酸，酸进而腐蚀牙釉质，使牙釉质脱钙，形成龋洞。

2. 症状

龋齿发生初期一般较轻，如不及时治疗将越来越严重。

根据牙齿被破坏的程度，将龋齿分为浅层龋、中层龋和深层龋。

①浅层龋：仅累及表面牙釉质层，出现褐色斑点或斑块，表面粗糙，患儿无自觉症状。

②中层龋：累及牙本质浅层，形成龋洞，病牙遇冷、热、酸、甜等刺激感到酸疼。

③深层龋：累及牙本质深层，接近牙髓或已影响牙髓，冷、热等刺激或食物嵌入龋洞均会引起疼痛。深层龋可并发牙髓炎。

3. 治疗原则

尽早请牙科医生补牙。

4. 预防

①保持口腔卫生：1岁之前，每次吃完东西后给婴儿喝点白开水，1岁之后教会其漱口，及时清除食物残渣。2岁半以后，可让其学习刷牙，做到早晚刷牙，饭后漱口。

②坚固牙齿：合理营养，多晒太阳，补充维生素 D 和钙剂，保证牙齿的正常钙化，增强牙齿的抗龋能力。

③预防牙齿排列不齐：不吮吸干橡皮奶头，纠正吸吮手指、咬铅笔等不良习惯，恒牙萌出时及时拔去滞留的乳牙。

④定期进行口腔检查：发现龋齿，及时治疗。

（二）弱视

弱视是指一眼或双眼视力达不到正常标准，而又查找不出影响视力的明显眼病，验光配镜也得不到纠正。本病属于儿童视觉发育障碍性疾病。

1. 病因

①先天性弱视。发病机制不十分清楚，预后不佳。

②斜视性弱视：半数病例与斜视有关，斜视是指两眼视轴不能同时注视同一目标，仅一眼视轴指向目标，而另一眼视轴指向目标之外的现象。斜视使小儿产生复视，为排除这种视觉紊乱，大脑就抑制来自斜眼的视觉冲动，久之斜眼形成弱视。

③屈光不正或屈光参差性弱视。两眼屈光状态在性质或程度上有显著差异，造成双眼物像的清晰度和大小不等，久之发展成弱视。

④形觉剥夺：由于种种原因如角膜浑浊、先天性白内障等遮挡瞳孔，光线不能进入眼睛，因缺少光线刺激，导致视觉发育缓慢或停顿，形成弱视。

2. 症状及危害性

正常的视功能包括立体视觉，即物体虽然在两眼视网膜上单独成像，但大脑能将其融合成一个有立体感的物像，称双眼单视功能。

患弱视的儿童因不能建立完善的双眼单视功能，难以形成立体视觉。缺乏立体视觉则不能很好地分辨物体的远近、深浅等，难以完成精细的技巧，对生活、学习和将来的工作都有不良的影响。

3. 治疗及护理

①弱视者均应散瞳验光，佩戴合适的矫正眼镜，或遵医嘱采取其他矫治措施（如遮盖治疗法）。

②年龄越小，治愈率越高，治疗弱视的最佳阶段为学龄前。随着年龄增长，治愈的可能性逐渐变小，7 岁以后治疗效果明显下降。

4. 早发现弱视

①幼儿入园后，至少每年普查一次视力，发现视力不正常者应及时告知其家长请眼科医生检查治疗。

②注意及时纠正幼儿的不良坐姿，在生活中悉心观察幼儿的行为，如发现经常用歪头偏脸的姿势视物，或有斜视，应告知其家长及时带幼儿去医院检查治疗。

（三）急性化脓性中耳炎

急性化脓性中耳炎是化脓性细菌侵入中耳所致的炎症。由于幼儿咽鼓管较成人短、管腔宽并呈水平位，鼻咽部的病菌易从咽鼓管进入中耳，发病率高。

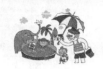

1. 病因

①患上呼吸道感染时用力擤鼻涕，细菌较易经过咽鼓管侵入中耳。

②哺乳时，婴儿处于横位，若发生呛咳，易使乳汁及鼻腔分泌物进入咽鼓管。

③挖耳时不慎损伤鼓膜，细菌自鼓膜破损处进入中耳。

2. 症状

多有上呼吸道感染等前驱症状，继之高烧、有耳内胀痛感。婴儿不能语言表达，可表现为不明原因的烦躁哭闹、睡眠不安、以手击打头部、摇头或揉耳等；在脓液穿破耳鼓膜经外耳道流出后，胀痛顿减，哭闹停止。鼓膜穿孔可有暂时性听力下降，经及时治疗，炎症消退后，鼓膜穿孔愈合，听力可恢复正常。若治疗不彻底，可转为慢性。主要表现为耳道持续或时断时续地流脓，鼓膜穿孔加大，中耳听小骨遭到破坏，听力可有不同程度的下降。

3. 治疗及护理

使用青霉素等抗生素及时彻底治疗，经外耳道局部用药。注意及时清理流出的脓性物。

4. 预防

①预防上呼吸道感染，及时治疗鼻腔、咽部、扁桃体等部位的炎症。

②掌握正确的擤鼻涕方法，不要两个鼻孔用力一起擤。

③不要随便用不洁物品掏挖外耳道。及时清理洗头、洗澡时不慎进入外耳道内的水。

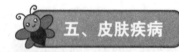

五、皮肤疾病

（一）婴儿湿疹

湿疹是一种过敏性的皮肤病，多见于婴儿。

1. 病因

病因较为复杂，认为和变态反应有密切关系。致敏原可以是牛奶、鸡蛋、鱼虾等食物，也可能是羊毛、化纤织物等日常生活用品，也可能与环境中的某些物质，如花粉、灰尘、潮湿相关。此外，认为与患者的体质也有一定关系。

2. 症状

多发生于2~3个月的乳儿。前额、面颊、头皮及肢端等处多见，先为粟粒大小红斑、丘疹，基底潮红，略有浮肿，很快变为丘疱疹或小水疱，可糜烂形成点状渗出，干燥后形成黄色痂皮。皮肤刺痒，患儿睡眠不安，烦躁哭闹。皮疹多对称分布，大多数可在断奶后自然痊愈。

3. 治疗及护理

无特异性治疗，只能对症护理。

①保持面部清洁，避免湿疹继发感染。不要用热水洗脸，感觉不太凉即可，不用刺激性强的碱性肥皂。

②可用炉甘石洗剂、湿疹膏等药物止痒。

③勤剪指甲，以免抓伤皮肤。

4. 预防

①乳母尽量少吃鱼虾及刺激性食物，以免将致敏原经乳汁带给乳儿。

②衣服、被褥要用纯棉制品。

③保持周围环境的干燥清洁。

（二）汗疹（俗称痱子）

汗疹是皮肤汗腺开口处的轻度炎症，常发生于炎热季节。

1. 病因

夏季外界温度高、湿度大，体表汗液不能及时蒸发，使汗腺口周围组织浸润肿胀、阻塞，体内汗液蓄积不能及时排出，致导汗小管扩张破裂，引发痱子，痱子感染可引起痱毒。

2. 症状

多发生在多汗或容易受摩擦的部位，如前额、颈部、胸部、腋窝、腹股沟等处。起初，皮肤出现点状红斑，很快形成粟粒大小的丘疹或丘疱疹，内含透明或半透明汗液，皮肤刺痒。通常气候凉爽时自行消退。痱子感染后会红肿引起痱毒，起初是粟粒大小，渐渐肿大为玉米粒或杏核大的脓包，脓包慢慢变软，最后破溃，流出黄色黏稠的脓液。脓包可反复发生。

3. 护理及预防

无特殊治疗，主要为护理和预防。

①居室应通风降温。

②保持幼儿皮肤的干燥清洁。幼儿避免在烈日下玩耍，出汗后要及时擦干。

③对患儿，定期用温水洗净皮肤，然后敷用爽身粉。

④衣服要宽松柔软，宜选用透气吸汗的纯棉面料。

⑤若反复发生痱毒，可服用清热解毒的中药。

第三节　学前儿童常见传染病及预防

在我们生活的环境中有许多病原体，病原体通过各种途径侵入人体导致人生病。学前儿童免疫系统发育不完善，对疾病的抵抗能力较弱，在集体生活中，幼儿接触频繁，因此更容易受病原体的感染发生传染病，且可造成流行。因此，预防传染病是托幼机构卫生保健工作的一项重要内容。

一、传染病的基础知识

（一）传染病的概念

传染病是由病原体引起的，能在人与人、动物与动物或人与动物之间相互传播的疾病。

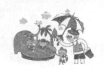

如流感由流感病毒引起，能在人与人之间相互传播；狂犬病由狂犬病毒引起，能在动物与动物之间、人与动物之间相互传播。

（二）传染病的特征

由于传染病的致病菌是有生命的病原体，它在人体内所引起的疾病与其他的致病因素引起的疾病有本质区别，其特征表现在以下几个方面。

1. 有特异的病原体

病原体是指外界环境中的一些能侵袭人体的病原微生物（病毒、细菌、衣原体、立克次体、真菌）和寄生虫（包括原虫和蠕虫），是传染病的致病因素。每种传染病都有其特殊的病原体，如水痘的病原体是水痘病毒，麻疹的病原体是麻疹病毒。历史上很多传染病，人们都是先认识临床特征，然后才知道其病原体的。

2. 有传染性和流行性

传染病的病原体可以由人或动物经过一定的途径，直接或间接地传染给他人。个体是否传染上某种疾病，与病原体的致病力以及自身的抵抗力有关。当病原体的传染力超过了人群的免疫力时，传染病就可以在一定时间内在一定的地区流行。

3. 有免疫性

正常人体感染病原体后，都能产生对该病原体的特异性免疫。不同的传染病产生的免疫程度是不同的，有的传染病在病愈后可获得终身免疫，如麻疹、水痘等；有的传染病免疫时间较短，在病愈后可再次感染，重新发病，如流感等；还有的传染病在感染未愈的同时，如果再接触同样的病原体，可产生重复感染，如血吸虫等。

4. 病程的发展有一定的规律性

传染病的发生、发展和机体恢复，大致要经历以下四个阶段。

①潜伏期。从病原体侵入人体到最初出现症状的这段时间称为潜伏期。由于病原体的种类、数量、毒性和人体免疫力不同，潜伏期的长短不一，大多数传染病的潜伏期是几天、几十天，而一些传染病的潜伏期为数月，甚至数年。根据某种传染病的最长潜伏期，可以确定这种传染病的检疫期限（表7-2）。如幼儿园某班发现一名流行性腮腺炎患者，自患儿离园之日起，该班需检疫21天。

表7-2　常见急性传染病的潜伏期、隔离期和检疫期限

病名	潜伏期			隔离期	接触者检疫期
	常见	最短	最长		
水痘	13~17天	11天	24天	隔离至脱痂为止，但不得少于发病后2周	医学观察21天
麻疹	10~14天	6天	21天	隔离至出疹后5天，并发肺炎者延长隔离至出疹后10天	易感者医学观察21天，接受过被动免疫者应检疫28天
流行性感冒	1~2天	数小时	4天	烧退后2天或症状消失	流行期间，集体机构人员应检疫3天

续表

病名	潜伏期			隔离期	接触者检疫期
	常见	最短	最长		
流脑	2~3 天	1 天	10 天	症状消失后 3 天，但不少于病后 7 天	医学观察 7 天
猩红热	2~5 天	1 天	12 天	症状消失后，咽拭子培养连续 3 次阴性，可解除隔离，但至治疗起不少于 7 天	医学观察 7~12 天
百日咳	7~14 天	2 天	21 天	发病后 40 天或痉咳后 30 天	医学观察 21 天
痢疾	1~2 天	数小时	7 天	隔离至病程结束停药 5 天，或 2 次粪便培养阴性	医学观察 7 天
甲型肝炎	3~4 周	2 周	8 周	发病后 40 天	密切接触者检疫 45 天
乙型脑炎	7~14 天	4 天	21 天	隔离至体温正常	不检疫
流行性腮腺炎	16~18 天	4 天	21 天	隔离至腮腺肿胀完全消失，至少发病后 10 天	集体机构儿童应检疫 3 周
伤寒、副伤寒	10~14 天	3 天	30 天	体温正常后 2 周	医学观察 25 天

②前驱期。从出现一般传染病所共有的发热、头痛、疲乏、食欲缺乏等症状到开始出现传染病所特有的症状，这段时间称前驱期。由于前驱期仅有一般性症状，故易被忽视和误诊。如果起病急可不出现前驱期，在前驱期已具有传染性。

③症状明显期。随着病情的发展，逐渐表现出各种传染病特有的症状，不同的传染病有不同的典型症状。

④恢复期。机体免疫力提高到一定程度，传染病的主要症状逐渐消失，病原体消失，体内病理、生理变化终止，组织功能逐步恢复正常。但在恢复期有时因为病原体的再度繁殖，急性期症状重新出现，病情会出现恶化。如果传染病人在恢复期结束以后，机体的某些功能仍长期未能得到恢复，则称为后遗症，后遗症的发生多见于中枢神经系统传染病，如乙型脑炎、脊髓灰质炎等。

（三）传染病发生和流行的三个环节（传染病流行的规律）

传染病能够发生和流行必须同时具备三个环节：传染源、传播途径和易感者，控制其中任何一个环节，都不会形成传染病的流行。

1. 传染源

传染源是指体内有病原体生长繁殖并能排出病原体的人或动物。传染源可分为以下几种。

①患者。指感染了病原体并表现出一定症状和体征的人。有些传染病，如麻疹、病毒性肝炎、细菌性痢疾等，带有病原体的患者是唯一的传染源。患者排出病原体的整个时期叫传染期，传染期的长短决定患者隔离时间的长短。

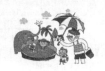

②病原携带者。指无症状而能排出病原体的人，可分为健康病原携带者和病后病原携带者（亦称恢复期病原携带者）。健康病原携带者是指过去无该病病史，当前无该病临床症状，但能排出病原体的人。病后病原携带者是指临床症状和体征消失后仍能继续排出病原体的人。

③受感染的动物。动物受病原体感染后也能成为传染源而传播疾病，如被狂犬病毒感染的狗、猫就是狂犬病的传染源。

2. 传播途径

病原体从传染源体内排出，经过一定的方式又侵入他人体内，所经过的途径称为传播途径。

主要的传播途径有以下几种。

①空气飞沫传播：又称呼吸道传播。病原体由传染源的唾液、痰及鼻咽分泌物通过咳嗽、打喷嚏、呼吸等方式经呼吸道排出体外，散布到空气当中，再由易感者吸入呼吸道，感染疾病，如麻疹、流感、百日咳、猩红热等。空气飞沫传播是呼吸道传染病的主要传播方式。在日常生活中应注意环境卫生，加强室内通风换气，实行湿式打扫，防止灰尘飞扬，采取紫外线灭菌灯照射消毒可有效地切断该传播途径。

②饮食传播：又称消化道传播。食物在制作、储存、运输和销售过程中被病原体污染，病原体由口通过胃肠道侵入易感者体内，使之受感染。饮食传播是消化道传染病的主要传播途径，常见的有伤寒、细菌性痢疾、甲型肝炎、蛔虫病等。有些传染病，如血吸虫病，是因为接触被污染的水，病原体通过皮肤侵入人体，故保护水源、饮用清洁的水是减少传染病的重要措施。

③日常生活接触传播：病原体随着传染源的排泄物或分泌物污染周围的日常用品，如衣服、被褥、餐具、玩具等，在这些物品上的病原体再通过人的手或其他方式传播给易感者，使之受感染，如共用毛巾可传播红眼病、沙眼、脓包疮等。因此，托幼机构应严格执行消毒制度，工作人员应有良好的个人卫生习惯，家庭中也应生活用品专人专用。

④医源性传播：医务人员在检查、治疗疾病或实验操作过程中，由于工作失误或操作不规范而造成疾病感染。如输入带有乙肝病毒的血液而使人感染乙型肝炎，药物或疫苗注射时与病原携带者共用注射器而感染疾病等。

⑤虫媒传播：病原体以昆虫（蚊、蚤、虱、白蛉等）为媒介直接或间接地感染人体而传播疾病。经虫媒传播的疾病主要有：蚊传播的流行性乙型脑炎、疟疾；跳蚤传播的鼠疫；虱传播的斑疹伤寒；白蛉传播的白蛉热。

⑥母婴传播：病原体从母亲传给亲生子女，出生前、出生时和出生后均可传播。

出生前传播：病原体可通过胎盘传播给胎儿，如风疹病毒、乙型肝炎病毒；有的病原体从阴道通过子宫的细微破口进入羊水，再感染胎儿，如疱疹病毒。

出生时传播：病原体经产道传播给新生儿，如巨细胞病毒、乙型肝炎病毒，这种传播方式较为多见。

出生后传播：出生后母婴密切接触，若母亲感染病毒，由于与子女的密切接触而将病毒传播给子女，也可能通过哺乳传播给乳儿。

⑦土壤传播：寄生虫卵和细菌可通过人的粪便进入土壤，再由土壤污染人的伤口致病，

如破伤风；或在土壤中的寄生虫幼虫从人的皮肤钻入人体致病，如钩虫病。

3. 易感者

易感者，指体内缺乏对某种传染病的免疫力或免疫力较弱，病原体侵入后可能发病者。如未出过麻疹的儿童，就是麻疹的易感者。人群易感性的高低，主要取决于人群中每个人的免疫性和反应性。易感人群的多少，对传染病的发生和流行有很大的影响。

（四）传染病的预防

传染病具有流行性，往往在短时间内使众多人感染发病，危害极大。托幼机构人群免疫力低下，更容易造成传染病的蔓延。因此，积极预防是控制各种传染病流行的重要措施。预防传染病的关键在于针对其发生和流行的三个基本环节采取综合性措施。

1. 控制传染源

控制传染源应做到：对患者早发现、早隔离、早治疗；对传染病接触者进行检疫。

具体措施如下：

①早发现传染源：托幼机构应建立健全各项健康检查制度并严格执行，以及早发现传染病患者或病原体携带者。

一是幼儿入园前必须进行健康检查，若发现为传染病患者或接触者暂不接收入园。

二是入园后应定期进行健康检查，发现问题及时处理。

三是认真做好每天的晨（午）检及全日健康观察，发现有异常或可疑情况必须及时作出处理或作进一步观察。

四是工作人员必须进行健康检查，合格者方可参加工作。

②早隔离患者：多数传染病在疾病早期传染性最强，托幼机构应设隔离室，一旦发现传染病患儿，应立即隔离并进行个别照顾，避免其与健康儿童接触。同时对患儿所涉及的活动场所采取必要的消毒及预防措施，防止传染病的传播。

③早诊断、早治疗：传染病患儿或可疑患儿应立即送到医院，及早确诊并积极治疗，使患儿早日康复。

④对传染病的接触者进行检疫：检疫期限为该传染病的最长潜伏期。检疫期间，受检儿童不得与健康儿童接触，但每日活动可照常进行，发现疾病迹象及时处理。

2. 切断传播途径

根据各种传染病不同的传播方式采取相应的防范措施，以切断传播途径。

（1）经常性的预防措施

①托幼机构应高度重视环境卫生、饮食卫生和个人卫生。室内要定时通风换气，保持空气清新；经常打扫，减少尘埃，彻底消灭蚊子、苍蝇、老鼠、蟑螂等，使病原体失去适宜的生存与繁殖场所；防止病从口入，不给幼儿吃生冷、腐败、变质的食物；讲究个人卫生，让幼儿养成饭前便后洗手、勤洗澡、勤换衣、勤剪指甲的好习惯。

②做好经常性的消毒工作，消除或杀灭外界环境中的病原体。常用的消毒方法有物理消毒法和化学消毒法。

物理消毒法简便易行、较为有效，可分为机械法、煮沸法和日晒法。

机械法：通过对房间的通风换气、衣物的洗涤等方法，排除全部或部分病原体，但不

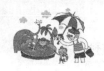

能有效杀灭病原体。

煮沸法：将被消毒的物品全部浸入水中煮沸，一般致病菌在煮沸 1~2 分钟后即可被杀死，甲型和乙型肝炎病毒须煮沸 15~30 分钟。各种耐热的餐具、玩具等均可煮沸消毒。

日晒法：利用阳光中紫外线消毒灭菌。多数附着在衣服、被褥等物品表面的病原体，在阳光下曝晒 3~6 小时可被杀死。流感、百日咳、流脑、麻疹等病原体在阳光直射下很快会被杀灭。

化学消毒法是采用化学药物杀灭病原体的方法。常用的化学消毒剂有以下几种：

煤酚皂溶液（来苏水）：可用 3%~5% 的煤酚皂溶液擦拭消毒用具等。

石灰：可用 10%~20% 的石灰乳剂消毒肠道传染病病人的粪便。1 份粪便加 2 份石灰乳，消毒 4 小时，即可达到杀菌的目的。

含氯石灰（漂白粉）：干粉可用于尿及稀便的消毒。0.2%~1% 的澄清液一般可用于用具、家具、便盆等的消毒。

过氧乙酸：0.1%~0.5% 的过氧乙酸溶液可用于不锈钢和塑料制品、体温表、水果等的消毒。

苯扎溴铵（新洁尔灭）：0.5% 的苯扎溴铵溶液可用于餐具消毒。

（2）传染病发生后应采取的措施

进行终末消毒：根据病人罹患传染病的分类，对其隔离前所待过的场所或所用过的物品有重点地进行一次彻底的消毒。呼吸道传染病患者待过的房间，应彻底通风换气或用紫外线灭菌灯照射消毒；肠道传染病或皮肤类传染病病人使用过或接触过的物品应彻底消毒。

3. 保护易感者

（1）一般性措施

①组织幼儿进行适当的体育锻炼和户外活动。

②合理营养。

③培养幼儿良好的卫生习惯。

④为幼儿创设良好的生活环境，增强幼儿体质，提高其非特异性免疫能力。

（2）特异性措施——预防接种

预防接种又称人工免疫，就是将一些病原体用人工方法制成菌苗或疫苗，再接种到健康人体内，使人在不发病的情况下产生抗体，获得对该病的免疫力，从而达到预防传染病的目的。

①预防接种所用制剂。

预防接种所用制剂统称疫苗，是将病原体处理后制成的。因为引起传染病的病原体毒性不同、对人体的伤害不同，所以疫苗制作过程中的处理程度也不一样，据此可将疫苗分为灭活疫苗、活疫苗和类毒素三种。

预防接种所用制剂种类不同，接种后所获得的免疫力的强度也不同，持续的时间也不一样。活疫苗和类毒素免疫效果较好，灭活疫苗次之。

②预防接种的程序。

为了提高人群的免疫水平，控制和消灭传染病，进行有系统、有计划的预防接种，称为计划免疫。计划免疫包括基础免疫和加强免疫两部分。

基础免疫：一般 6 个月以上的乳儿，从母体获得的对一些传染病的抗体已经消失，容易感染疾病，选择几种对婴儿危害较大的传染病的疫苗，在短期内接种至婴儿体内，使他们获得对这些传染病的抵抗力，并为其今后免疫打下基础，这种初次接种，称为基础免疫。因胎儿从母体没有获得抵抗乙型肝炎和结核的抗体，所以一出生就要接种。有的疫苗只需接种一次就可达到基础免疫的效果，而有的疫苗必须接种几次才能达到（表 7-3）。

表 7-3　儿童计划免疫程序表

年龄	卡介苗	乙肝疫苗	脊髓灰质炎疫苗	百白破三联制剂	麻疹减毒活疫苗	乙脑灭活疫苗	流脑菌苗
出生	第一针	第一针					
1 个月		第二针					
2 个月			第一次				
3 个月			第二次	第一针			
4 个月			第三次	第二针			
5 个月				第三针			
6 个月		第三针					初免
8 个月					初免		
1 岁			加强	加强	加强	初免二针	加强（每年）
2 岁				加强		加强（每年）	
3 岁	加强						
4 岁			加强	加强			
7 岁	加强			加强白破	加强		
12 岁				加强白破	加强		

加强免疫：进行基础免疫后，体内获得相当的免疫力。其后，免疫力逐渐下降，当下降至一定程度时，重复接种一次，使免疫力再度提高，以巩固免疫效果，这种复种叫作加强免疫。

各地卫生防疫部门应根据当地传染病的流行趋势、人群免疫水平及各种预防制剂的免疫效果，制定该地区的免疫程序，供应疫苗，组织接种工作。儿童须按照计划的免疫程序及时接种疫苗。

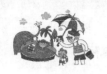

案例

妞妞得了什么病？

周一晨检的时候，周老师发现妞妞的手背上有不少小疱疹，送妞妞上学的外婆说上个周末妞妞发烧了，妈妈给她吃了点退烧药就好了，所以也就没放在心上。看到出疱疹了，外婆也着急了，妞妞究竟是得了什么病呢？周老师怀疑妞妞得了水痘或手足口病，建议外婆还是赶紧带妞妞上医院诊治一下，并且将妞妞的病情及时报告了幼儿园。

幼儿园是儿童集中生活的地方，一旦发生传染病容易造成流行。为了预防传染病在幼儿园发生和流行，保教人员应熟悉常见传染病的病因、主要症状及预防措施。

二、呼吸道传染病

（一）呼吸道传染病病因及症状

1. 流行性感冒（流感）

①病因。流感是由流感病毒引起的急性呼吸系统传染病，传染性强，流感病毒易发生变异，当人群对变异型流感病毒尚无免疫力时，常造成世界性的大流行。

流感病人为主要传染源，主要经空气飞沫直接传播，起病 3 日内传染性最强。飞沫污染手、用具、衣物等，也可发生间接传染。人类对流感普遍易感，感染后可获得对同型病毒的免疫力，一般仅维持 8~12 个月，不超过 2 年。流感大多于冬末春初流行。

②症状。潜伏期数小时至 2 日。起病急骤，有高烧、畏寒、头痛、背痛、四肢疼痛、疲乏等症状，不久即出现咽痛、干咳、流鼻涕、眼结膜充血、流泪以及局部淋巴结肿大。体温可波动于 38~41℃，高热时可出现惊厥。婴儿还可出现严重的喉炎、支气管炎伴黏稠痰液，甚至发生呼吸道梗阻，危及生命。

2. 流行性腮腺炎（又称痄腮）

①病因。流行性腮腺炎是由流行性腮腺炎病毒感染引起的急性呼吸道传染病。

病人和隐性感染者为主要传染源，主要经空气飞沫传播。自腮腺肿大前数日至整个腮腺肿大期间均有传染性。一次感染终身免疫。学龄前及学龄儿童多见，2 岁以下特别是 1 岁以下很少发病。冬春季为流行高峰，夏季较少。托幼机构容易爆发流行。

②症状。潜伏期 14~24 日。腮腺肿大前 1~2 日，部分患儿可有发烧、倦怠、肌肉酸痛、食欲不振、呕吐、头痛、结膜炎、咽炎等不同症状。腮腺肿胀多见于两侧。一般先是一侧发病，1~2 日后波及对侧。肿大的腮腺以耳垂为中心，向周围蔓延，肿胀部位疼痛，张口或咀嚼时表现更为明显，表面灼热。腮腺高度肿大持续 4~5 日后逐渐减退。

3. 麻疹

①病因。麻疹是由麻疹病毒感染引起的急性出疹性传染病，婴幼儿多见。

患者是主要的传染源，主要经空气飞沫传播。未出过麻疹，亦未接种过麻疹疫苗者均易感。7 个月以前的婴儿,从母体获得的麻疹抗体尚未消失,发病率较低,7 个月以后的婴幼儿感染,临床上较为多见。在托幼机构,由于幼儿之间接触频繁,麻疹较易发生。该病晚春最多,夏秋少见,到冬季渐多。病后可获得终身免疫。

②症状。潜伏期 6~18 天不等。前驱期为 3~4 日,此期最明显的症状是发烧(39~40℃),常见结膜发炎、眼皮发肿、流泪、畏光、打喷嚏、流涕、咳嗽、咽部充血、声音嘶哑。

自第 2 或第 3 日起,两侧口腔的颊黏膜上可见白色斑点,有时有红晕环绕,称麻疹黏膜斑,是早期诊断麻疹的重要依据。患儿同时伴有全身不适,食欲不振、畏寒、四肢酸痛及头痛。热度骤升时,可发生呕吐、腹泻、腹痛或呼吸道症状。有时昏睡,偶见惊厥。皮疹自耳后、发际及颈部开始,渐及前额与颊部,然后自上而下,迅速蔓延全身,最后到达四肢。皮疹为玫瑰色斑丘疹,大小不等,但疹间可见正常皮肤。

皮疹出透之后,从面部起依出疹顺序逐渐消退,体温同时下降,精神和食欲好转,上呼吸道症状也很快消退。皮疹消退时,出过皮疹的地方略见麦麸状脱屑,留下棕褐色斑点,1~2 周后斑点完全消退。

睡眠不安的芳芳

幼儿午睡时间,其他小朋友都进入梦乡了,一向表现很好的芳芳却一刻不消停,翻来覆去。刘老师问:"芳芳怎么了?怎么还不睡?"芳芳说:"身上痒。"刘老师掀开芳芳的衣服一看吓了一跳,芳芳前胸后背有许多小红点,还有些透明的水疱。经幼儿园保健医生初步诊断,芳芳患上了水痘。

4. 水痘

①病因。水痘是由水痘病毒引起的呼吸道传染病,传染性极强。水痘多发于冬春季。易感者多为 6 个月以上的婴幼儿。病初,可经空气飞沫传播;当皮肤疱疹破溃后.可经衣物、用具等接触传播。病愈后可获得终身免疫。

②症状。感染水痘病毒后,潜伏期 10~21 天。发病初期 1~2 天多有低烧,一般低于 39℃,随后出皮疹。皮疹先见于头皮、面部,渐延及躯干、四肢。初起时为红色丘疹或斑疹,1 天左右变为大小不等的水疱,1~3 天后水疱开始干缩,迅速变为痂皮,干痂皮脱落后,一般不留疤痕。在患病 1 周之内,由于新的皮疹分批陆续出现,而陈旧的皮疹陆续结痂,故病儿的皮肤上可同时见到丘疹、大小不等的水疱和结痂等多种形态的皮疹,此现象称为"数代同堂"。在疱疹期间皮肤瘙痒,可因搔抓而反复感染。

(二)呼吸道传染病的护理及预防

1. 呼吸道传染病患儿护理

①卧床休息,多喝温开水。

②患儿居室应保持空气清新、室温恒定、湿度适宜,应有充足的阳光照射,避免让风直吹患儿。

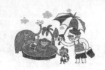

③注意眼部卫生，常用温开水清洗，不要让分泌物封住眼睛。

④注意鼻腔、口腔清洁，用棉棒蘸温开水清除鼻涕。

⑤饮食宜富于营养、易消化，发烧时以流食为主，烧退后饮食仍宜清淡，但不必吃素。

⑥高烧时应采取适当的退烧措施，如果高烧不退，可加重病情，甚至引起抽风。

⑦另外，如麻疹的疹子内陷，应注意有无并发症。若高烧不退、咳嗽加重、气喘发憋，是并发肺炎的表现。腮腺肿胀时可用湿毛巾冷敷，亦可外敷清热解毒的中草药。水痘皮肤瘙痒可涂炉甘石擦剂止痒，给患儿勤剪指甲、勤洗澡，换下的衣服、床单应煮沸消毒。

2. 呼吸道传染病的预防

①空气消毒。可用乳酸进行熏蒸，紫外线灭菌灯照射，加强通风换气。

②对玩具、食具、家具等可用来苏水、高锰酸钾等喷洒、湿抹，衣服、床单可煮沸、日晒消毒。

③让幼儿加强体育锻炼、户外活动和"三浴"锻炼。

④流行季节不带幼儿到人群密集的公共场所，如果要去应戴口罩。

⑤早发现、早隔离、早治疗。

三、消化道传染病

（一）消化道传染病病因及症状

1. 细菌性痢疾

①病因。该病为由痢疾杆菌引起的肠道传染病。病菌存在于病人的肠道中，随粪便排出体外，污染食物、饮水及手等。主要经饮食传播，夏秋季易高发。

②症状。通常发病较急，发烧、腹痛、腹泻，一日腹泻十几次，甚至几十次，主要特征为脓血便和有明显的里急后重（总有便意和排不净的感觉）。极少数病人可有高烧、面色灰白、四肢冷、惊厥等症状，此为细菌内毒素导致的中毒型痢疾。有的病例起病急骤，中毒症状严重，肠道症状出现之前发生惊厥，病情凶险。

2. 甲型肝炎（甲肝）

①病因。由甲型肝炎病毒（HAV）引起的急性肝脏炎症，主要通过饮食传播，好发于儿童及青少年。冬春季节常是甲肝发病的高峰期。本病病程呈自限性，无慢性化，引起急性重型肝炎者极为少见，随着灭活疫苗在全世界的使用，甲型肝炎的流行已得到有效控制。

②症状。发烧，厌油，恶心呕吐，乏力，部分病例出现黄疸（皮肤、巩膜黄色，小便浓茶色），肝脏肿大，大便灰白色，肝功能异常。绝大多数患者在数周内可恢复正常。

（二）消化道传染病的护理及预防

①注意饮食，忌食油腻及刺激性食物。

②处理好发烧和病人的排泄物以及被污染的衣物。

③隔离病人，按疗程用药，彻底治疗。

④注意隔离消毒，病儿饭前便后用肥皂洗手，便盆专用，用后洗涤消毒。护理者也应注意洗手消毒。

⑤加强托幼机构的卫生管理。讲究个人卫生、饮食卫生及环境卫生。

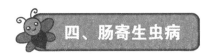

四、肠寄生虫病

（一）肠寄生虫病的病因及症状

1. 蛔虫病

①病因。由蛔虫寄生于人体小肠而引起，为幼儿时期最常见的肠道寄生虫病。过去感染率极高，尤其在农村可达 90% 以上，近年显著下降。

蛔虫寄生于人体小肠内，雌虫产卵能力极强，每天约产 20 万个，随大便排出体外，在适宜的温、湿度下，发育成为内含感染性幼虫的卵，人吞食后，导致感染。成虫在肠内可生存 1 年左右。

人的感染主要通过污染的手，其次是受污染的食物和水。土壤中含有虫卵，幼儿在活动中手极易被污染，蔬菜、水果清洗不净也易带虫卵，如果经常吸吮手指或饭前不洗手，生吃未洗净的瓜果、蔬菜，喝生水，可将虫卵吞入。

②症状。感染性虫卵在体内发育随血流移行于许多组织、器官，有时可引起相应器官病变。如过敏性肺炎的发烧、咳嗽、气急，肝大，眼睑肿胀，还可有皮肤过敏等。

由于蛔虫喜欢钻行，会经常有阵发性脐周围疼痛，可有恶心、呕吐、轻泻或便秘、异嗜癖（好吃泥土或其他杂物）等症状。大量蛔虫寄生于肠道，可影响肠道功能，致消化和吸收障碍，引起营养不良，可致面黄肌瘦、贫血、生长发育迟缓，并可导致并发症，如胆道蛔虫病、蛔虫性肠梗阻、蛔虫性肝脓肿等。

2. 蛲虫病

①病因。由蛲虫寄生于人体结肠和直肠而引起。蛲虫成虫长约 1 厘米，粗细如线，又叫线头虫。雌虫在夜间移至肛门周围产卵，经 6 小时即可发育成含有幼虫的感染性卵，人吞食后，导致感染。成虫在人体内可生存 1~2 个月。

幼儿的感染主要通过吸吮污染了虫卵的手指和进食含有虫卵的食物。夜间雌虫在肛周产卵致肛门瘙痒，幼儿用手抓挠必然沾上虫卵；内裤、被褥也极易沾有虫卵，故幼儿极易重复感染。

②症状。肛门周围及会阴部剧烈瘙痒，影响睡眠。因反复抓痒，局部可有皮炎。可有轻微消化道症状。患儿入睡 2 小时后，可在肛周见到成虫。

（二）肠寄生虫病的预防

①教育儿童讲究饮食卫生，吃熟食，生吃蔬菜、水果要洗干净，不喝生水。

②培养良好的个人卫生习惯，饭前便后要洗手，不吸吮手指。

③常晒被褥，勤换内衣内裤和床单被罩，内裤要煮沸灭卵。

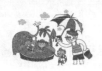

④粪便要进行无害化处理，消灭虫卵。

⑤托幼机构的玩具、用具要经常清洗、消毒或阳光照射。

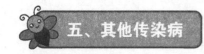

五、其他传染病

警惕幼儿手足口病

小朋友们在排队等候晨检，终于轮到浩浩了。浩浩的奶奶说，浩浩昨晚发烧了，扁桃体也有点发炎，昨晚还在社区医院拿了退烧药和消炎药。保健医生发现浩浩手上长了几个小疱疹，口腔里的溃疡也很严重。保健医生初步诊断浩浩患了手足口病，需马上去医院确诊。到医院做了相关检查，浩浩血象偏高，病毒合并细菌感染，确诊为手足口病，医生建议马上住院治疗。明明经治疗后痊愈。

1. 手足口病

①病因。手足口病是由柯萨奇病毒感染引起的疱疹性传染病。患者是主要的传染源。患儿的水疱液、咽分泌物及粪便中均可带有病毒。夏季高发，1~2岁婴幼儿多见。

②症状。潜伏期4~6日。最先出现轻微症状，如发烧、咳嗽、咽痛及全身不适。在指（趾）的背面、侧缘，手掌，尤其是指（趾）甲周围，有时在臀部、躯干和四肢发生红色斑、丘疹，很快发展为水疱。口腔内在舌、硬腭、颊黏膜、齿龈上发生水疱，破溃后形成浅在的糜烂，因疼痛而影响进食。8~10日水疱干瘪，痊愈。

③护理及预防。

护理：发烧时应卧床休息，多饮水；食物应有营养，以流质、半流质食物为主；饭后漱口，保持口腔清洁；患儿食具、便具应专用，用后消毒。

预防：流行季节，教室和寝室等场所要保持良好通风。每日对玩具、个人卫生用具、餐具等物品进行清洗消毒。进行清扫或消毒工作（尤其清扫厕所）时，工作人员应戴手套，清洗结束后应立即洗手。每日对门把手、楼梯扶手、桌面等物体表面进行擦拭消毒。教育指导幼儿养成正确洗手的习惯。每日进行晨检，发现可疑病儿需及时带其就诊。对患儿所用物品立即消毒。患儿增多时，需及时上报卫生部门和教育部门。

2. 急性结膜炎

俗称"红眼"或"火眼"病，是传染性极强的急性眼病，易于流行。

①病因。由细菌感染引起，常见致病菌为葡萄球菌、肺炎双球菌、链球菌等。

②症状。自觉眼部异物感或烧灼感，分泌物多，一般不伴视力障碍。当累及角膜时，才有疼痛、畏光、流泪、视力障碍。检查可见眼结膜充血明显，覆大量脓性分泌物。一般第3、4天症状达高峰，后渐减轻，10~14天可痊愈。

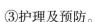

③护理及预防。

做好眼部的清洁工作，可用生理盐水或硼酸溶液清洗眼睛。白天眼局部滴抗生素或磺胺类眼药水，晚上涂眼药膏，不要包扎眼睛。

教育幼儿用眼卫生，不用手揉眼睛。手绢、毛巾、脸盆个人专用，用后及时消毒。最好要用流动水洗脸，成人为患儿滴过眼药后须认真用肥皂洗手。

3. 流行性乙型脑炎（乙脑）

①病因。是由乙脑病毒感染引起的急性中枢神经系统传染病。乙脑是人畜共患疾病，人与许多动物都可成为本病的传染源。人被乙脑病毒感染后，可出现短暂的病毒血症，但病毒数量少，持续时间短，所以人不是本病的传染源。动物中尤其是猪的感染率高，新生仔猪，经过一个夏季，几乎100%被感染，感染后血中病毒数量多，持续时间长，所以猪为本病的主要传染源。乙脑主要经蚊虫传播。蚊虫吸猪血则带上乙脑病毒，再叮咬健康人时，就把乙脑病毒注入人体。夏秋季多见，学前儿童高发。

②症状。起病急，高烧、头痛、嗜睡、食欲不振、喷射性呕吐、凝视、惊厥。神志由精神萎靡、烦躁、嗜睡至半昏迷、昏迷。高烧40℃以上、深度昏迷患者，多发生脑疝、肢体瘫痪。病死率高，存活者多留有明显的神经系统后遗症，如肢体瘫痪、智力减退等。

③预防。在流行期前1~2个月接种乙脑疫苗，可使保护率达80%~90%。搞好环境卫生，消灭蚊虫滋生地，在流行季节防蚊、驱蚊、灭蚊，是预防和控制乙脑流行的关键。

4. 狂犬病

①病因。狂犬病又称恐水症，是由狂犬病病毒感染引起的急性传染病。人主要是被感染了狂犬病的动物咬后经其唾液感染。任何年龄的人、任何季节、任何地方均可发生。人群对狂犬病病毒具有普遍易感性。近年来，由于"宠物热"，一些地区狂犬病发病率上升。狂犬病的主要传染源是狗，其次是猫。

②症状。潜伏期长短不一，可短至8日，长达数年。前驱期持续2~4日，低烧、倦怠、恐惧不安等，继之对声、光、风等刺激敏感而有咽喉发紧感觉。已愈合的伤口及附近和神经通路上有异常不适感。很快进入兴奋期，异常恐怖，恐水、怕风、发作性咽肌痉挛、呼吸困难，咽肌痉挛使患者无法饮水、进食。本期持续1~3天。进入麻痹期后，出现肢体软瘫以及眼肌、咀嚼肌瘫痪，迅速因呼吸循环衰竭死亡。

③治疗与预防。

治疗：首先在咬伤的近心端缚一止血带，让血流出，然后用肥皂水彻底冲洗伤口（不少于30分钟），再用清水洗净，用0.1%新洁尔灭溶液擦洗。必要时可切除部分污染组织，伤口不必缝合及包扎。发病后，无特殊有效的治疗药物。处理主要为对症。患儿应单间隔离，室内保持安静，避免强光及大声刺激。护理时严防患儿伤人和伤己。

预防：谨防被动物咬伤，一旦被动物咬伤，及时全程接种狂犬病疫苗。加强对家畜和宠物的饲养管理，家养宠物应及时接种疫苗。及时杀灭野犬狂犬并焚毁或深埋。

还有一些其他常见传染病，见表7-4。

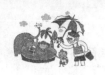

表7-4　其他常见传染病

病名	病原体	主要传播途径	主要症状	预防措施	
				特异性	非特异性
风疹	风疹病毒	空气飞沫传播	咳嗽、喷嚏、流涕、咽痛、嗓音嘶哑、头疼、食欲不振、发热、斑丘疹	接种风疹疫苗	①空气消毒，可用乳酸进行熏蒸，紫外线照射，加强通风换气；②对玩具、餐具、家具等可用来苏水、高锰酸钾溶液等喷洒、湿抹，衣服可煮沸、日晒消毒；③加强体育锻炼、户外活动和"三浴"；④流行季节不到人群密集的公共场所，如要去应戴口罩；⑤早发现、早隔离、早治疗
幼儿急疹	病毒	空气飞沫传播	起病急，高烧，持续3~5天骤降，烧退疹出	无自动免疫制剂	
流行性脑脊髓膜炎（流脑）	脑膜炎双球菌	空气飞沫传播	发烧、头剧痛、喷射性呕吐、嗜睡、皮肤有瘀斑、颈项强直	接种流脑疫苗，口服磺胺类药	
百日咳	百日咳杆菌	空气飞沫传播	发烧、流涕、阵发性痉挛性咳嗽，易并发中耳炎、肺炎	接种百白破三联制剂	
猩红热	乙型溶血性链球菌	空气飞沫传播	起病急，寒战、发烧，咽及扁桃体充血，可见脓性渗出物，舌乳头红肿，称"杨梅舌"，猩红色、针头大小的皮疹遍及全身	无自动免疫制剂	
肺结核	结核杆菌	空气飞沫传播	咳嗽、午后低烧、消瘦、淋巴结肿大，肺部有结核灶、钙化点	接种卡介苗	
脊髓灰质炎	脊髓灰质炎病毒	饮食传播	发烧，头痛，咳嗽，或腹泻，多汗，肌肉酸痛，颈背强直、弯曲时疼痛，如神经组织受损，可留下后遗症	口服小儿麻痹糖丸，未服糖丸者可注射丙种球蛋白	①注意个人卫生和环境卫生；②餐具、用具、家具、地板用消毒药水、紫外线灭菌灯消毒；③早发现、早隔离、早治疗

续表

病名	病原体	主要传播途径	主要症状	预防措施	
				特异性	非特异性
乙型肝炎	乙型肝炎病毒	通过血液、黏液、唾液、乳汁、精液传播（医源性传播、生活密切接触传播、母婴传播）	症状同甲型肝炎，但黄疸症状少，易转为慢性，乙肝表面抗原阳性，肝功能异常，愈后较甲肝差	乙型肝炎疫苗	①使用一次性针头和注射器；②医疗器械要彻底消毒；③慎用血液制品，杜绝与血液直接接触
脓疱疮	细菌	日常生活接触传播	多发生在皮肤暴露部位，如面部、颈部、双手等处出现红斑、丘疹和水疱，迅速变成脓疱，数日后脓疱破裂，流出黄色脓液，结成黄痂，抓破后脓液使正常皮肤发生新的脓疱	无自动免疫制剂	①勤剪指甲；②保持皮肤清洁卫生；③患者所用衣物及时煮沸消毒；④将患儿隔离至皮疹全部结痂；⑤护理患儿后及时清洁消毒
艾滋病	人类免疫缺陷病毒（HIV）	主要为血源性传播和生活密切接触传播，亦存在母婴传播	前期全身多处浅表淋巴结肿大，有低烧、盗汗、消瘦、腹泻等症状，有机体免疫系统遭受病毒严重破坏后的改变，如恶性肿瘤、细菌和病毒等严重感染	目前尚无特异性免疫措施	①大力宣传艾滋病的预防知识，了解其传播途径；②通过普及艾滋病预防知识，消除对患者和病毒携带者的社会歧视，以利于对传染源的管理；③防止育龄妇女感染HIV和筛查献血者
沙眼	沙眼衣原体	接触传播	结膜上有滤泡乳头、瘢痕，倒睫，眼睛痒、干、分泌物多，视力低下	无特异性预防措施	①不公用脸盆、毛巾等盥洗用具，毛巾要分开挂放；②脸盆、毛巾等用具经煮沸消毒；③教育儿童不要用手揉眼睛，要经常洗手

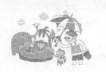

检测你的学习

1 单项选择题

（1）如果佝偻病治疗不及时，身体严重缺钙会出现各种骨骼发育变形，但不会出现（　　）。

A. 马牙　　　　　　　B. 漏斗胸　　　　　C. 串珠肋　　　　　D. X 形或 O 形腿

（2）下列措施中，不能预防学前儿童缺铁性贫血的是（　　）。

A. 补充铁剂　　　　　　　　　　　B. 补充维生素 C

C. 补充维生素 D　　　　　　　　　D. 多吃含铁丰富的食物

（3）肥胖症属于（　　）。

A. 身心疾病　　　　B. 营养性疾病　　　C. 消化道疾病　　　D. 呼吸道疾病

（4）下列关于各种传染病的描述中，说法错误的是（　　）。

A. 流行性腮腺炎痊愈后可获得终生免疫

B. 流行性乙型脑炎可经蚊虫叮咬传播

C. 水痘病毒存在于患者的鼻咽分泌物及水痘的浆液中

D. 手足口病患者只在手部、足部、口腔部出现疱疹

2. 简答题

（1）幼儿生病的基本护理方法有哪些？

（2）什么是佝偻病？有什么症状？如何预防佝偻病？

（3）发生龋齿的主要原因是什么？怎样预防龋齿？

（4）儿童肥胖有什么危害？对肥胖儿童应采取哪些措施？

（5）传染病的特性有哪些？传染病流行过程的三个基本环节是什么？

（6）在传染病流行时期，幼儿园应采取哪些措施？

（7）常用的消毒方法有哪些？如何运用？

（8）手足口病有什么症状？幼儿园应如何预防手足口病？

3. 材料分析

贝贝幼儿园在某日晨检时发现大班出现一例甲肝疑似病例，该园立即采取了以下措施：

（1）将病儿隔离，时间为 30 天。

（2）对病儿使用过的玩具、餐具进行消毒。

（3）对该大班儿童进行医学观察。

请分析以下问题：

（1）该园采取的措施哪些是恰当的，哪些不够明确？

（2）还应采取哪些措施？

拓展阅读 1

癫痫

癫痫是一种由于脑功能异常所导致的慢性疾病，是由于脑神经元异常放电所产生的突发性、一过性的行为改变，包括意识、运动、感觉、情感和认知等方面的短暂异常，其类型很多。

一、病因

1.遗传因素。癫痫具有明显的遗传倾向，原发性癫痫大多为复杂的多基因遗传。

2.继发性因素。包括脑发育异常，脑血管问题，脑损伤，颅内占位性病变、各种炎性病变等。

二、主要症状

根据大脑中痫性异常放电部位的不同，可分成局灶性发作（发作期脑电图可见其一脑区的局灶性痫性放电）、全身性发作（发作期脑的两侧半球同步放电），临床表现有所差异。

1.单纯局灶性发作。发作中无意识丧失，也无发作后不适的现象。持续时间平均10~20秒。常表现为面、颈或四肢某部分的强直或阵挛性抽动，特别是头、眼持续性同向偏斜的旋转性发作。年长儿童可能自诉发作初期有头痛、胸部不适等先兆，有些患儿在发作后可出现抽搐、后肢体短暂麻痹，持续数分钟至数小时后消失。

2.复杂局灶性发作。可从单纯局灶性发作发展而来，或一开始即意识部分丧失伴精神行为异常。发作时有意识障碍，如突然凝视等，50%~75%的患儿表现为意识混沌情况下的反复刻板动作，如咀嚼、吞咽、解衣扣、自言自语、情感冲动、奔跑等行为，少数患儿有发作性视物过大或过小、听觉异常等。

3.全身性发作。又可分成几类，但均伴有不同程度的意识丧失。常见的有：

（1）"强直—阵挛发作"。又称大发作，是幼儿癫痫中最常见的发作类型之一。刚开始患儿全身骨骼肌强直性收缩伴意识丧失（可突然跌倒或尖叫）、屏气、发绀，有时会发生咬舌或尿失禁、呼吸暂停；紧接着出现全身反复、短促的猛烈抽动、口吐白沫，接着呼吸逐渐恢复，抽动减少，肌肉松弛；随后进入深睡，醒后一般状况良好，但常有头痛、嗜睡、疲乏等发作后现象。

（2）失神发作。发作时表现为突然终止正在进行的活动而凝视，意识丧失但不摔倒，手中的物品不落地，两眼凝视前方，持续数秒钟后意识恢复，对刚才的发作不能回忆，过度换气往往会诱发其发作。多在5~7岁起病，发作频繁，但智力正常。

三、预防措施

1.养成良好的生活习惯。按时休息，保证睡眠充足，避免过度劳累。饮食要有规律，每餐按时进食，避免饥饿和暴饮暴食。

2.对于曾经强直—痉挛发作的病人一次饮水不要过量，以免再次发作。

3.饮食要清淡，易消化，富于营养，多吃蔬菜、水果，避免辛辣等刺激性强的食物。避免受凉、淋雨及用过冷过热的水淋浴。

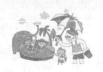

4. 不宜参加剧烈运动和重体力劳动，尽量避免某些诱发因素。如高热、惊吓、情绪过分激动、过度兴奋、劳累等。在发作期不要看电视和玩游戏机等，生活环境要保持安静。

5. 发作较频繁者，应限制在室内活动，必要时需卧床休息，床要有护栏，以防止跌伤。

6. 禁止患儿单独到高处或水边玩耍，禁止到河里游泳和手持刀剪等锐器。

四、护理基本知识

一旦患儿出现癫痫发作先兆，应尽快找一个安全的地方让其平卧，头偏向一侧，松解衣扣。可用纱布包裹压舌板放在患儿上下牙齿之间，使其保持呼吸通畅，让痰液流出，并避免其咬伤舌头。不要强行压住患儿抽搐的肢体，以免骨折和脱臼。

在患儿癫痫发作后，应保证其在安静的环境下休息。

如果发生癫痫持续状态（一次癫痫发作持续 30 分钟以上或反复发作而间歇期意识不恢复超过 30 分钟），应立即送往医院救治，若不及时处理，可危及生命。

应提醒家长让患儿随身携带治疗药物和治疗卡，以便癫痫发作时能得到及时抢救和治疗。

拓展阅读 2

新生儿疾病

一、常见症状

1. 发烧

用腋表测体温（将新生儿腋窝擦干，体温表水银柱甩到 35℃ 以下，将水银端放在新生儿腋窝深处，紧贴皮肤，扶住其上臂夹紧体温表，5~8 分钟后取出看度数），体温超过 37.4℃ 为发烧，37.5~38℃ 为低烧，39℃ 以上为高烧。

新生儿发烧的常见原因：

（1）保暖过度：居室温度过高或保暖过度可使新生儿发烧，一般为低烧。只要适当降低室温，给予适当的保暖，避免过热，并给其喂些白开水，体温会降至正常。

（2）接种疫苗：在接种卡介苗、乙肝疫苗之后的 1~2 天，有些新生儿有低烧，为接种疫苗后的全身反应，经 1~2 天可退烧。

（3）感染：发生脐炎、肺炎等感染性疾病会使新生儿发烧。发现新生儿烦躁哭闹、不吃奶、脸色发灰、脐部红肿等异常，要测试体温。

2. 体温不升

腋下试体温若低于 36℃，为体温不升。体温不升多发生于早产儿、低体重儿（出生体重不足 2 500 克）。

体温不升的常见原因：

（1）居室寒冷，保暖差，是新生儿体温不升最常见的原因。

（2）患有严重疾病的新生儿可能体温不升，同时很少有活动、哭声低微、不喂奶也不哭闹、脸色苍白。因此，发烧是疾病的表现，体温不升也是疾病的表现。

3.吃奶异常

（1）呛奶。正常新生儿吸吮有力，吞咽协调，在奶流不急时很少呛奶。若奶流不急时也频频呛奶，则不正常。

（2）不吃奶。新生儿患病常表现为不吃奶或吃奶量明显减少。

（3）吐奶。新生儿溢奶很常见，经过调理，一般就很少再溢奶了。若吃奶后大口吐奶，而且频频发作，就是病态了。

4.呼吸异常

新生儿呼吸较浅，呼吸频率为40~44次/分。若呼吸明显加快（气促、憋气），而且脸色苍白或发绀（青紫）为异常。

5.大小便异常

新生儿若在出生后24小时未排便，应检查有无先天性畸形（如"无肛"）存在；若出生后24小时未排尿，首先考虑是否摄入的水分不够。

6.皮肤异常

正常新生儿皮肤红润、温暖、弹性好；若新生儿皮肤上出现皮疹、脓疱，或一片皮肤的颜色变成暗红色，都应引起注意。若摸着皮肤发凉，要给新生儿测试体温。

二、新生儿常见病

1.脐炎

（1）病因：断脐后，脐部残段受到细菌污染。

（2）症状：

①脐部红肿，有脓性分泌物，分泌物有臭味。

②可有不吃奶、发烧等全身症状。

③因脐带与腹腔相通，如发生脐炎未及时治疗，炎症可扩散，导致腹膜炎或败血症。患儿精神极差，发热或体温不升（体温低于36℃），有明显的黄疸。

（3）防治：注意脐部护理. 发生脐炎要及时治疗。

2.鹅口疮

（1）病因：由真菌引起的口腔感染。

（2）症状：

①口腔黏膜、舌面上附着白色膜状物。

②白色膜状物不易脱落（遗留在口腔中的奶块容易脱落，鹅口疮类似奶块的形状）。

（3）防治：新生儿的口腔不能擦拭，也不必擦拭。擦拭口腔易致口腔感染。

已发生口疮，可用消毒棉棍蘸制霉菌素鱼肝油涂口腔。不能用布擦，若擦伤了口腔黏膜，可能引起严重的疾病。

3.新生儿肺炎

（1）病因：胎儿在子宫内吸入羊水，或出生后感染，可致新生儿肺炎。

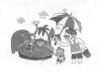

（2）症状：

①缺乏"咳、喘"等典型的肺炎症状。

②主要表现为呼吸浅快、阵阵憋气、口吐白色泡沫、面色苍白或发绀，常出现呛奶。

③可发烧，也可体温不升。

（3）防治：新生儿居室应保持空气清新，温、湿度适宜。家里有人患呼吸道感染，要与新生儿隔离。发现新生儿有阵阵憋气等异常现象，要及时就诊。

4. 新生儿破伤风

（1）病因：新生儿破伤风是破伤风杆菌自脐部侵入新生儿体内所致的严重疾病。破伤风杆菌存在于土壤等外环境中。给新生儿接生、断脐的用具（如剪子、线）未经严格消毒，或用未消毒的布、棉花包裹断脐，都可能使脐部受到破伤风杆菌的污染。

（2）症状：经4~14天的潜伏期（以4~6天为多），开始出现症状。

①哭声低微，不吃奶。

②因面部肌肉抽搐，呈现苦笑面容。

③肢体阵阵抽搐，呈"角弓反张"。喉肌、呼吸肌痉挛，可致窒息。该病病死率极高。

（3）预防：新生儿破伤风是完全可以预防的疾病，只要在接生时严格执行消毒操作，就可杜绝该病的发生。若因急产等原因，断脐时未按严格的消毒程序操作，应争取在24小时内到医院重新处理脐部。

拓展阅读 3

特异性免疫的获得方式

机体通过患病、隐性感染或预防接种等方式获得特异性免疫。根据免疫获得的方式不同，分为自动免疫与被动免疫（表7-5）。

表7-5　特异性免疫的获得方式

自动免疫	人工自动免疫	途径	人工接种疫苗，如接种肝炎疫苗
		特点	免疫力出现缓慢，维持时间较长
	自然自动免疫	途径	自然患病或隐性感染，如患麻疹
		特点	免疫力持续时间长，有的可获终生免疫
被动免疫	人工被动免疫	途径	注射免疫球蛋白、抗毒素等被动免疫制剂
		特点	立即获得一段时间的免疫力
	自然被动免疫	途径	通过自然生活途径而获得对疾病的免疫力，如母乳喂养
		特点	对出生后一段时间内预防疾病的感染有重要作用

一、自动免疫

自动免疫是指在抗原刺激下机体获得对该病的免疫力。其特点是免疫时间持续长，分为人工自动免疫与自然自动免疫两种。

（一）人工自动免疫

用人工的方法，将病原微生物或其代谢产物制成生物制品（如疫苗、类毒素等）接种于人体，使人体自己产生特异性免疫力，称人工自动免疫。这种免疫力出现缓慢，一般在接种后1~4周才能产生，但能维持较长的时间，一般为1~5年。例如，接种肝炎疫苗。

（二）自然自动免疫

患过某种传染病或隐性感染而获得对该病的免疫称自然自动免疫，这种免疫力持续时间长，有的可获终生免疫。例如，患过麻疹的儿童一般不会再患麻疹。

二、被动免疫

被动免疫是指机体直接获得免疫物质而对疾病立刻产生免疫力。特点是免疫作用出现快，免疫持续时间短，一般为1~4周。分为人工被动免疫与自然被动免疫两种。

（一）人工被动免疫

通过注射免疫球蛋白、抗毒素等被动免疫制剂，使机体立即获得一段时间的免疫力，称人工被动免疫。例如，丙种球蛋白含有多种抗体，主要用于预防麻疹、传染性肝炎等病毒性疾病。

（二）自然被动免疫

通过自然生活途径而获得对疾病的免疫力称自然被动免疫。例如，孕妇的IgG抗体可通过胎盘传递给胎儿；母乳中含有丰富的多种抗体，这些对新生儿在出生后一段时间内预防疾病的感染有重要作用。

拓 展 阅 读 4

预防接种后的反应

预防接种后的反应见表7-6。

表7-6　预防接种后的反应

反应	反应发生时间	临床表现	处理
一般正常反应	局部反应：接种后24小时左右	局部红、肿、痛，直径2.5~5.0厘米，强反应有时可引起局部淋巴结肿大	局部淋巴结红肿，可热敷
	全身反应	发烧37.5~38.5℃，还可伴有头痛、恶心、呕吐、腹痛及腹泻	排除感染后，可对症处理

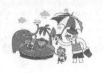

反应	反应发生时间	临床表现	处理
异常反应	晕厥：注射后突然发生	轻者心慌、虚脱、恶心或手足发麻，一般短期即好转，如不好转可进行处理	皮下注射 1/1 000 肾上腺素 0.3~0.5 毫升
	过敏性皮炎：数小时至数天	以荨麻疹最常见，可分布全身	抗过敏
	过敏性休克：注射后立即发生	面色苍白、头昏、冷汗、恶心、胸闷、呼吸窘迫、血压下降乃至休克	立即注射肾上腺素，静脉给升压药、氢化可的松（方法同抢救青霉素过敏性休克）
	血清病：注射后 8~12 天	发热、荨麻疹、眼睑等黏膜水肿、哮喘，或白细胞减少、关节疼痛、淋巴结肿大	抗过敏
	变态反应性脑脊髓膜炎：注射后 1~4 周	头昏、头痛、发热、关节痛，继之肢体麻木、瘫痪，少数人可致呼吸麻痹，于数日内死亡	早期使用氢化可的松或地塞米松

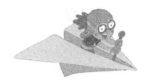

第 八 章 学前儿童安全与急救

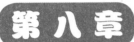 本章导航

本章通过对托幼机构各个功能区提出相应的卫生安全要求，明确托幼机构的环境、设施和用品与学前儿童身心健康的关系，强调创设安全的学习和生活环境的重要性，要求加强托幼机构的安全管理，开展安全教育，培养安全意识，基本掌握儿童意外伤害的紧急处理方法，为今后从事幼教事业打下良好的基础。

学习目标

通过本章学习，应该具备以下知识：

- 了解托幼机构环境对学前儿童身心健康的影响。
- 掌握托幼机构环境、设备和儿童日常用品的安全要求。
- 初步掌握学前儿童意外伤害的种类及其特点。
- 掌握学前儿童意外伤害的急救原则，学会常用的急救方法。

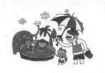

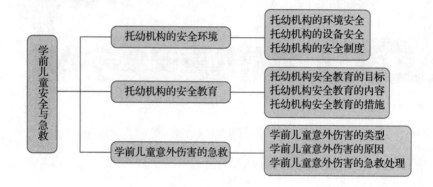

学前儿童安全与急救

- 托幼机构的安全环境
  - 托幼机构的环境安全
  - 托幼机构的设备安全
  - 托幼机构的安全制度
- 托幼机构的安全教育
  - 托幼机构安全教育的目标
  - 托幼机构安全教育的内容
  - 托幼机构安全教育的措施
- 学前儿童意外伤害的急救
  - 学前儿童意外伤害的类型
  - 学前儿童意外伤害的原因
  - 学前儿童意外伤害的急救处理

案例导入

　　户外活动时，大班幼儿何某在攀玩滑梯，突然滑梯翻倒，将何某压倒在地，虽被迅速送往医院，但因伤势过重身亡。后经检查发现，幼儿园的滑梯没有固定牢固而导致翻倒。

　　幼儿正处于生长发育阶段，各个器官和组织娇嫩，平衡性、协调性较差，反应不移灵敏，缺乏自我保护的能力，但他们的天性活泼好动，对各种事物都充满极大的兴趣，喜欢触摸、尝试，故极易发生各种伤害性事故。幼儿在托幼机构内突然发生意外事故，不但会使幼儿蒙受很大的痛苦，给幼儿家庭带来巨大的不幸，也会给托幼机构的正常工作造成冲击和影响。因此，托幼机构应该十分重视落实安全措施，预防意外事故的发生，及时妥善处理突发的意外事故。

　　《幼儿园教育指导纲要（试行）》指出："幼儿园应该把保护幼儿的生命和促进幼儿的健康放在工作的首位。"这就指明了托幼机构安全工作的重要性。采取有效措施，全方位地保护幼儿的安全，防止各种事故的发生是托幼机构工作的重中之重。但是近几年来，托幼机构不安全事件频频发生，这不能不引起社会和广大幼教工作者的关注。因此，托幼机构保教人员必须高度重视安全工作，不断强化安全意识，精心加以看护和防范，从小事抓起，细心引导，才能给孩子创造安宁、快乐的生活环境，避免和减少意外事故的发生，确保幼儿的人身安全。

第一节　托幼机构的安全环境

该上哪所幼儿园？

丽丽、涵涵、娟娟、华华同时到了入园的年龄，妈妈们开始考察各个幼儿园，对于让自己的孩子上什么样的幼儿园讨论再三，面临很多纠结和困惑。幼儿园环境是家长们考虑较多的因素。丽丽的妈妈说，"××幼儿园环境特别好，房舍漂亮、设施设备高档时髦"；涵涵的妈妈说，"××幼儿园老师特别好，学历都很高，就是条件差一些"；娟娟的妈妈说，"××幼儿园大型玩具等设备都是新的"；华华的妈妈说，"××幼儿园的饭菜好，暖气好"，等等。到底什么样的幼儿园才是最佳选择？什么样的幼儿园环境对幼儿的发展才有益？选择幼儿园环境时应该考虑哪些主要因素？

保障幼儿的安全是托幼机构的首要任务，要完成这一任务，就需要为幼儿创设安全、卫生和整洁的生活环境，避免幼儿在活动过程中发生意外事故。

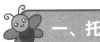

一、托幼机构的环境安全

托幼机构的园舍，桌椅，教具，室内采光、照明，卫生设施，娱乐器具及运动器械等，这些直接与幼儿相接触的设备，不仅要符合国家规定的卫生标准和安全标准，还应适合幼儿健康成长发展的需要，要根据他们身心发展的特点进行设计、施工和配置，消除易于引发意外事故的隐患。

（一）托幼机构地址的选择和布局

托幼机构应选择在环境清洁安静、空气新鲜的地方，要远离污水、废气、毒气、臭气和烟尘等污染源；也不可靠近垃圾场、高压供电线、变电站等易于给幼儿造成危险的设施。

①托幼机构的地址应选择在靠近居民区的地方，以便于家长接送；大门不要直接面向主要交通干道，以避开噪声、尘埃和交通危险。

②托幼机构的自然环境要优美，邻近绿化带；与其他建筑物尤其是高层建筑物要保持一定的距离，以确保日照充分；地势要平坦干燥，土壤透气渗水，方向朝南。

③托幼机构内的布局应保证幼儿能顺利到达自己所在的班级，中间不应有任何障碍；医务室应设置在大门口，便于晨检和患病幼儿的隔离；食堂、教师办公室等附属房舍应单独设置，与主体分开，避免干扰、影响幼儿的生活。

（二）托幼机构建筑的安全要求

①托幼机构的房舍不宜过高，幼儿的直接用房，如活动室、寝室和卫生间要以班级为

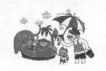

单位设计，以便于幼儿的活动、控制传染病的蔓延和教师的管理。

②院内的场地平整，无碎石、凹坑及障碍物。

③户外活动场地上的大型玩具、活动器材结构完整、牢固，并有专人负责，定期进行检查和维修。

④台阶、花坛等设施的边缘不带棱角，要光滑成弧；观鱼池边上有护栏。

⑤绿化植物可以起到改善微小气候、减少尘土飞扬、降低噪声和净化空气的作用，应该达到院内面积的 50% 以上，选用植株的种类要综合考虑观赏、季节性和幼儿的特点等因素，严禁种植有毒、带刺、飞絮多和易生病虫害的植物。

（三）学前儿童直接用房的安全要求

学前儿童的直接用房主要指活动室、寝室和卫生间等以班级为单位设置的房舍，其面积均要符合标准，保证满足幼儿对活动空间的需求，通风良好，光照充足。因为各室的功能不同，在安全上的要求也有所侧重。

1. 活动室

活动室是幼儿日常活动的地方，每班一间，要求人均占地面积在 2.5 平方米以上，房屋净高不低于 3.3 米。活动室应设置在当地日照方位最好的位置，并满足冬至日底层满窗日照不少于 3 小时的要求。活动室最好朝南，特别是温暖地区、炎热地区应避免朝西，否则应设遮阳设施。

活动室的窗户应宽敞明亮，窗台的高度应考虑与幼儿较矮的身高相适应，窗台不宜太高。为了开启方便、安全可靠，最好采用推拉式窗扇。活动室的门应选用木质材料的，不宜选用玻璃或金属的，以免碰伤儿童。

每间活动室要有两个出口，其宽度不应小于 1.2 米。门扇要向外开，不要有门槛，并保持畅通无阻，以避免意外事故的发生。应采用较为坚固的木制门，双面均平滑、无棱角，并设有儿童专用拉手。

活动室的室内装修应考虑幼儿使用特点，富有童趣，保证安全，易于清洁。活动室的天棚、墙壁和课桌椅宜采用反射率高的浅色调，如白色、浅米黄色等。地面最好是木地板。墙面可用易清洗的油漆或涂料，也可用瓷砖，这样不仅感觉干净、舒适，也适合绘画、做贴画。墙窗之下可做成壁橱，放置日常生活用品或活动用品。应在墙壁上装置黑板、夹板或绒布板，供幼儿涂写、装饰或展示作品。

2. 寝室

托幼机构应设有幼儿专用的寝室。寝室净高不低于 2.8 米。为了减少飞沫感染的机会，方便教师和幼儿在床间行走，床头间距应为 0.5 米，两行床间距应为 0.9 米。

寝室的墙面宜用浅色调，窗户上应配置颜色比较深、质地比较柔软的较厚的窗帘。地面最好铺设木地板，寝室内要注意防潮，尽量开窗通风，即使在寒冷的冬季也应每天定时开窗。被褥应经常清洗、晾晒，并根据气候及时更换。寝室内应安装紫外线灭菌灯，以便于经常进行室内空气的消毒，尤其是在传染病流行期间，其作用更为明显。

幼儿在寝室内睡觉时，应避免穿堂风或让风直接吹到幼儿身上。幼儿起床后，应将被子掀开，待通风透气 10 分钟以后再叠整齐。

3. 卫生间

卫生间要每班一间，使用面积 15 平方米，内设大小便槽、盥洗池和淋浴池。

为方便幼儿的生活，卫生间应临近活动室和寝室。厕所和盥洗池应分间或分隔，并应有直接的自然通风。无论采用沟槽式还是坐蹲式大便器，都应有 1.2 米高的架空隔板，并加设儿童扶手。每个班应保证有大便器或沟槽 4 位、小便槽 4 位。保教人员的厕所最好是就近集中设置，如果设在班级内，应与幼儿卫生间分隔。

盥洗池应适合幼儿使用，一般高度为 0.5~0.55 米，宽度为 0.4~0.45 米，水龙头的间距为 0.35~0.4 米，每班至少有水龙头 6 个。

卫生间应有独立的、专门的污水池，用于冲洗抹布、墩布和倒污水。

4. 保健室、隔离室

为便于保健医生开展园内的卫生保健工作，全园应设保健室一间，其使用面积按托幼机构规模而定，一般为 14~18 平方米。保健室内应有盥洗设备和简单的医疗器械及常用药品。

隔离室供隔离传染病患儿及临时观察治疗患儿使用，故出入口要远离活动室，设 1~3 张床位，并有专用的盥洗用具和独立的厕所。

保健室和隔离室宜相邻设置，与幼儿生活用房应有适当距离。

5. 走廊和楼梯

托幼机构的走廊应该宽敞通畅，地面无凸起的结构，保持平整，便于幼儿无障碍进出，楼梯应分别为成人和幼儿设置高低两层扶手，护栏之间的距离不可过宽，楼梯不要过于狭窄，台阶倾斜度不可过大、不可有棱角、要低些、有一定的进深，保证幼儿上下楼尤其下楼时的安全。

二、托幼机构的设备安全

托幼机构的设备包括除房舍以外的所有物品，这里主要是指与幼儿日常生活密切相关、直接与幼儿接触的物品，其选择和使用都会对幼儿的身心产生重要的作用和影响，因而必须提出一定的要求，以保证达到促进幼儿身心健康的目的。

（一）活动室设备的安全卫生要求

1. 人工照明设备的安全管理和使用

在托幼机构里，幼儿直接用房要充分利用自然光，并配备一定的人工照明设备。活动室内自然采光的卫生要求是：桌面和小黑板面有足够的照度，自然光分布均匀，避免产生眩光，形成柔和、舒适的照明环境。人工照明可以弥补自然光的不足。在使用人工照明时，一要注意照明器材的安全性，灯管、灯泡的安装要规范、牢固，不能让幼儿触摸到开关、插座，杜绝触电事故的发生。

2. 采暖设备的安全使用和管理

严寒季节，既要保持室内空气新鲜，又要维持室内一定的温度。托幼机构在注意通风换气的同时，还必须考虑合理的采暖，要使幼儿在室内生活和活动时感觉舒适。

我国除北方可采取集中供暖外，还有很多地方的托幼机构主要用空调调节室温。在使

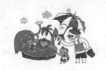

用空调时，安全是必须考虑到的重要因素。空调安放的位置要精心设计，不可妨碍、影响幼儿的自由活动。另外，使用空调时房间要定时通风换气，保证室内空气清新，还要注意保持空气的湿度，充分发挥空调的作用。

3. 消毒用品的安全使用和管理

托幼机构离不开消毒，在针对不同的消毒对象而采用的多种消毒方法中，有些需要借助专业的设备、制剂来完成，这些设备和制剂在杀灭生活环境和用品中的细菌、病毒的同时，也有可能对幼儿的身体健康产生不利影响，因而必须严格遵守规范要求，保证既达到消毒的目的，又不会伤害幼儿。如紫外线灭菌灯必须在无人的情况下使用。各种化学消毒剂要摆放在幼儿够不到的地方，在使用时，一定严格按照要求进行操作，千万不可马虎大意。

（二）玩教具的安全卫生要求

玩教具是与幼儿直接接触非常密切的物品，必须符合一定的标准和卫生要求，才能确保幼儿的健康和安全。

1. 玩具的安全要求

玩具是幼儿最亲密的伙伴，是游戏活动中必不可少的道具，所以玩具不但要具备教育意义，符合审美要求，还必须符合一定的安全要求。

制作玩具的材料要尽可能选择便于清洁和消毒、不易传播细菌和病毒的材料；玩具的表面要光滑、无尖角，以免造成对幼儿的伤害；玩具表面的涂料、喷漆不应含有铅、砷和汞等有毒物质，且无异味，不溶于水。另外，玩具的大小、轻重也应该适合幼儿的年龄特点，防止过小被幼儿吞食，过大、过重有可能砸伤幼儿。由于玩具的材料不同，还有各自特殊的要求：塑料是制作玩具的主要材料，必须使用无毒的塑料，不可使用再生塑料；制作玩具的木料应该是干燥并经过专业处理的，避免产生裂缝，造成玩具变形、难以清洁，形成木刺；布制玩具的填充物要选用无毒、易于清洗的材料，便于清洁；金属材料制作的玩具，一定不能有锐利的尖角和锈斑；纸制的玩具因为难以清洁、容易污染，尽量少选用。

2. 书籍的安全卫生要求

幼儿的图书应以图画为主，并配以必要的文字说明。书中的图画、文字对眼睛是视觉刺激物，反映在视网膜上的图像清晰与否，取决于图画、文字的大小以及图画、文字与背景的颜色。图画、文字过小，会使视觉紧张，眼睛就会很快疲劳。因此，书中的图画要形象生动、线条清晰、颜色鲜明、大小合适；文字要大而清晰，且年龄越小字应越大，排版要便于阅读。文字、图画等与纸张颜色要有鲜明的对比，同时要色调柔和、色彩协调，避免对幼儿视觉造成过度刺激。所用的纸张要洁白、光滑，不反光、不耀眼，并且要有一定的厚度，避免字迹透到纸的背面。

要注意培养幼儿看书的良好卫生习惯。如保持眼与书的合理距离，不在光线暗或光线耀眼的地方阅读；不用唾液沾湿手指翻阅图书；要爱护图书，看过的图书要合好送回原来的位置等。

托幼机构的画刊、书籍翻阅频率高，容易污染并传播疾病，因此应及时清理、定期消毒。过脏过破的图书最好作废，不再继续使用。被有传染病的幼儿翻阅过的图书要彻底消毒。

3. 学习用具的安全卫生要求

为幼儿选用的文具，如铅笔、蜡笔、颜料和纸张等，应选择环保产品，不应含有毒色素或其他有毒物质，避免荧光粉等有毒物质对幼儿健康的危害。要教给幼儿正确使用文具的方法，培养幼儿使用文具的良好卫生习惯。如正确握笔，不咬铅笔、蜡笔，不在手上或其他部位乱涂乱画，用完彩色画笔要及时盖好并送回原来的地方等。

幼儿的书包主要是用来装一些换洗的衣物，一般不宜超过幼儿体重的1/10，最好使用双肩背包。

教具的材料必须无毒、无害和无污染；质地牢固，不会因为幼儿的拉扯或失手而轻易损坏；无尖锐的角，以免戳伤幼儿的皮肤。

（三）日常用具的安全卫生要求

托幼机构的用具在材料性质、款式、大小等方面都应符合幼儿的身心发展特点，以使幼儿感觉舒适，并杜绝可导致外伤的各种安全隐患。房间内各种用具要合理布置，数量以满足日常生活和活动需要为宜，过多的用具既占据空间、缩小儿童活动范围，又不便于打扫，故应及时清理。

1. 桌椅

桌椅是幼儿在托幼机构中使用最多的家具之一，桌椅的构造是否符合卫生要求，与幼儿身体的正常发育有密切关系。

桌椅的卫生要求是：适合幼儿的身材，有利于良好坐姿的形成、减少疲劳的产生，有助于保护视力，不妨碍幼儿正常的生长发育，安全、坚固、美观、造价低廉、不妨碍活动室的彻底清扫。其中以有利于形成良好的坐姿为最基本的卫生要求。

儿童呈坐姿时，脊柱、骨盆、腹部、胸部及背肌等的神经、肌肉以及下肢的神经、肌肉，形成一个统一和谐的系统，其中，维持躯干平衡的各肌肉群的协同工作起主要作用。正确的坐姿是脊柱正直，写字时头部不过分前倾，不耸肩，不歪头，两肩之间的连线与桌沿平行，前胸不受压迫，大腿水平，两足着地。这是保持身体稳定而不易产生疲劳的体位，能使血液循环通畅，呼吸自如，下肢的神经干不受压迫。看书、写字、作画时，眼睛与桌面上书本的距离一般为30~35厘米。

桌椅的材料、尺寸和制作工艺都要对幼儿的身体健康产生良好影响，必须符合一定的规范和标准，按照一定的卫生要求制作。如桌椅的材料既要结实牢固，又要便于儿童搬动，适合托幼机构开展各项教育教学活动；涂料必须无毒、无污染，避免给儿童的身体健康造成危害。

桌椅的尺寸应根据幼儿的身高及其上、下部的比例确定。幼儿园活动室的桌子往往兼顾作业、游戏及就餐，应采用平面桌。适宜的椅高应与小腿高相同，使脚掌能平放在地板上，大小腿成直角。在桌椅尺寸的配合关系中，桌椅高差是最重要的因素，它对就座姿势的影响最大，桌椅高差合理，有利于幼儿骨骼的发育（图8-1）。

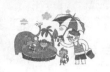

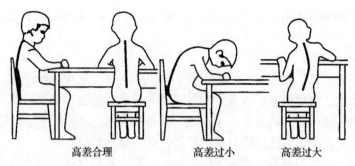

高差合理　　　　　　　　高差过小　　　　　　高差过大

图 8-1　幼儿就座时的身体姿势取决于桌椅高差

2.床具

床具的选择也十分重要。幼儿骨骼增长速度较快，骨质较软，为保证幼儿骨骼的正常发育，床具应有合适的软硬度以及透气性，床具的大小应适应幼儿的身体长短，避免因床具不适而造成骨骼发育畸形。大、中、小班的床具的长、宽、高可参考表8-1。

表 8-1　幼儿园卧室幼儿床具尺寸表　　　　　　　　　　　厘米

班别	长	宽	高
小班	120	60	30
中班	130	65	35
大班	140	70	40

幼儿使用的床具一般以木板床、藤绷床或棕绷床为好，应避免使用帆布床或钢丝床，以免躺上去身体下陷，使胸部受压，导致脊柱发育异常。同时幼儿站立在床上也不易保持平衡。一些幼儿园为节省空间，通常使用双层床、折叠床、伸缩床，但出于对幼儿安全的考虑，应尽量避免使用双层床，尤其是小班不宜使用。

3.饮食用具

托幼机构幼儿常用的饮食用具有碗、碟子、勺子、筷子、水杯等。

所有提供给幼儿的饮食用具质地要好，坚固耐用，光滑无毒，易于清洗与消毒，不起化学反应，不会烫伤幼儿的嘴和手，其大小、重量及结构等要适合幼儿手部发育的特点，方便幼儿用手操作。

碗、碟子、勺子、水杯等最好是耐高温、不容易破碎的塑料或不锈钢制品。幼儿使用的碗最好是双层隔热的，筷子最好是选圆柱体的原木或竹子制品，长度 20 厘米左右，外表不要涂油漆。幼儿的饮食用具要及时清洗、消毒。

4.盥洗用具

托幼机构幼儿常用的盥洗用具有肥皂、毛巾、牙刷、牙膏、洗屁股盆、洗脚盆、浴巾、护肤剂、手纸等。除肥皂外，其他的盥洗用具都要专人专用。

幼儿的皮肤特别娇嫩，自我保护机能比较差，容易受到损伤。幼儿使用的肥皂、护肤剂等宜选用刺激性比较小的儿童型化学制品，毛巾要选用质地柔软的纯棉制品，洗脸毛巾、洗脚毛巾、洗屁股的毛巾以及浴巾要分开，每次使用后应立即搓洗干净并分开晾挂，以保持毛巾的清洁和干燥。

幼儿应使用儿童型牙刷，结构和毛的质量要适合幼儿的特点，刷牙后要将牙刷上残留的细菌彻底清洗干净，甩干后把牙刷毛端朝上放置在刷牙杯中，以保持牙刷的干燥。选用普通的儿童型牙膏，一定要提醒幼儿刷牙时将牙膏沫涮洗干净，不要吞食。刷牙杯应定期清洗、消毒，牙刷应定期更换，最好是每个月换一次。

幼儿使用的洗脚盆和洗屁股盆要分开，每次用后应清洗，分开晾干，定期消毒。有条件的托幼机构最好是用流动水给幼儿清洗外阴，男孩、女孩每天都要清洗，洗澡的日期除外。

幼儿应选用卫生、柔软的手纸，并要教会幼儿便后正确使用手纸的方法。

（四）体育用具的安全要求

幼儿体育锻炼以发展动作为主，故体育设备大多为平衡设备、攀登设备、跳跃设备及投掷设备。体育用具按性能可分为摆动类、攀登类、旋转类、滑引类和颠簸类。其中有大、中型体育器械，如滑梯、攀登架、秋千、滚筒、荡船、摇马、平衡板等；也有小型体育用具，如木马、皮球、沙包、呼啦圈、哑铃等。

体育用具要符合幼儿的身心特点，能促进幼儿身体素质的发展。各种体育器械要坚固、耐用、平滑、安全、简单、轻巧、美观，并容易修理和保养。大型体育器械一般应安置在草坪上，部分大型体育器械（如攀登类器械）下面应设有沙坑或软垫，以防幼儿摔伤。

体育用具要有专人定期检修，尤其是关键部位，要加强安全和清洁管理。如有破损、脱落、生锈等现象，应停止使用并及时处理。在幼儿每次使用体育用具前要仔细检查，在幼儿进行体育活动时，保教人员应加强指导，防止发生意外事故。

幼儿体育活动场地以草地或泥地为宜，必须清洁、平坦，不能有任何会给幼儿带来损伤的异物，如玻璃、石块、碎砖、木桩等，场地内也不能有积水。

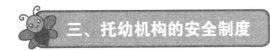

三、托幼机构的安全制度

（一）设立安全制度的重要性

安全制度是托幼机构安全管理的重要手段，它将幼儿园的各项安全工作和对各类人员的要求条理化、系统化，并具体化为必须遵守的条文。建立系统的安全制度是每个托幼机构的首要大事。

案例

2001年6月4日21时10分，江西某幼儿园小（六）班的班主任杨某在宿舍的过道上点了3盘蚊香，临走时，杨将这一情况告诉了当晚值班的保育员吴某。23时许，担任当天总值班的保教主任倪某到小（六）班巡查，就蚊香是否会影响幼儿的健康进行了询问，但未对放置在过道上的蚊香进行处理。23时30分许，吴某离开了寝室。在此期间，床上的棉被掉落在点燃的蚊香上，引起燃烧后，火势迅速蔓延，造成13名3~4岁的幼儿丧生。

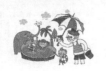

从这一案例可以看出，加强对全体保教人员的职业道德教育，使他们提高安全意识，牢固树立"安全第一"的思想非常重要。必须建立健全托幼机构的安全制度，明确岗位职责，加强检查监督，杜绝意外事故的发生。

（二）安全管理制度的种类

《幼儿园工作规程》第十二条指出："幼儿园应当严格执行国家和地方幼儿园安全管理的相关规定，建立健全门卫、房屋、设备、消防、交通、食品、药物、幼儿接送交接、活动组织和幼儿就寝值守等安全防护和检查制度，建立安全责任制和应急预案。"

①接送安全制度：每日的幼儿入园和离园环节是容易造成幼儿丢失的重要环节，为防止陌生人和坏人把幼儿接走，也防止幼儿自行离园，必须制定人卡接送制度，保证幼儿的安全。

②班级一日生活安全制度：幼儿在班里一日生活中吃饭、喝水、盥洗、如厕、游戏等各个环节都有危险因素存在，为了提高老师对每个环节中危险的预见性，必须规范一日生活的安全管理和检查，使老师形成习惯性的思维，避免工作疏漏造成的危险。

③饮食安全制度：幼儿饮水、吃饭以及厨房制作饮食都是安全隐患最大的环节，为了保证幼儿饮食的安全，必须对食物采购、清洗、加工等环节密切监管，形成科学的流程，避免出现危害。

④火、电、水的安全管理制度：火、电、水的安全隐患在儿童伤害事故中占有较大的比例，需要高度重视。各班的电器使用，热水、热饭的管理都要制定严格的制度，避免危险的发生。

⑤用具安全检查维修制度：游戏材料、各种器械、场地、房屋、桌椅、玻璃、电教设备、橱柜等都会随着使用产生老化、变形、螺丝脱落等现象，因此安全检查和维修制度是重要保证，定期的检查和及时的维修是消除隐患最好的方法。

⑥安全教育制度：安全教育可以普及安全知识，提高人员的安全意识，也可以提高幼儿的自我保护能力。

⑦健康安全制度：安全是保证幼儿健康发展的前提，身体、心理的健康需要健康安全制度来保证，要规范老师及工作人员的言行举止以及开展必要的健康安全教育，科学地设计安排活动内容和活动量等。

⑧安全预警机制和突发事件预案：在危险来临之际有预警的提示，有预防突发事件的预案。如外出活动必须有详细的安全预案、大型演出活动有预防突发性事件的预案。

以上每一大类制度必须细化到每个环节，责任落实到每一名员工，一旦发现事故隐患，应该在第一时间及时处理、给予解决并要求反馈，彻底消除安全隐患，做到有章可循、有制度可依。

第二节　托幼机构的安全教育

学前儿童的认知水平较低，缺乏自我保护意识，不知道哪些事能做，哪些事不能做，而且他们又活泼好动，因此极易发生意外伤害事故。为保证学前儿童的安全，避免意外伤害事故的发生，托幼机构要利用一切机会，经常开展安全教育工作，使学前儿童逐渐积累生活经验，知道哪儿有危险，有什么危险，应该怎样做。

一、托幼机构安全教育的目标

《幼儿园教育指导纲要（试行）》对幼儿园安全教育提出了明确目标，使幼儿"知道必要的安全保健常识，学习保护自己"。因此幼儿园的安全教育主要是培养幼儿的安全意识，让幼儿了解造成危险的因素有哪些，知道如何保护自身的安全，增强幼儿的自我保护能力。

二、托幼机构安全教育的内容

（一）幼儿自我保护和安全意识的培养

幼儿需要安全的环境，但世上没有绝对安全的环境，无论是幼儿园，还是家庭或公共场所，都难免存在一定的安全隐患。因此，提高幼儿自身的安全意识、学会自我保护，显得尤为重要。

幼儿需要保护，同时也需要教育与训练，过分受保护的幼儿不利于避免危险的能力的培养，父母与老师应对幼儿进行必要的安全教育，培养他们的自我保护意识，增强他们的自控能力，同时也要注意培养他们应对环境、适应环境的能力，以减少意外伤害事故的发生。

（二）幼儿安全知识与技能的教育

幼儿园应讲解和宣传科学常识，有针对性地对幼儿进行安全知识和技能方面的教育。这些教育通常包括生活安全、交通安全、消防安全、食品安全、环境安全、活动安全、自救技能、自然灾害避险、求救方法等。以下介绍其中几类。

1. 生活安全教育

了解幼儿园、家庭生活中各种安全要求，如上下楼梯、出入教室不拥挤，不嬉闹，按次序走；外出活动不擅自离开班级和老师，和爸爸、妈妈外出要紧跟大人；不接受陌生人的东西，不随便跟陌生人走，拒绝他人触摸自己的身体。

2. 交通安全教育

通过幼儿园的教育活动让幼儿认识交通标志，如红灯、绿灯、黄灯、人行横道线，并知道这些交通标志的意义和作用；懂得基本的交通规则，如红灯停、绿灯行，过马路要看红绿灯，要走人行横道等。

3. 食品安全教育

使幼儿懂得饮食要有规律，不暴饮暴食，进食时不嬉笑打闹、专心进餐；不随便食用或饮用来路不明的食物或饮料；不吃不卫生的、变质的食物；吃带刺带骨的食物时要小心，避免被卡住。

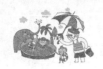

4. 活动安全教育

幼儿在户外体育活动和游戏时特别兴奋，加之活动范围广、活动量较大、幼儿人数多，发生意外伤害的概率相对较高。因此，一定要教育幼儿遵守活动规则，按次序进行，活动中礼貌谦让，不做危险的动作。对于大型玩具、运动器械，要教会幼儿正确的使用方法。

5. 自救技能教育

许多事实证明，当发生意外事故时，如果当事者具有救护、自救知识，能冷静、沉着、迅速地采取急救措施，往往能在很大程度上争取时间，减轻事故造成的损失，减少人员伤亡。因此，在幼儿园安全教育中，应提高幼儿自我防备和自我救护的能力，教给他们自救的知识和技能，如突遇火灾、煤气泄漏、地震及迷路走失等情况的处理方法。

6. 求救方法教育

要教育幼儿在遇到危险时，大胆向周围人呼救，利用一切机会求救；平时要记住家人的联系电话、父母姓名及工作单位，知道110、119、120等求救电话的作用和使用方法。

（三）保教人员的安全教育

为保证幼儿的安全，避免意外事故的发生，除了要加强对幼儿的安全教育以外，还要对保教人员进行安全教育。

保教人员是幼儿在托幼机构的监护人，精心照料幼儿的日常生活，防止意外事故的发生，是保教人员必尽的工作职责。可以通过学习安全管理工作文件、登录安全教育网站查阅，或者请有关安全专业人员来园作讲座等多种方式，丰富教职工的安全知识，使他们了解幼儿容易出现的意外事故的种类，提高防范幼儿意外事故的能力，全面掌握有关幼儿安全教育的专业知识、意外事故处理技能，牢固树立"安全第一，预防为主"的思想，始终把确保幼儿的安全放在第一位，消除有可能造成意外事故的所有隐患，组织好幼儿的各项活动，让每个孩子都安然无恙地度过美好的童年时光，平安、快乐、健康地成长。

三、托幼机构安全教育的措施

（一）情境模拟

告诉幼儿什么样的情况会出现危险，如何避免危险的发生，出现危险后如何沉着应对。比如，不能随便跟陌生人走，迷失方向要找警察，彩色豆豆不能随便当糖吃等。

（二）创设增强幼儿自我保护意识的环境

著名教育家罗菲、古德和内德勒给幼儿园环境设计提出了11个目标，"关注幼儿的健康和安全"是其中非常重要的一个目标。具体做法，如在幼儿园的楼梯口、转弯拐角处贴上安全标志，时刻提醒幼儿注意安全。

（三）重视户外活动中的自我保护能力培养

多让幼儿进行走、跑、跳等基本动作的练习，增强幼儿的活动能力，提高幼儿的自我保护能力。如教幼儿在走路、跑步的时候，眼要朝前看，重心要在下半身，身体不要往前冲等。

（四）教会幼儿正确使用器材、器具

如手湿时不触摸电器，不拿着剪刀到处跑，滑滑梯时头不向后仰。

（五）培养幼儿的自理能力和良好的生活习惯

自理能力和良好的生活习惯与自我保护教育是紧密结合、相辅相成的。例如，告诉幼儿吃鱼时把鱼刺挑干净以免口腔、食管被刺伤，吃饭时不嬉笑打闹可以避免异物呛入气管，饭前便后洗手可减少细菌对身体的侵害等。如果平时教育幼儿注意这些生活细节，幼儿能做的事让他们自己做，他们在生活和劳动实践中就会建立起良好的生活习惯，从而提高自我保护能力。

（六）加强练习，提高防范能力

对幼儿来说，安全教育仅仅靠说教是不行的，因为他们听后会很快忘记，很难留下深刻的印象，所以要定期举行全园安全演习，通过各种行之有效的方法使幼儿学习实际的防危保安的本领，增强安全意识，提高自我保护能力。

（七）整合社会资源，家园共创安全环境

幼儿的安全关系到每个家庭，不仅是托幼机构的职责，而且需要全社会的共同努力。托幼机构应该充分利用自己在幼儿教育中的主导地位和优势，与交管部门、消防部门、街道等单位共同建立幼儿安全启蒙教育基地，充分发掘、利用社会教育资源，通过讲座、演习、参观等形式，一方面教给孩子切实可行的安全防范措施，提升他们的自我防范和自我保护能力，另一方面也以此引起社会相关部门乃至全社会对儿童安全的高度重视，努力营造关爱生命、重视儿童安全的良好社会氛围，共同预防和减少伤害儿童的各类事故。

|||||||||||||| 第三节 学前儿童意外伤害的急救 ||||||||||||||

意外伤害（unintentional injury）是指突然发生的各种事件对人身所造成的损伤，它是一种突发事件，也是社会生活中对生命安全和健康有严重威胁的一种危险。

一、学前儿童意外伤害的类型

学前儿童活泼好动，充满探索欲望，但缺乏生活经验，自我保护能力差，预防和躲避危险的意识不强，比较容易发生意外伤害。

学前儿童意外伤害主要有以下几类。

（一）溺水

在我国，溺水是 0~14 岁儿童意外死亡的第一原因，占我国 1~14 岁儿童意外死亡总数的 1/3~1/2。其中 1~4 岁年龄组发生率最高。溺水死亡主要发生在水网密集的农村，以夏

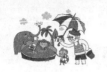

季为高峰。容易发生溺水事故的地点依次为池塘、沟渠、粪坑、无盖水井、河流湖泊及其他水域。儿童落水的原因主要是在岸边行走、玩耍、戏水或涉水，溺水地点离家的距离多在 30 米以内。泳池、澡池和缺盖下水道是城市儿童发生溺水事故的主要地点。

（二）交通事故

据世界卫生组织《世界预防道路交通伤害报告》统计，2002 年全世界 5~14 岁的儿童，因交通伤害死亡 13 万人，为第二个意外伤害死亡的原因。

儿童的意外伤害致死率显著高于其他人群。儿童交通事故的发生与乘车安全措施不当及行走过马路有关。交通事故中儿童自身负主要责任的占被伤害者总数的 15%。因此，应加强对儿童的交通安全教育和交通安全保护措施。

（三）跌落伤

跌落伤是指由于重力原因，人体突然跌倒或坠落，撞击在同一或较低水平面所致的伤害。我国跌落伤是 0~14 岁城市儿童继溺水、交通事故之后的第三个意外伤害死亡的原因，是非致死性伤害的第一原因，占 35%。2~7 岁儿童是跌落伤发生与死亡人数最多的年龄段。2002 年的一项少年儿童人身伤害研究报告指出，在家庭中有 56.7% 的少年儿童有过摔伤的经历。

（四）烧烫伤

烧烫伤是儿童经常遭遇的伤害，常常与儿童生活环境和生活习惯有关。日常生活中以被热液（热水、热粥、热油、热蒸汽等）烫伤多见，火焰烧伤其次，少数为化学烧伤（如酸、碱等）或电灼伤。

热液烫伤大部分是儿童自取开水打翻开水瓶所致，也有儿童因好奇掀翻或误玩放置在不安全处的热油、热汤、热粥所致，有的是洗澡时先倒热水未加凉水，儿童便贸然跨入浴盆，农村儿童跌入热水锅中烫伤者约占烫伤案例的 10%。烧伤主要是由于火源缺乏防护，儿童误靠误踩、烤火不慎、玩火、火药爆燃所致。

有 2/3 的烧烫伤案例为 5 岁以下儿童，尤其集中于 2~3 岁幼儿。

（五）窒息

窒息是我国 0~4 岁儿童死亡的另一重要原因，也是婴儿期儿童意外死亡的第一位原因。导致儿童窒息的原因主要有：在床上意外窒息，包括被被子、枕头和家长的身体等压盖而致；其他如被衣服上的帽绳缠绕，胃内容物反流进入气道，吸入食物或吞咽食物（如花生米、瓜子、果冻等）不当引起呼吸道梗阻，吸入或吞咽异物（如塑料插板、玩具零件、纽扣、笔帽，甚至铁钉、图钉等）引起的呼吸道梗阻。

（六）中毒

误食变质食物及误服药物发生中毒多见于 0~4 岁儿童。引起意外中毒的物质包括潜在的有毒物质和毒物，常见的有药品、洗涤剂、煤油、汽油、杀虫剂、灭鼠剂、有毒植物的根茎及果实。

食物中毒较常见，主要见于进食被污染和变质的食物、含亚硝酸盐的腌菜，生吞鱼胆等。学前儿童爱吃零食又无辨别能力，如吃霉变甘蔗、误食野生有毒蘑菇，或用有机磷农药空瓶喝水等，均可中毒。过量补充微量元素如锌、硒、碘等引起中毒；不恰当服用所谓"营养口服液"，导致儿童体格、生理发育异常是容易被人们忽视的潜在性中毒。还有家长因缺乏卫生知识，未经医生指导而给儿童用药导致的医源性中毒。

一氧化碳中毒冬夏均可见，有些家庭冬季用煤炉取暖，夏季用煤气热水器洗澡，通风条件差，稍有疏忽即可导致一氧化碳中毒。机动车辆排放高含铅尾气是城市儿童铅中毒发生率高的原因，工厂排放的"三废"（废水、废气和固体废弃物）也是毒源。

（七）虐待与忽视

根据世界卫生组织 1999 年作出的定义，儿童虐待是指对儿童有义务抚养、监管及有操纵权的人，做出足以对儿童的健康、生存、生长发育及尊严造成实际的或潜在的伤害行为，包括各种形式的躯体或情感虐待、性虐待、忽视以及对其进行经济剥削。我国未成年人保护法对虐待的定义是："虐待，指有抚养义务的人以打骂、禁闭、不给治疗或强迫过度劳动等各种不正当的手段，从肉体上、精神上迫害、折磨和摧残未成年人。"

1. 身体虐待

对儿童施以体罚，使儿童身体受伤，甚至使用棍棒等物殴打儿童，或者使用毒物、药品等使儿童致残或死亡，是我国最常见的虐待形式。其最突出的特征是身体的损伤。

2. 情感虐待

情感虐待是指对儿童的自尊造成损害的行为，比如长期、持续、反复地对儿童以辱骂、贬低、孤立、隔离、恐吓等方式表示拒绝和漠不关心等。由于儿童的情感比较敏感，情感虐待给儿童容易造成较严重的损害。这是一个不易为人们察觉的问题，例如，幼儿园保育员或老师，甚至家长，常常喜欢乖巧的小孩，对于那些调皮的孩子除了采取罚站、面壁等躯体方面的不正确对待外，还会通过不予理睬和忽视的方式进行情感虐待，有的老师还和家长联合起来"整"孩子。

3. 性虐待

性虐待是指强迫或唆使发育未成熟的儿童参与他们不完全理解、无法表示同意的性行为，或参与违法、违犯社会公德的性活动。

4. 忽视

忽视是指父母或者监护人在具备完全能力的情况下，在儿童的健康、教育、心理发育、营养、庇护和安全生活条件等方面未能提供应有的帮助。具体可以分为身体忽视、情感忽视、医疗和教育忽视。

二、学前儿童意外伤害的原因

造成学前儿童意外伤害的原因很多，既有客观方面的，也有主观方面的。

（一）学前儿童身心发育不成熟

学前儿童容易遭受意外伤害，这主要与其身心发育特点有关。学前儿童正处于身体生长发育和心理的迅速发展时期，身体各器官、系统发育不成熟，知识水平低，缺乏生活经

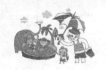

验和安全意识，缺乏自我保护能力，而且在学前儿童生活的环境中又存在着许多不安全的因素，这些都使得学前儿童容易遭受意外伤害。

1. 学前儿童的危险意识差

身心处于发育阶段的学前儿童，缺乏对危险的认知和防范能力，应对伤害的反应能力欠缺，本身神经运动的发育还不完善，这些因素均会增加对伤害的易感性。学前儿童认识水平低，缺乏对外界事物的理解和判断，更不会推测事物之间的因果关系。因此，经常由茫然无知的行为引来意外伤害事故。由于没有经历意外伤害的痛苦，也没有接受间接教训的可能，所以，学前儿童缺乏对危险及其后果的认识。如学前儿童挥舞木棍玩耍时，丝毫不考虑对别人有什么危害；玩打火机时丝毫不会想到能造成火灾、引发烫伤等。

2. 学前儿童好奇、好模仿

学前儿童有强烈的好奇心和探索欲望，低龄儿童可能会在无意中尝试冒险行为，而较大儿童则可能会主动寻求冒险行为，并以此体验冒险成功后带来的快乐。适当的冒险行为属于正常的生理特性，对于儿童的生长发育是必需的。但是，在危险环境中的冒险行为很容易造成意外伤害。男童的冒险行为比女童更普遍，因此男童意外伤害的发生率远高于女童。

幼儿具有强烈的好奇心，活泼好动，有时还会情绪激动和冲动，喜欢模仿和尝试成人的行为，对于成人阻止的事情有强烈的好奇心，这些都有可能使他们忽视周围的环境从而出现各种意外事故。如想看窗台上的东西或窗外的情景，于是就站在小椅子上不慎摔倒；还有的孩子模仿动画片里的情节，打着一把伞从高处往下跳导致跌落伤。

3. 婴幼儿的骨骼和皮肤薄弱，逃避危险和自救的能力差

婴幼儿的颅骨骨质比成人薄，成人从床上摔下一般不会有严重后果，婴幼儿则容易发生颅骨骨折、颅脑损伤。60℃的开水，对成人来说最多造成Ⅰ度烫伤，而对婴幼儿则可能造成Ⅱ度烫伤、表皮脱落，甚至深入皮下组织。

自儿童学会独自走路起，意外伤害事故便相伴而生。婴幼儿运动能力发育不完善，动作不协调，平衡能力较差，发生水灾、火灾时，无法靠自身能力逃避。

（二）监护人缺乏必要的安全防范意识和知识

案例

> 中班的孩子正在吃午饭，李老师忙着给孩子们打饭，刘老师到食堂添菜去了。李老师说："谁吃完了米饭，可以自己来端汤。"欢欢去端了一碗汤，刚要回座位，结果旁边的媛媛也要去端汤，她突然一起身，一下碰到了欢欢的汤碗，热乎乎的菜汤一下从媛媛的头上淋了下去。虽然汤不太热，但是媛媛的脸部和脖子还是被烫红了，造成了轻度烫伤。

儿童意外伤害的发生很多时候是因为家长、教师和其他监护人缺乏防范意识和安全知识。许多家长和教师往往在一些事故发生后说自己根本想不到孩子会发生意外。

三、学前儿童意外伤害的急救处理

案 例

　　大班幼儿强强在午睡脱衣时，细心的老师发现强强左手里似乎有东西，便悄悄走到他身边，看到强强手里攥着脱衣时落下的纽扣，老师让强强将纽扣放在桌上，强强犹豫之后还是将纽扣带入被窝。不一会儿，小伙伴们渐渐入睡了，强强却哭了，原来纽扣被他塞入鼻腔内，老师想用镊子给夹出来，却发现纽扣越夹越深，强强哭得更厉害了。老师赶紧将强强送往医院，由医生将纽扣取出。医生说幸好及时送来，否则后果不堪设想。

　　随着学前儿童年龄的增长，其活动范围不断扩大，活动内容逐渐丰富，与外界环境的接触愈加频繁，发生意外事故的可能性增大。托幼机构的保教人员如了解了各类不同性质意外伤害的原因和急救措施，就可能第一时间采取科学有效的方法进行必要的救助，减轻儿童的痛苦，把对儿童造成的伤害程度降到最低。

（一）意外伤害急救的原则及程序

　　学前儿童意外伤害具有发生快、危害大的特点，及时对受伤的儿童进行急救，可有效降低意外伤害的程度。

1. 急救原则

　　意外伤害急救的基本原则是：抢救生命，防止残疾，减少痛苦。

　　①抢救生命：发生意外伤害事故后，首先要关注受伤幼儿的呼吸、心跳是否正常。当呼吸、心跳出现严重障碍时，必须立即采取人工呼吸和心脏按压相结合的急救措施，同时联系急救中心。

　　②防止残疾：抢救时要尽量预防和减少残疾的发生。如疑有脊柱骨折时应严禁让病儿走动，否则可能因脊椎的活动而损伤脊髓神经造成截瘫。若造成残疾，将给儿童带来终生不幸。

　　③减少痛苦：各种烧烫伤、骨折会带来剧烈疼痛，甚至出现疼痛性休克，因此在包扎、固定、搬运时，动作要轻柔，位置要适当，语言要温和，必要时可用镇痛药。

2. 急救程序

　　托幼机构意外伤害的急救处理程序一般为：初步判断伤情→现场紧急施救。

　　①初步判断伤情：伤情严重：打急救电话→送医院→通知家长。

　　伤情不严重：通知保健医生→根据伤情进行处理→通知家长。

　　②现场紧急施救：当伤者出现呼吸、心跳停止，大量出血，呼吸道异物堵塞，骨折等紧急情况时，需进行现场急救，争取时间抢救生命。

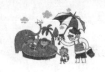

（二）常见意外伤害的处理方法

1. 小外伤

①擦伤：幼儿奔跑、跳跃、追逐时很容易跌倒，造成擦伤，尤其是夏季更为常见。

处理措施：先用凉开水或生理盐水清洗伤口，再用碘酊对伤口由内而外消毒。如出血较多，则包扎止血；如不再出血，则暴露伤口无须包扎，保持伤口干燥清洁即可。

②挫伤及扭伤：挫伤是受到硬物撞击或石子等的打击，皮肤未破损，但伤处肿痛的损伤。扭伤多发生在四肢的关节部位，肌肉、韧带等软组织因过度牵拉而受到损伤。这两种损伤都是局部充血、肿胀和疼痛，活动受到限制。

处理措施：迅速采用局部冷敷的方法，防止皮下继续出血，以达到止血、消肿、止痛的目的。24小时后可在青紫处热敷或外用活血化瘀的药物。对严重者应限制受伤的肢体活动。

③割伤：使用剪刀、小刀等文具或者触摸纸边、草叶或碎玻璃、陶瓷片时，都可能发生割伤。

处理方法：用干净的纱布按压伤口止血。止血后，用75%的酒精或碘酊由里向外消毒，敷上消毒纱布，用绷带包扎；如伤口较浅，可用创可贴。如果是玻璃扎伤，应先用清水清洗伤口，再用镊子清除碎玻璃片等，消毒后进行包扎。

④刺伤：带刺的花草、竹刺、木刺等扎入皮肤，有时有一部分露出皮肤，有刺痛感。

处理方法：将伤口用自来水或生理盐水清洗。用消毒过的针或镊子顺着刺的方向把刺全部挑、拔出来。挤出瘀血，随后再用酒精消毒伤口。如果刺扎在了指甲里或难以拔除，应送医院处理。

2. 出血

不少意外伤害可引起不同程度的出血，学前儿童血液量较少，如在短时间内失血量过多，就可危及生命。对于出血，特别是大动脉出血，首先应采取有效的止血措施，然后再作其他处理。

（1）皮下出血

多发生在跌倒、受挤压、挫伤时，皮肤没有破损，只是皮下软组织形成血肿、瘀血块。

处理措施：立即局部冷敷，24小时后可在青紫处热敷或外用活血化瘀的药物。

（2）外出血

皮肤损伤，血液从伤口中流出，外出血可分为动脉出血、静脉出血和毛细血管出血三种类型。

毛细血管出血：血液像水珠样渗出，多能自动凝固。

静脉出血：血液慢慢流出，血色暗红。

动脉出血：出血量多，血色鲜红，呈节律性喷射状，与心跳一致，时间稍长就可能危及生命。

处理措施：立即止血。针对不同的情况，采取不同的止血方法：

① 加压包扎法。加压包扎法适用于静脉、毛细血管、小动脉损伤的出血。用数层消毒纱布、干净毛巾或布块等盖在创口上，再用三角巾或绷带扎紧，将受伤部位抬高。这是最常见的止血方法。

② 指压止血法。指压止血法适用于中等以上动脉损伤的出血，是在出血部位的上端

（即近心端），用手指将出血动脉压向骨骼而止血。此法较难持久，只能作为应急措施，需在短时间内改换成其他止血方法。

常用的动脉压迫止血位点有以下几处（图8-2）：

头部出血：头部前面出血要压迫同侧颞浅动脉，压迫点在耳朵前面，用手指正对下颌关节骨面压迫；头部后面出血要压迫同侧枕动脉，压迫点在耳朵后面乳突附近的搏动处。

面部出血：要压迫面动脉及面部的大血管，压迫点在下颌角前面半寸的地方，用手指正对下颌骨压住，要压住两侧才能止血。

颈部出血：压迫颈总动脉。在颈根部、气管一侧，用大拇指放在跳动处向后、向内压下，注意不能同时压迫两侧的颈总动脉，以免引起大脑缺氧而致伤者昏迷。

腋部和上臂出血：可压迫锁骨下动脉。压迫点在锁骨上方，胸锁乳突肌外缘，用手指向后方第一肋骨压迫。

前臂出血：在上臂肱二头肌内侧用手指压住肱动脉。

手掌、手背出血：一只手压住腕关节外侧桡动脉，即通常摸脉搏处；另一只手压住腕关节内侧尺动脉。

手指出血：用拇指、食指分别压迫出血手指两侧动脉，或将出血手指屈入掌内，形成紧握拳头姿势。

大腿出血：稍屈大腿使肌肉松弛，在大腿根部中间处用大拇指向后压住跳动的股动脉，或用手掌垂直压在其上部。

小腿出血：大拇指用力向后压迫腘动脉。

足部出血：用两手拇指分别压迫足背中部近脚踝处的胫前动脉和足跟内侧与内踝之间的胫后动脉。

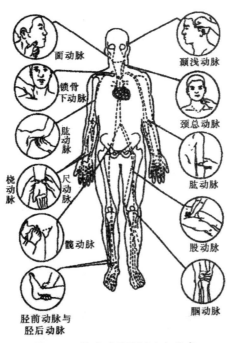

图8-2　体表动脉压迫止血位点

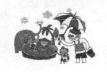

③止血带止血法。止血带止血法适用于四肢中等动脉损伤一般止血方法无效时。常用的止血带为橡皮管。用止血带扎在伤口上方，阻止血液流出。

使用止血带法的注意事项：捆扎前，应在扎止血带的部位垫上毛巾，以免损伤皮肤；露出手指和脚趾以便于观察远端供血情况；松紧度要适宜，以摸不到远端的脉搏为宜；每隔15~30分钟放松一次止血带；松解时，要用指压法暂时止血。

（3）鼻出血

鼻部外伤、挖鼻孔损伤了鼻黏膜，发热时鼻黏膜充血肿胀，血管脆性增加，鼻腔异物、空气干燥等均可造成鼻子突然流血不止。

处理措施：

①安慰幼儿不要紧张，用口呼吸，头略向前低。

②同时用湿毛巾冷敷鼻部和前额。

③捏住鼻翼5~10分钟，压迫止血。

④若还无法止血，可用0.5%麻黄碱或1‰肾上腺素湿棉球填塞出血侧鼻孔，一定要深达出血部位。

⑤止血后，3小时之内不做剧烈运动，避免再出血。

⑥若幼儿有频繁的吞咽动作，一定让他把"口水"吐出来，若吐出的是鲜血，说明仍在出血，应尽快送医院处理。

若幼儿经常发生鼻出血，应去医院做全面检查。

（4）内出血

内出血常见于小儿腹部受伤、肝脾破裂。伤者脸色苍白、出冷汗、手脚发凉、呼吸急促、心慌、心跳快而弱。内出血为闭合性损伤，血液流入组织或体腔内，无外伤，容易被忽略而延误诊治。

处理措施：怀疑有内出血应迅速送医院就诊。受到撞击或跌落的幼儿虽无外伤，但应注意观察有无内出血发生。

3. 烧烫伤

在小儿烧烫伤中，因开水、热粥、热汤等烫伤者占首位；火焰烧伤次之；化学烧伤，如石灰烧伤，电击伤也时有发生。

根据烧烫伤的深浅，可将其分为三个等级（表8-2）。

表8-2 烧烫伤的分级

深度	局部体征	局部感觉	预后
Ⅰ度	仅伤及表皮层，局部红肿、无水疱	灼痛感	3~5天自愈，不留瘢痕
浅Ⅱ度	伤及真皮浅层，创面肿胀发红，有水疱	剧烈疼痛	两周可痊愈，遗留色素斑
深Ⅱ度	伤及真皮深层，水疱较小，创面浅红或红白相间，可见网状栓塞血管	疼痛较迟钝	3~4周痊愈，留有瘢痕
Ⅲ度	伤及皮肤全层，可累及肌肉、骨骼，皮肤坏死，创面蜡白或焦红，可见树枝状栓塞血管	皮肤痛觉消失	肉芽组织生长后留下瘢痕

处理措施：

①烫伤处理：烫伤发生后，应立即将伤处置于冷水中，以使血管收缩达到减少渗出的目的。对着衣部位，先要用冷水使烫伤处冷却 20~30 分钟，然后剪开衣服并脱下来，注意保持创伤面的清洁。如身上还粘有热粥、热菜等，要轻轻拭去。根据伤情给予不同的处理。对烫伤严重、面积较大的幼儿，应给予简单处理后迅速送医院治疗。

Ⅰ度烫伤：可在局部涂抹烫伤药膏，如獾油、京万红等，或涂抹清凉油。3~5 天可痊愈，不留瘢痕，有轻度色素沉着，可吸收。

Ⅱ度烫伤：尽量不要弄破水疱，以保证皮肤的完整性，防止感染。若面积不大，可涂抹烫伤膏；若面积较大，用干净的毛巾、纱布覆盖创面，将伤者平稳送入医院。

Ⅲ度烫伤：冷却处理后，尽量不要弄破水疱。用干净的毛巾、纱布覆盖创面，将伤者平稳送入医院。若伤者烦躁口渴，可少量、多次给其淡盐水饮用。

②火焰烧伤的处理：立即扑灭患儿身上的火焰，脱去或剪去衣服，用干净被单包裹烧伤部位，不要弄破水疱，不要弄脏烧伤部位，立即送医院治疗。

③化学烧伤的处理：被腐蚀性药品烧伤，应立即用大量凉水冲洗创面。被生石灰烧伤，应先将生石灰颗粒从创面除去，再用水冲洗，否则，生石灰遇水生热，会加重伤势。

4. 异物

（1）鼻腔异物

幼儿常常无意中将小物件塞入鼻孔，异物以纸团、小珠子、豆子、花生米、果核、纽扣为多见。异物可引起鼻塞，影响呼吸的通畅，还会引发鼻部炎症，甚至引起气管异物，发现后需及时取出。

处理措施：若发现小儿将异物塞进鼻孔，可当即嘱咐幼儿用手按紧无异物的鼻孔，用力擤鼻，将异物排出。切勿用镊子去夹圆形异物，否则会将异物捅向深处，甚至掉入气管，危及生命。不易取出时应去医院处理。

（2）眼内异物

小沙粒、谷皮、小飞虫等进入眼睛后，有的粘在结膜的表面或角膜上，也有的嵌入结膜或角膜内。

处理措施：嘱咐幼儿切不可揉搓眼睛，以免损伤角膜。异物粘在眼结膜或角膜表面时，教师清洗双手后，翻开幼儿眼皮用干净柔软的手绢或棉签轻轻拭去。若嵌入角膜或结膜不易清除，应速送医院处理。

（3）外耳道异物

外耳道异物一般分为两种：一种是生物异物，如小飞虫；另一种是非生物异物，如幼儿玩耍时塞入的纽扣、豆子、小石子等。外耳道异物可引起耳鸣、耳痛、外耳道炎症及听力障碍，应及时取出。

处理措施：若外耳道异物为小昆虫，可用手电筒照射幼儿外耳道，或吹入香烟烟雾将小虫引出来；也可滴入麻油或酒精 3~5 滴，将小虫淹死后耳道口朝下使其流出。

若为非生物异物，可用倾斜头、单脚跳跃的方式，使异物掉出来。若无效，应去医院处理。切不可用小棍捅、镊子夹，以免造成外耳道和鼓膜损伤。

（4）咽部异物

咽部异物以鱼刺、骨头渣、枣核等较为多见，大多扎在扁桃体或其周围，引起疼痛，吞咽时疼痛加剧，不能进食。

处理措施：仔细观察，了解情况，如能看见异物，可让幼儿张大嘴，将舌头压下，用镊子将卡在咽部的异物取出。如看不见异物，或不易取出，速送医院处理。切忌采用喝醋、吞咽馒头等方式强行咽下，这样会划伤食管，引起其他疾患。

（5）气管异物

学前儿童气管异物多见花生、瓜子、豆子、果冻、玻璃球等，是发生率高、危险性大的意外伤害，需要紧急处理。若异物体积大，将气管完全堵塞，几分钟内即可窒息死亡。

处理措施：

①拍背法：将伤者背对救助者，上半身前倾，头向下；救护者一手托在其胸前，另一手掌连续拍击其背部两肩胛间 3~4 次，促使伤者咳嗽，将呼吸道异物排出（图 8-3）。也可立即倒提幼儿两腿，使其头向下垂，轻拍其背部。

②推压腹部法：推压腹部法又称海姆立克急救法（图 8-4），伤者取站立位或坐位，救护者从背后用双手环抱伤者上腹部；手放在正中线脐上，两手紧握；救护者用力压伤者腹部 6~10 次，促使异物排出。

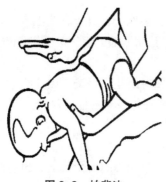

图 8-3　拍背法

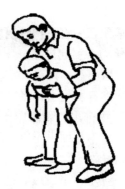

图 8-4　推压腹部法

5.动物咬伤

（1）猫、狗咬伤

处理措施：

①冲洗伤口：立刻用大量清水或浓度为 20% 的肥皂水反复冲洗伤口，并用手挤压伤口周围将污血挤出。

②消毒伤口：冲洗干净后，立刻用 75% 的酒精或双氧水对伤口进行消毒，然后再用碘酊消毒。

③立即去医院注射狂犬病疫苗。

（2）蛇咬伤

处理措施：

①绑扎伤肢。在咬伤体近心端 5~10 厘米处，用止血带或软布条等绑扎，以防毒液随

血液循环而流向全身，但每隔 15~20 分钟要放松 1~2 分钟。

②以消毒刀片将伤口切开呈十字形，用手挤压伤口周围，将毒液挤出。用盐水或温开水反复冲洗伤口，将伤口浅处的毒液冲走。

③立即内服和外敷解毒蛇药。速送医院进一步救治。

通常情况下无法判断是被毒蛇还是无毒蛇咬伤，因此一般均按上述方法处理。

（3）蜂蜇伤

蜂毒液主要含有蚁酸等酸性物质，或含有作用于神经系统的毒素，进入人体后会使伤者产生全身或局部的中毒症状。

处理措施：

①马蜂蜇伤。先用橡皮膏将皮肤中的刺粘出来，或用针挑出，再将食醋涂于患处（因马蜂毒液为碱性）。

②蜜蜂蜇伤。同样先将蜂刺取出，再将肥皂水、淡碱水涂于患处（因蜜蜂毒液为酸性）。

③如有全身症状（头晕、恶心、呕吐、休克、昏迷），需送医院治疗。

6. 中暑

烈日长时间照射幼儿的头部或天气过于炎热，从而出现头疼、头晕、耳鸣、眼花、口渴，甚至昏迷，即中暑。

处理方法：将患儿移至阴凉通风处，解开其衣扣，让其躺下休息。用凉毛巾冷敷患儿头部，用扇子扇风，帮助散热。让患儿喝些清凉饮料，或口服十滴水、人丹等。

7. 冻伤

冻伤是人体受低温侵袭所致全面性和局部性损伤。局部冻伤可分轻度冻伤和重度冻伤。

处理措施：

①轻度冻伤：仅伤及皮肤表层，局部红肿，有痒和痛的感觉，用白酒、辣椒水轻轻涂擦，再涂抹冻伤膏。

②重度冻伤：局部皮肤成紫黑色、肿胀、有水疱，不要弄破水疱，应保暖并送医院治疗。

8. 晕厥

晕厥是由于短时间的大脑供血不足，而失去了知觉，突然晕倒，常由于疼痛、精神紧张、天气闷热、站立时间过久等引起。晕厥发生前，多有短时间的头晕、恶心、心慌、眼前发黑等症状，患儿面色苍白、四肢冰冷、出冷汗。

处理措施：让患儿平卧，松开衣领、腰带，头部可略放低，脚略抬高。一般经过数十秒，脑部血液供应改善后，即可恢复。患儿清醒后，可喝一些热饮料。

9. 骨折

骨折是摔伤、跌伤等意外伤害导致的骨骼断裂。因学前儿童的骨骼含有机物多、柔韧性大，较多见青枝骨折（指骨骼折而不断），表现为剧烈疼痛，骨折肢体不能正常活动。

处理措施：骨折的现场急救原则是：首先要注意观察伤者的全身情况，若有大出血，先止血。同时进行固定，限制伤肢活动，避免断骨进一步损伤周围组织。

（1）肢体骨折

使用薄木板或竹片、硬纸板、雨伞等将伤肢固定，木板的长度必须超过伤处的上下两个

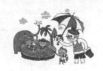

关节。在伤肢下垫一层棉花或多层布，用三角巾或绷带把木板固定在伤肢上，将伤肢的上下两个关节都固定住，露出手指或脚趾，以便观察肢体的血液循环。若指（趾）苍白、发凉、发紫或发麻，是绷带绑得太紧，要放松绷带重新固定。如果是开放性骨折，不要把断骨强行还纳回去，可盖上干净纱布（伤口上不要涂红药水），然后做简单固定，进行转运。

（2）肋骨骨折

如果仅肋骨骨折，未伤及肺，伤者不觉呼吸困难，可用宽布带将断骨固定。让伤者深呼气，用宽布带缠绕断骨处的胸部，以减少呼吸运动的幅度。如果伤者感到呼吸困难，可能已伤及肺，不要处理断骨，速送医院。

（3）颈椎骨折

先在颈下垫一小枕，保持颈椎的生理弯曲度，再在头的两侧各垫一小枕，并固定在担架上，以避免头部晃动。搬运时不可硬搬头部，应将头部和背部同时抬起，保护颈部。

（4）腰椎骨折

怀疑腰椎骨折，应严禁伤者弯腰、走动，也不得搀扶、抱持伤者而使其腰部弯曲。应有数名救护者动作一致地托住伤者的肩胛、腰和臀部，使伤者的腰部不致弯曲，将伤者"滚"到木板或硬担架上，伤者俯卧，用宽布带将其身体固定在木板上。如果处理不当，可造成脊髓神经损伤，导致截瘫。在运送过程中，要尽量平稳，如果怀疑伤及骨盆，也要选用木板做担架。

10. 脱臼

幼儿的关节韧带松，如用力过猛，则可能造成关节面脱离原来的位置，以肩关节、肘关节脱位为常见，表现为功能丧失、局部疼痛。

处理措施：不要活动受伤的部位，迅速送往医院，让外科医生采用手法复位，保教人员切不可贸然试行复位。

11. 急性中毒

某些有毒性作用的物质进入人体后，引起器官和组织的器质或功能损害，出现一系列中毒症状，称为中毒。

（1）消化道中毒

儿童误服了有毒物品，或乱吃了药片、药水等导致中毒。

处理措施：

①迅速清除毒物，可采用催吐、洗胃、导泻等方法。如果中毒者是服入强腐蚀性药物或深度昏迷则不适宜进行催吐。

②及时输液以防止脱水，保持酸碱平衡。

③立即送医院抢救，并收集剩余服食物、患儿呕吐物和排泄物及时送医院检查。

（2）吸入性中毒

吸入性中毒主要指煤气中毒以及其他有毒气体中毒。

处理措施：

①立即打开门窗或将患儿移至通风处，呼吸新鲜空气。

②注意保暖，防止受寒后发生感冒、肺炎。

③轻症可自己恢复，重症者需要做人工呼吸，中、重度中毒者要争取时间，迅速送医

院抢救治疗。

12. 溺水

溺水是儿童常见的意外伤害，夏秋季节较为多见。儿童在无监护状态下在河里游泳、玩水，是造成溺水的最主要的原因；另有儿童失足落井、栽入大水缸、雨天掉入沟坑，以及冬季在薄冰上行走落水或坠入冰洞而造成溺水。

处理方法：

①抓紧水上救护。

②将溺水者救上岸后，观察其一般状况，若溺水者意识清楚，语言表达流畅，仅为体内进水，倒水就可以了。倒水时，救护者取半跪姿势，让溺水者伏在救护者的膝盖上，头部下垂，按压其腹、背部，帮助溺水者将进入体内的水排出；也可让溺水者伏在木凳或牛马背上，促其排水。

③若溺水者意识不清，口鼻内有淤泥杂草，则应迅速清除溺水者口鼻内的淤泥杂草，松解溺水者内衣、裤带、领口、袖口。若溺水者呼吸、心跳已停止，迅速施行人工呼吸和胸外心脏按压术。

13. 触电

儿童玩弄电器、湿手触摸电源开关或不慎触及裸露电线等是造成触电事故的主要原因。雷雨天，儿童也可能遭受雷击，状况与触电相同。

处理措施：

①切断电源，用干木棒、竹竿、绳索、皮带使触电者脱离电源。

②立即检查伤者的呼吸、心跳，呼吸、心跳停止者，立即采取人工呼吸和胸外心脏按压等复苏措施。

③入院治疗。

学前儿童意外事故时有发生，面对事故既要沉着冷静，迅速采取相应的急救措施，同时还应当立即向医院求救，这样可以大大减少意外事故造成的伤害。最好是防患于未然，加强预防，杜绝一切安全隐患，避免意外事故的发生。

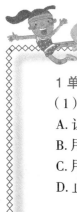

检测你的学习

1 单项选择题

（1）下列不适于鼻出血的处理措施是（ 　　 ）。

A. 让伤者头略向前低，张口呼吸，用手指捏住鼻翼压迫10分钟左右

B. 用冷毛巾冷敷前额、鼻部

C. 用脱脂棉或纱布卷塞入鼻腔

D. 止血后立即进行剧烈运动

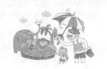

（2）动脉出血的临时止血办法是（　　　）。

A. 用拇指压住出血管的上端（近心端）

B. 用干净纱布紧压出血处

C. 用绷带包扎

D. 用止血带止血

（3）被马蜂蜇伤，可涂抹（　　　）。

A. 肥皂水　　　　　B. 弱碱水　　　　　C. 食醋　　　　　D. 凉开水

4.幼儿在户外活动中扭伤，出现充血、肿胀和疼痛，正确的处理方法是（　　　）。

A. 停止活动，冷敷扭伤处　　　　　　B. 停止活动，热敷扭伤处

C. 按摩扭伤处，继续活动　　　　　　D. 清洁扭伤处，继续活动

2. 简答题

（1）托幼机构的建筑应符合哪些安全要求？

（2）托幼机构的日常使用设备各有哪些安全要求？

（3）幼儿园应如何对幼儿进行安全教育？

（4）学前儿童容易发生哪些意外事故？应如何进行处理和急救？

3. 材料分析题

3 岁的玲玲在幼儿园上小班，今天幼儿园午餐有她最爱吃的青豆肉末，玲玲大口大口地吃着，突然，她剧烈地呛咳起来，小脸憋得通红，并出现了呼吸困难的现象，刚工作不久的小周老师吓坏了，手足无措，不知道该怎么办。

假设你是现场的当班老师，如何运用有关急救知识进行处理？

拓展阅读 1

中小学幼儿园安全管理办法（节选）

根据教育法律法规和国务院的有关规定，教育部、公安部、司法部、建设部、交通部、文化部、卫生部、工商总局、质检总局、新闻出版总署制定了《中小学幼儿园安全管理办法》，现予发布，本办法自 2006 年 9 月 1 日起施行。

第一章　总则

第一条　为加强中小学、幼儿园安全管理，保障学校及其学生和教职工的人身、财产安全，维护中小学、幼儿园正常的教育教学秩序，根据《中华人民共和国教育法》等法律法规，制定本办法。

第二条　普通中小学、中等职业学校、幼儿园（班）、特殊教育学校、工读学校（以下统称学校）的安全管理适用本办法。

第三条　学校安全管理遵循积极预防、依法管理、社会参与、各负其责的方针。

第四条　学校安全管理工作主要包括：

（一）构建学校安全工作保障体系，全面落实安全工作责任制和事故责任追究制，保障学校安全工作规范、有序进行；

（二）健全学校安全预警机制，制定突发事件应急预案，完善事故预防措施，及时排除安全隐患，不断提高学校安全工作管理水平；

（三）建立校园周边整治协调工作机制，维护校园及周边环境安全；

（四）加强安全宣传教育培训，提高师生安全意识和防护能力；

（五）事故发生后启动应急预案，对伤亡人员实施救治和责任追究等。

第五条　各级教育、公安、司法行政、建设、交通、文化、卫生、工商、质检、新闻出版等部门在本级人民政府的领导下，依法履行学校周边治理和学校安全的监督与管理职责。

学校应当按照本办法履行安全管理和安全教育职责。

社会团体、企业事业单位、其他社会组织和个人应当积极参与和支持学校安全工作，依法维护学校安全。

第二章　安全管理职责（略）

第三章　校内安全管理制度

第十五条　学校应当遵守有关安全工作的法律、法规和规章，建立健全校内各项安全管理制度和安全应急机制，及时消除隐患，预防发生事故。

第十六条　学校应当建立校内安全工作领导机构，实行校长负责制；应当设立保卫机构，配备专职或者兼职安全保卫人员，明确其安全保卫职责。

第十七条　学校应当健全门卫制度，建立校外人员入校的登记或者验证制度，禁止无关人员和校外机动车入内，禁止将非教学用易燃易爆物品、有毒物品、动物和管制器具等危险物品带入校园。

学校门卫应当由专职保安或者其他能够切实履行职责的人员担任。

第十八条　学校应当建立校内安全定期检查制度和危房报告制度，按照国家有关规定安排对学校建筑物、构筑物、设备、设施进行安全检查、检验；发现存在安全隐患的，应当停止使用，及时维修或者更换；维修、更换前应当采取必要的防护措施或者设置警示标志。学校无力解决或者无法排除的重大安全隐患，应当及时书面报告主管部门和其他相关部门。

学校应当在校内高地、水池、楼梯等易发生危险的地方设置警示标志或者采取防护设施。

第十九条　学校应当落实消防安全制度和消防工作责任制，对于政府保障配备的消防设施和器材加强日常维护，保证其能够有效使用，并设置消防安全标志，保证疏散通道、安全出口和消防车通道畅通。

第二十条　学校应当建立用水、用电、用气等相关设施设备的安全管理制度，定期进行检查或者按照规定接受有关主管部门的定期检查，发现老化或者损毁的，及时

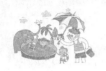

进行维修或者更换。

第二十一条　学校应当严格执行《学校食堂与学生集体用餐卫生管理规定》《餐饮业和学生集体用餐配送单位卫生规范》，严格遵守卫生操作规范。建立食堂物资定点采购和索证、登记制度与饭菜留验和记录制度，检查饮用水的卫生安全状况，保障师生饮食卫生安全。

第二十二条　学校应当建立实验室安全管理制度，并将安全管理制度和操作规程置于实验室显著位置。

学校应当严格建立危险化学品、放射物质的购买、保管、使用、登记、注销等制度，保证将危险化学品、放射物质存放在安全地点。

第二十三条　学校应当按照国家有关规定配备具有从业资格的专职医务（保健）人员或者兼职卫生保健教师，购置必需的急救器材和药品，保障对学生常见病的治疗，并负责学校传染病疫情及其他突发公共卫生事件的报告。有条件的学校，应当设立卫生（保健）室。

新生入学应当提交体检证明。托幼机构与小学在入托、入学时应当查验预防接种证。学校应当建立学生健康档案，组织学生定期体检。

第二十四条　学校应当建立学生安全信息通报制度，将学校规定的学生到校和放学时间、学生非正常缺席或者擅自离校情况，以及学生身体和心理的异常状况等关系学生安全的信息，及时告知其监护人。

对有特异体质、特定疾病或者其他生理、心理状况异常以及有吸毒行为的学生，学校应当做好安全信息记录，妥善保管学生的健康与安全信息资料，依法保护学生的个人隐私。

第二十五条　有寄宿生的学校应当建立住宿学生安全管理制度，配备专人负责住宿学生的生活管理和安全保卫工作。

学校应当对学生宿舍实行夜间巡查、值班制度，并针对女生宿舍安全工作的特点，加强对女生宿舍的安全管理。

学校应当采取有效措施，保证学生宿舍的消防安全。

第二十六条　学校购买或者租用机动车专门用于接送学生的，应当建立车辆管理制度，并及时到公安机关交通管理部门备案。接送学生的车辆必须检验合格，并定期维护和检测。

接送学生专用校车应当粘贴统一标识。标识样式由省级公安机关交通管理部门和教育行政部门制定。

学校不得租用拼装车、报废车和个人机动车接送学生。

接送学生的机动车驾驶员应当身体健康，具备相应准驾车型3年以上安全驾驶经历，任一记分周期没有记满12分记录，无致人伤亡的交通责任事故。

第二十七条　学校应当建立安全工作档案，记录日常安全工作、安全责任落实、安全检查、安全隐患消除等情况。

安全档案作为实施安全工作目标考核、责任追究和事故处理的重要依据。

第四章　日常安全管理

第二十八条　学校在日常的教育教学活动中应当遵循教学规范，落实安全管理要求，合理预见、积极防范可能发生的风险。

学校组织学生参加的集体劳动、教学实习或者社会实践活动，应当符合学生的心理、生理特点和身体健康状况。

学校以及接受学生参加教育教学活动的单位必须采取有效措施，为学生活动提供安全保障。

第二十九条　学校组织学生参加大型集体活动，应当采取下列安全措施：

（一）成立临时的安全管理组织机构；

（二）有针对性地对学生进行安全教育；

（三）安排必要的管理人员，明确所负担的安全职责；

（四）制定安全应急预案，配备相应设施。

第三十条　学校应当按照《学校体育工作条例》和教学计划组织体育教学和体育活动，并根据教学要求采取必要的保护和帮助措施。

学校组织学生开展体育活动，应当避开主要街道和交通要道；开展大型体育活动以及其他大型学生活动，必须经过主要街道和交通要道的，应当事先与公安机关交通管理部门共同研究并落实安全措施。

第三十一条　小学、幼儿园应当建立低年级学生、幼儿上下学时接送的交接制度，不得将晚离学校的低年级学生、幼儿交与无关人员。

第三十二条　学生在教学楼进行教学活动和晚自习时，学校应当合理安排学生疏散时间和楼道上下顺序，同时安排人员巡查，防止发生拥挤踩踏伤害事故。

晚自习学生没有离校之前，学校应当有负责人和教师值班、巡查。

第三十三条　学校不得组织学生参加抢险等应当由专业人员或者成人从事的活动，不得组织学生参与制作烟花爆竹、有毒化学品等具有危险性的活动，不得组织学生参加商业性活动。

第三十四条　学校不得将场地出租给他人从事易燃、易爆、有毒、有害等危险品的生产、经营活动。

学校不得出租校园内场地停放校外机动车辆；不得利用学校用地建设对社会开放的停车场。

第三十五条　学校教职工应当符合相应任职资格和条件要求。学校不得聘用因故意犯罪而受到刑事处罚的人，或者有精神病史的人担任教职工。

学校教师应当遵守职业道德规范和工作纪律，不得侮辱、殴打、体罚或者变相体罚学生；发现学生行为具有危险性的，应当及时告诫、制止，并与学生监护人沟通。

第三十六条　学生在校学习和生活期间，应当遵守学校纪律和规章制度，服从学校的安全教育和管理，不得从事危及自身或者他人安全的活动。

第三十七条　监护人发现被监护人有特异体质、特定疾病或者异常心理状况的，应当及时告知学校。

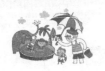

学校对已知的有特异体质、特定疾病或者异常心理状况的学生，应当给予适当关注和照顾。生理、心理状况异常不宜在校学习的学生，应当休学，由监护人安排治疗、休养。

第五章　安全教育

第三十八条　学校应当按照国家课程标准和地方课程设置要求，将安全教育纳入教学内容，对学生开展安全教育，培养学生的安全意识，提高学生的自我防护能力。

第三十九条　学校应当在开学初、放假前，有针对性地对学生集中开展安全教育。新生入校后，学校应当帮助学生及时了解相关的学校安全制度和安全规定。

第四十条　学校应当针对不同课程实验课的特点与要求，对学生进行实验用品的防毒、防爆、防辐射、防污染等的安全防护教育。

学校应当对学生进行用水、用电的安全教育，对寄宿学生进行防火、防盗和人身防护等方面的安全教育。

第四十一条　学校应当对学生开展安全防范教育，使学生掌握基本的自我保护技能，应对不法侵害。

学校应当对学生开展交通安全教育，使学生掌握基本的交通规则和行为规范。

学校应当对学生开展消防安全教育，有条件的可以组织学生到当地消防站参观和体验，使学生掌握基本的消防安全知识，提高防火意识和逃生自救的能力。

学校应当根据当地实际情况，有针对性地对学生开展到江河湖海、水库等地方戏水、游泳的安全卫生教育。

第四十二条　学校可根据当地实际情况，组织师生开展多种形式的事故预防演练。

学校应当每学期至少开展一次针对洪水、地震、火灾等灾害事故的紧急疏散演练，使师生掌握避险、逃生、自救的方法。

第四十三条　教育行政部门按照有关规定，与人民法院、人民检察院和公安、司法行政等部门以及高等学校协商，选聘优秀的法律工作者担任学校的兼职法制副校长或者法制辅导员。

兼职法制副校长或者法制辅导员应当协助学校检查落实安全制度和安全事故处理、定期对师生进行法制教育等，其工作成果纳入派出单位的工作考核内容。

第四十四条　教育行政部门应当组织负责安全管理的主管人员、学校校长、幼儿园园长和学校负责安全保卫工作的人员，定期接受有关安全管理培训。

第四十五条　学校应当制定教职工安全教育培训计划，通过多种途径和方法，使教职工熟悉安全规章制度、掌握安全救护常识，学会指导学生预防事故、自救、逃生、紧急避险的方法和手段。

第四十六条　学生监护人应当与学校互相配合，在日常生活中加强对被监护人的各项安全教育。

学校鼓励和提倡监护人自愿为学生购买意外伤害保险。

第六章　校园周边安全管理（略）

第七章　安全事故处理

第五十五条　在发生地震、洪水、泥石流、台风等自然灾害和重大治安、公共卫生突发事件时，教育等部门应当立即启动应急预案，及时转移、疏散学生，或者采取其他必要防护措施，保障学校安全和师生人身财产安全。

第五十六条　校园内发生火灾、食物中毒、重大治安等突发安全事故以及自然灾害时，学校应当启动应急预案，及时组织教职工参与抢险、救助和防护，保障学生身体健康和人身、财产安全。

第五十七条　发生学生伤亡事故时，学校应当按照《学生伤害事故处理办法》规定的原则和程序等，及时实施救助，并进行妥善处理。

第五十八条　发生教职工和学生伤亡等安全事故的，学校应当及时报告主管教育行政部门和政府有关部门；属于重大事故的，教育行政部门应当按照有关规定及时逐级上报。

第五十九条　省级教育行政部门应当在每年1月31日前向国务院教育行政部门书面报告上一年度学校安全工作和学生伤亡事故情况。

第八章　奖励与责任（略）

第九章　附则（略）

拓展阅读 2

某幼儿园安全制度

幼儿人身安全措施

1. 各班老师一定要抓好各班的安全工作，上下课时老师要随时随地注意幼儿的活动，以免幼儿走失。

2. 早操或洗手之后，老师要马上将自班的幼儿安排在座位上，立即清点人数，以免有幼儿走失。

3. 老师对幼儿要有亲切感，不得有粗暴的行为，以免出现意外事故。

4. 各班建立一本安全记录，每月实行安全奖，如出现大事故1次，辞退当事老师，如出现小事故5次以上扣当月安全奖，具体情况有安全记录。

5. 环境、房屋、用具、玩具、电器等符合安全要求。

6. 药品及消毒物由保健人员管理，不得放在班内。

7. 不允许幼儿跑到厨房和大门口去，如到大操场上活动，必须关好大门，以免幼儿走失。

8. 如有幼儿摔倒造成轻微伤，要及时处理。

9. 幼儿园要备有常用的外用药，如红花油、酒精、碘酊、红药水等。

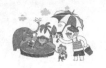

交通安全制度

1. 各班老师要做到不能让幼儿独自回家，要由幼儿家长亲自接送。

2. 老师必须熟悉每位家长，不能让不认识的人把幼儿接走。如家长有事，托别人来接必须用电话与家长联系好，情况属实，才可让他人接走。

3. 为了确保安全，各班老师要做到不能让16周岁以下的小孩子将幼儿接走。

4. 如有家长工作忙，叫三轮车送幼儿上学，必须交代家长一定要同车主讲好，把幼儿交到班主任手中。

5. 各班老师平时要通过故事、儿歌、游戏的形式让幼儿了解基本的交通规则。

消防安全制度

1. 及时检查安全隐患，更换老化电线，消除安全隐患。

2. 经常组织教职工学习消防知识，参加消防安全知识培训，增强消防安全意识。

3. 不定期向幼儿传授简单、基础的消防安全知识。

4. 及时更换破旧的消防器材。

5. 注意厨房用火的安全管理工作。

6. 节假日实行人员值班制度。

7. 实行专人专项管理制度。

实践操作

基本的急救方法

项目一　人工呼吸

各种原因引起的窒息，触电、溺水等意外事故，药物中毒及过敏等，都会引起心跳、呼吸骤然停止，从而导致机体缺氧和二氧化碳潴留、心肌收缩力减弱、血压下降、心律失常、脑组织受损，直至死亡。通过人工呼吸和胸外心脏按压，使中断的心肺功能恢复，称为心肺复苏术。

当儿童处于危险中，最重要的就是保持或恢复儿童的呼吸和心跳，这样才能最大限度地保持儿童的生命。在这一过程中，争分夺秒是关键的关键。因为一旦呼吸、心跳停止，后果极其严重（见图1）。

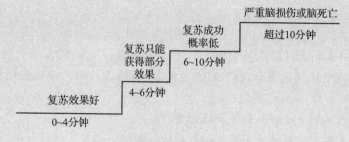

图1　复苏开始时间与预后的关系

任何原因导致呼吸完全停止4分钟以上，就可造成死亡或濒临死亡。在无抢救用具的情况下，为达到肺复苏的目的，应在患者呼吸刚刚停止时，对其进行人工呼吸，可助其起死回生。常用的简便有效的人工呼吸方法是口对口（鼻）吹气法。

口对口（鼻）吹气法的操作要领是：

1. 畅通呼吸道

（1）清除口鼻中的淤泥、杂草和痰涕。

（2）将病人颈部垫高，使其头部后仰，舌根抬起，保持呼吸道畅通。

2. 进行吹气

（1）对婴儿，可用嘴衔住婴儿的口鼻，往里吹气，吹完一口气，轻压其胸部，帮助呼气。这样有节奏地进行，一次时间为2~3秒（一吹一压算一次）。婴儿肺部娇嫩，胸壁较薄，吹气时不可太用力。见到其胸部隆起，就把嘴松开。这样有节奏地进行，直至其恢复自主呼吸。

（2）对较大儿童，救护者深吸一口气，捏住患儿鼻孔，嘴紧贴患儿的嘴，向里吹气。吹完一口气，嘴离开，放开患儿鼻孔，轻压其胸部，帮助其呼气。一次时间为3~4秒，直至患儿恢复自主呼吸。若患儿牙关紧闭，也可对着鼻孔吹气，方法和口对口吹气相同。

如图2所示。

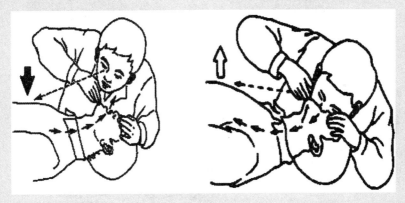

图2　人工呼吸的方法

若吹气后不见患儿胸部隆起，可能呼吸道不畅通，或自己的动作不合理，应及时予以纠正。

项目二　胸外心脏按压术

各种原因引起患儿心搏骤停，都可危及其生命，须立即抢救，常用方法为胸外心脏按压术。通过给停止搏动的心脏施加压力，使心脏排出血液，保证全身的血氧供应，达到心脏复苏的目的。其具体操作步骤如下：

1. 仰卧

使患儿仰卧，背部有硬物支撑，可让患儿面朝上躺在硬地板或平整的地面上，这

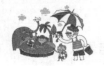

样才能使心脏按压有效。

2. 挤压心脏

（1）对新生儿，双手环抱住其胸，用拇指按压胸骨（两乳头连线的中央），使胸骨下陷 1 厘米左右，然后放开。每分钟 120 次左右，直至患儿心跳恢复。

（2）对婴幼儿，可用双指或单掌按压。用食指和中指或单用右手手掌根按压其胸骨偏下方，使胸骨下陷 2 厘米左右，每分钟 80~100 次。如此不断进行，直至患儿恢复心跳。

（3）对较大儿童，救护者把右手手掌放在其胸骨偏下方，左手压在右手上，呈垂直交叉式，这样便于用力。每分钟 60~80 次，直至患儿恢复心跳。

如图 3 所示。

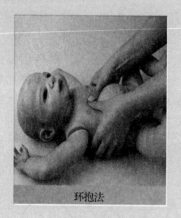

环抱法

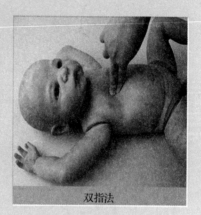

双指法

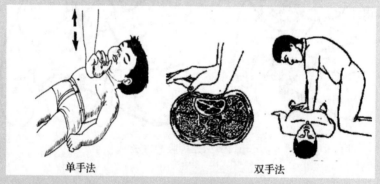

单手法   双手法

图 3　胸外心脏按压

做胸外心脏按压时，一定要使胸骨下陷。胸骨下陷则挤压心脏，相当于心脏收缩，将血液注入动脉；救护者手放开时，相当于心脏舒张，静脉血回流入心脏。

进行胸外挤压时，要垂直向下用力，挤压面积不可过大，以免伤及肋骨，造成肋骨骨折，刺伤肺脏，加重病情。

项目三　胸外心脏按压与口对口吹气同时进行

垂危病人常常呼吸、心跳同时停止，此时人工呼吸和胸外心脏按压应同时进行。

一名救护者做人工呼吸，另一名救护者做胸外心脏按压，人工呼吸与胸外心脏按压的频率为 1 : 5。进行时，救护者可吹一口气，做 4~5 次胸外心脏按压（图 4（A））。为了避免吹气和按压互相干扰，吹气时，按压动作暂停。若仅有一名救护人员，可先吹两口气，再做 8~10 次胸外心脏按压（图 4（B））。如此交替不断地进行，直至患儿心跳、呼吸恢复。

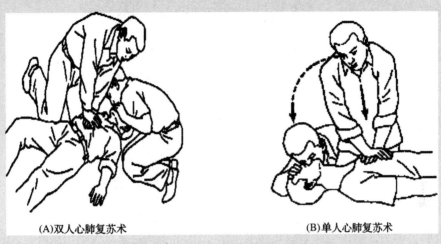

(A)双人心肺复苏术　　　　　　　　(B)单人心肺复苏术

图 4　同时进行人工呼吸与胸外心脏按压

参考文献

［1］万钫. 学前卫生学［M］. 北京：北京师范大学出版社，2012.

［2］李静. 学前卫生学［M］. 北京：北京师范大学出版社，2015.

［3］朱家雄，汪乃铭，戈柔. 学前儿童卫生学［M］. 上海：华东师范大学出版社，2015.

［4］郦燕君. 学前儿童卫生保健［M］. 北京：高等教育出版社，2014.

［5］代晓明，谭文，喻正莹. 学前儿童卫生学［M］. 上海：复旦大学出版社，2016.

［6］杨玉红. 学前儿童卫生与保育［M］. 天津：天津科技翻译出版公司，2015.

［7］王练. 学前卫生学［M］. 北京：高等教育出版社，2011.

［8］史慧静. 学前儿童卫生与保育［M］. 上海：复旦大学出版社，2013.

［9］教育部人事司，教育部工人参考委员会. 保育员应知应会［M］. 北京：北京师范大学出版社，1998.

［10］梁雅珠，陈欣欣. 幼儿园保育工作手册［M］. 北京：人民教育出版社，2016.

［11］王萍. 学前儿童保育学［M］. 北京：清华大学出版社，2015.

［12］季兰芳，陈灵娟. 膳食营养与食品安全［M］. 北京：化学工业出版社，2016.

［13］李海芸. 幼儿营养与幼儿园膳食管理［M］. 北京：北京师范大学出版社，2015.

［14］王江琼，童强. 营养与膳食［M］. 武汉：华中科技大学出版社，2014.

［15］靳平，冯峰. 营养与膳食指导［M］. 北京：科学出版社，2016.

［16］张传霞，叶平枝. 学前儿童卫生与保育［M］. 郑州：郑州大学出版社，2014.

［17］郦燕君，贺永琴. 幼儿卫生保健［M］. 北京：北京师范大学出版社，2012.

［18］顾荣芳. 学前儿童卫生学［M］. 南京：江苏教育出版社，2009.

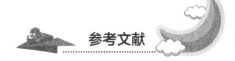
［19］殷锋科，赵云清，等．1098 例幼儿家长膳食营养知识、态度、行为调查［J］．中国儿童保健杂志，2013（03）．

［20］曾涛，张春玲，王琦光．家庭环境对幼儿膳食营养摄取的影响分析［J］．社会纵横，2013（12）．

［21］谢玲莉．幼儿营养膳食的搭配和调整［J］．赤子（上中旬），2015（16）．

［22］张素玲．幼儿膳食营养与健康［J］．科学大众（科学教育），2015（06）．